# Reihe Psychosoziale Aspekte in der Medizin

| | |
|---|---|
| **Herausgeber:** | PD Dr. Jochen Jordan |
| | Prof. Dr. Hans-Ulrich Deppe |
| **Wissenschaftlicher Beirat:** | Prof. Dr. Dr. J. Bengel (Freiburg) |
| | PD Dr. M. Dornes (Frankfurt am Main) |
| | Prof. Dr. A. Franke (Dortmund) |
| | Prof. Dr. H. Kaupen-Haas (Hamburg) |
| | PD Dr. H. Kühn (Berlin) |
| | Prof. Dr. R. Müller (Bremen) |
| | Prof. Dr. R. Rosenbrock (Berlin) |
| | Prof. Dr. J. Scheer (Gießen) |
| | Prof. Dr. W. Schüffel (Marburg) |

In dieser Reihe werden Arbeiten, die am jeweils aktuellen Forschungsstand anknüpfen und sich durch originelle theoretische und/oder empirische Herangehensweisen auszeichnen, zu den folgenden Schwerpunkten publiziert:

> Psychosoziale Krankheitsfaktoren
> Erleben und Bewältigung chronischer Krankheiten
> Psychische Verarbeitung medizinischer Eingriffe
> Evaluation psychosozialer Interventionen
> Prozeßforschung in der Psychotherapie
> Salutogenese
> Gesundheitssystemforschung
> Internationaler Vergleich von Gesundheitssystemen
> Gesundheitsökonomie
> Geschichte der Gesundheitspolitik
> Gesundheitsförderung

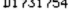

D1731754

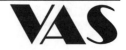

# Hans-Ulrich Deppe

# Zur sozialen Anatomie des Gesundheitssystems

## Neoliberalismus und Gesundheitspolitik in Deutschland

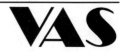

## Die Deutsche Bibliothek – CIP-Einheitsaufnahme

**Hans-Ulrich-Deppe:**
Soziale Anatomie des Gesundheitssystems: Neoliberalismus und Gesundheitspolitik in Deutschland / Hans-Ulrich Deppe. – Frankfurt (Main): VAS, 2000
(Psychosoziale Aspekte in der Medizin)
ISBN   3-88864-304-X

**Herstellung und Vertrieb:** VAS, Kurfürstenstraße 18, 60486 Frankfurt
Printed in Germany · ISBN 3-88864-304-X

# Inhaltsverzeichnis

# Vorwort

Was ist das Spezifische des deutschen Gesundheitssystems? Was sind seine charakteristischen Merkmale? Warum unterscheidet es sich von anderen Gesundheitssystemen? Welche Konsequenzen ergeben sich daraus für die Gesundheitsförderung und Krankenversorgung in Deutschland?

Bei diesen Fragen geht es um den Stoffwechsel zwischen Medizin und Gesellschaft, wie das Gesundheitswesen in die deutsche Gesellschaft und ihre Entwicklung integriert ist. Es geht um die gesellschaftliche Vermittlung bestimmter Strukturen. Ihre soziale Anatomie soll transparent gemacht werden. Dafür sind Daten, Fakten und empirische Ergebnisse erforderlich. Die Intention des Buches ist es aber nicht, eine lückenlose und detaillierte Beschreibung des deutschen Gesundheitssystems zu geben. Im Mittelpunkt steht vielmehr die Suche nach dem Stellenwert der historisch gewachsenen Strukturen in der aktuellen Diskussion um die Transformation des Gesundheitswesens, wie sie von wissenschaftlich-technischen Neuerungen und den gebündelten Interessen geprägt werden und in welche Richtung sie sich verändern.

Das vorliegende Buch ist ein Arbeitsbuch. In vier Blöcken wird das Gesundheitssystem und die Gesundheitspolitik beleuchtet. Zunächst geht es um die wissenschaftliche Analyse des deutschen Gesundheitssystems. Sie soll die bestehenden Strukturen transparent und sichtbar machen. Es folgt die „Gesundheitsreform" am Ende des 20. Jahrhunderts. Anhand der gesundheitspolitischen Gesetzgebung wird die Anpassung an den gesellschaftlichen Strukturwandel diskutiert. Als Folie dafür dient die Frage, inwieweit die Strukturen und Gesetze sich auf die Entwicklung und Verteilung von Gesundheit, Krankheit und Krankenversorgung auswirken, ob sie sozial gleich oder ungleich verteilt sind. Und schließlich behandelt das letzte Kapitel die Auswirkungen des auch in die Krankenversorgung eingedrungenen ökonomischen Neoliberalismus. Marktmechanismen, wirtschaftliche Konkurrenz und betriebswirtschaftliches Denken, die als Selbstheilungskräfte propagiert werden, prägen mehr und mehr die sensiblen und komplexen Beziehungen zwischen Arzt/Ärztin und Patient/Patientin. Es wird den Auswirkungen nachgegangen, die aus der Transformation von Kranken in Kunden – gewünscht oder ungewünscht – resultieren.

Das Buch ist aus Lehrveranstaltungen, Vorträgen und Forschungen hervorgegangen. Zahlreiche Diskussionen mit Studierenden und wissenschaftlichen Mitarbeitern haben dazu einen wesentlichen Beitrag geleistet. Ihnen sei an dieser Stelle gedankt – insbesondere Anja Bultemeier und Kai Michelsen. Ute Germann danke ich für ihre technische Hilfe bei der Erstellung des Manuskripts.

Frankfurt a.M., März 2000                                    Hans-Ulrich Deppe

# A Zur Strukturanalyse des deutschen Gesundheitssystems

*Vorbemerkung*

Wie in einer Gesellschaft Gesundheit gefördert und Krankheit versorgt wird, wie der Bedarf an beidem befriedigt wird und wie betroffene Individuen entsprechend ihren jeweils spezifischen Bedürfnissen damit umgehen, hat vielfältige ökonomische, politische, kulturelle und historische Ursachen. In ökonomisch entwickelten Gesellschaften haben sich komplexe soziale Einrichtungen herausgebildet, die die Finanzierung, Organisation und Versorgung regeln. Sie werden in ihrer Gesamtheit gemeinhin als *„Gesundheitswesen"* oder *„Gesundheitssystem"* bezeichnet. Die in diesem Zusammenhang entstandenen Institutionen zeichnen sich durch innere Differenzierungen aus. Sie haben enge Beziehungen mit anderen Sozialbereichen und sind zugleich Ausdruck allgemeiner gesellschaftlicher Verhältnisse, Strukturen und historischer Prozesse sowie politischer Entscheidungen und Interessen. Als Ziel sollten sich Gesundheitssysteme primär an der Gesundheit der Bevölkerung eines Landes orientieren. In der Realität indessen sichern sie vornehmlich gegen das gesellschaftliche Risiko Krankheit ab. Sie haben also primär kurative und kompensatorische Funktionen. In Zeiten wirtschaftlicher Krisen verkürzt sich die Debatte über die Perspektive von Gesundheit und Gesundheitssystemen sogar auf die gesellschaftlichen Kosten, die durch Krankheit verursacht werden. Gesundheitspolitik reduziert sich dann auf eine Politik der Kostendämpfung, wie das seit einigen Jahren in vielen Ländern offensichtlich der Fall ist.[1]

Die *Entstehung* von Gesundheitssystemen, ihre Einführung oder strukturelle Neuordnung, ist keineswegs ein schlichter Verwaltungsakt oder das unmittelbare Resultat wissenschaftlicher Erkenntnisse. Nur allzu oft sind die Probleme und Veränderungskonzepte schon lange bekannt, bevor sie real behoben und umgesetzt werden. Historisch entscheidend dafür war in der Regel die jeweils spezifische Konstellation der politischen Kräftever-

---

[1] Diese Untersuchung baut auf folgenden Vorarbeiten des Autors auf: H.-U. Deppe (Hrsg.), Vernachlässigte Gesundheit, Köln 1980; H.-U. Deppe (Hrsg.), Gesundheitssysteme und Gesundheitspolitik in Westeuropa, Frankfurt a.M. 1983; H.-U. Deppe, Krankheit ist ohne Politik nicht heilbar, Frankfurt a.M. 1987; H.-U. Deppe, Gesellschaftsstruktur und Gesundheitssystem, Arbeitspapiere aus der Abteilung für Medizinische Soziologie, Nr. 8, 1991.

hältnisse. Bei Betrachtung der strukturellen Veränderungen in den europäischen Gesundheitssystemen fällt auf, dass sie dann auf der politischen Tagesordnung standen, wenn gesellschaftliche Struktur- und Systemfragen virulent wurden. Das war der Fall in Deutschland bei der Einführung der gesetzlichen Krankenversicherung in den 80er Jahren des 19. Jahrhunderts, bei der Gründung und Auflösung der Sowjetunion, in Großbritannien nach dem Zweiten Weltkrieg und in den mediterranen Ländern nach dem Ende der Militärdiktaturen in den 70er und 80er Jahren. Krankheit ist also ohne Politik nicht heilbar.

# 1 Historischer Abriss: Die gesetzliche Krankenversicherung als Torso eines gewachsenen „Gesundheitssystems"[2]

Das deutsche Gesundheitswesen hat eine lange Tradition, aus der sich bis heute strukturelle Elemente erhalten haben. Es hat sich weder als Resultat marktwirtschaftlicher Prozesse gleichsam selbstregulierend noch als ein politisch geplantes Modell herausgebildet. Es ist einen dazwischen liegenden Weg gegangen und ist entsprechend den jeweiligen gesellschaftlichen Herrschaftsbedingungen *historisch „gewachsen"*. Das Gesundheitswesen ist Teil des deutschen Sozialstaats in einer Marktwirtschaft und spiegelt - wenn auch nicht ungebrochen - den Verlauf der deutschen Geschichte wider. Insofern stellt sich zurecht die Frage, ob es im strengen Sinn als *„System"* bezeichnet werden kann.

Zentrale Institution des deutschen Gesundheitswesens ist die *gesetzliche oder soziale Krankenversicherung*. Sie wurde 1883 unter Bismarck, dem Reichskanzler einer bürgerlich-monarchistischen Gesellschaftsordnung, als „Arbeiterversicherung" gegen die politische Arbeiterbewegung eingeführt. Das war vor der Erreichung der vollen Demokratie in Deutschland und sollte sogar zur Verhinderung derselben dienen. Die Einführung der gesetzlichen Krankenversicherung war neben weiteren Absicherungen gegen soziale Risiken zugleich die obrigkeitsstaatliche Reaktion auf die gesellschaftlichen Auswirkungen der industriellen Revolution in der bürgerlichen Gesellschaft. Es war weltweit die erste gesetzliche Krankenversicherung. Sie existiert in ihren Grundzügen bis heute und hat sich als sehr anpassungsfähig erwiesen. Mehrfach wurde sie modifiziert und der gesellschaftlichen Entwicklung angeglichen. Inzwischen hat sie zwei Weltkriege, ver-

---

2  Vgl. ausführlich: H.-U. Deppe, Krankheit ist ohne Politik nicht heilbar, Frankfurt a.M. 1987, S.9ff.; R. Jütte (Hrsg.), Geschichte der deutschen Ärzteschaft, Köln 1997; F. Tennstedt, Soziale Selbstverwaltung, Geschichte der Selbstverwaltung in der Krankenversicherung, Bd. 2, Bonn 1977.

bunden mit zwei Inflationen, und etliche ökonomische Krisen überstanden. Das deutsche „Modell" einer gesetzlichen Krankenversicherung ist also durch eine bemerkenswerte strukturelle Kontinuität und Flexibilität gekennzeichnet. Angesichts dieser spezifischen Merkmale macht es Sinn, im folgenden näher auf die Entstehung und Entwicklung der gesetzlichen Krankenversicherung einzugehen. Da sie den organisatorischen und finanziellen Kern des Gesundheitswesens bildet, hatte sie nachhaltigen Einfluss auf dieses insgesamt.

*Entstehungsphase*

Mit dem Einsetzen der industriellen Revolution in den 30er Jahren des 19. Jahrhunderts und ihren sozialen Risiken für die arbeitende Bevölkerung kam es auch zu ersten organisatorischen Ansätzen der Unterstützung im Fall sozialer Not wie Krankheit und Arbeitslosigkeit. Daraus hervorgegangene Unterstützungs- und Hilfskassen, die von deren Mitgliedern autonom verwaltet wurden, gelten als Vorläufer der gesetzlichen Krankenversicherung. Das „Gesetz betreffend die Krankenversicherung der Arbeiter" vom 15. Juni 1883, das am 1. Dezember 1884 in Kraft trat, führte die gesetzliche Krankenversicherung im Deutschen Reich ein. Es folgten 1884 das Gesetz zur Errichtung der Unfallversicherung und 1889 das der Invaliden- und Altersversicherung. Damit war das Jahrzehnt der Bismarck`schen Sozialgesetzgebung abgeschlossen und ein wesentlicher Grundstein für die sozialstaatliche Entwicklung Deutschlands gelegt. Das Krankenversicherungsgesetz bestimmte erstmals eine einheitliche allgemeine Versicherungspflicht für Industriearbeiter sowie Beschäftigte in Handwerks- und sonstigen Gewerbebetrieben. Es garantierte ihnen einen Rechtsanspruch auf Mindestleistungen zur wirtschaftlichen Sicherstellung bei krankheitsbedingter Arbeitsunfähigkeit, auf ärztliche Behandlung und Sterbegeld. Einkommensverluste durch Krankheit und Tod sollten so kompensiert werden. Die Beiträge wurden anfangs zu einem Drittel von den Unternehmen und zu zwei Dritteln von den Beschäftigten bezahlt. Daraus wurde das Recht abgeleitet, die Unternehmer auch zu einem Drittel an den Entscheidungsgremien der Selbstverwaltung zu beteiligen. Die Beitragshöhe und die Verausgabung der Finanzmittel erfolgte nach an Solidarität orientierten Kriterien. Krankenkassen konnten von Gemeinden, Betrieben, Innungen oder Knappschaften eingerichtet werden. 1885 waren etwa 10 Prozent und 1911 etwa

18 Prozent der Bevölkerung des Deutschen Reichs in rund 22.000 Krankenkassen versichert.[3]

Die Einführung der gesetzlichen Krankenversicherung war kein administrativer Akt, sondern eine weitreichende politische Entscheidung der herrschenden Klasse in Deutschland. Sie hatte aus den Erfahrungen mit der Pariser Kommune von 1871 gelernt. Mit dem Konzept von „Zuckerbrot und Peitsche" sollte das bestehende Gesellschaftssystem überlebensfähig gemacht werden. Dabei ging es vor allem um die Bekämpfung der politischen Arbeiterbewegung („Sozialistengesetz" von 1878) mit ihren systemalternativen Forderungen. Zugleich sollte den Arbeitern die Möglichkeit geboten werden, sich in das System integrieren zu können. Die Sozialpolitik in den 80er Jahren des 19. Jahrhunderts ist der politische Versuch einer integrativen Befriedungspolitik im Zuge der Unterdrückungsmaßnahmen gegen die sich organisierende Arbeiterbewegung. Es ist deshalb auch verständlich, dass die parlamentarischen Vertreter der Arbeiterparteien diese Gesetze ablehnten. Erst nachdem das „Sozialistengesetz" aufgehoben worden war, orientierte sich die Arbeiterbewegung um und gewann zunehmend Einfluss auf die gesetzliche Krankenversicherung.[4]

## *Reichsversicherungsordnung, Erster Weltkrieg und Weimarer Republik*

Die Reichsversicherungsordnung wurde als Gesetz am 19. Juli 1911 verabschiedet. Für die gesetzliche Krankenversicherung trat es am 1. Januar 1914 in Kraft. In der Reichsversicherungsordnung wurden Kranken-, Unfall- und Rentenversicherung zusammengefasst. Sie regelte bis zur Einführung des Sozialgesetzbuches (1986, Buch V) die Krankenversicherung. Die Reichsversicherungsordnung übertrug die Aufgaben der Gemeinde-Krankenversicherung vor allem auf die Ortskrankenkassen. Die Versicherungspflicht wurde auf zusätzliche Arbeitergruppen - insbesondere land- und forstwirtschaftliche Arbeiter - ausgeweitet. Die Familienangehörigen der Versicherten konnten in die Krankenversicherung einbezogen werden. Und Angestellte wurden bis zu einer festgelegten Einkommenshöhe versicherungspflichtig. Der Zeitraum bis 1933 war geprägt durch den Ersten Weltkrieg, die Nachkriegssituation, Inflation und Weltwirtschaftskrise. Während des Krieges herrschte zwischen den an der gesetzlichen Krankenversicherung beteiligten Interessengruppen ein „Burgfrieden". Die Finanz-

---

3  Vgl. hierzu auch: W.U. Eckart, „... nicht ausschließlich im Wege der Repression", Die Anfänge der deutschen Kranken-, Unfall- und Invaliditätsversicherung in der Ära Bismarck, in: Forum Wissenschaft, Nr. 1, 1998, S. 27- 30.

4  Vgl. ebenda.

mittel der Kassen wurden durch die kriegsbedingte Inflation entwertet. Nach dem Krieg konnten die Kassen bei anhaltender Inflation die ihnen übertragenen Aufgaben nicht mehr voll erfüllen und es kam zu heftigen Auseinandersetzungen mit den Leistungsanbietern - insbesondere den Ärzten. Dazu trug auch die Revolutionsgesetzgebung von 1919 bei, in deren Kontext die Sozialisierung des Gesundheitswesens gefordert wurde. Die Situation verschärfte sich mit dem Beginn der Weltwirtschaftskrise gegen Ende der 20er Jahre und der damit einhergehenden Massenarbeitslosigkeit. Bereits 1927 wurde die Arbeitslosenversicherung als „vierte Säule" der Sozialgesetzgebung eingeführt. Und infolge der gestiegenen Sozialbeiträge intervenierte der Staat zwischen 1930 und 1932 mit mehreren Notverordnungen in die gesetzliche Krankenversicherung. Das Krankengeld wurde herabgesetzt, eine Krankenscheingebühr erhoben, die Versicherten an den Arzneimittelkosten zusätzlich beteiligt und die Mehrleistungen der Krankenkassen beseitigt. Zur Einschränkung und Kontrolle der Inanspruchnahme der Kassen durch so genannnte „Bagatellfälle" wurde der Vertrauensärztliche Dienst eingeführt. Und die Kassenärzte wurden Pflichtmitglieder in den als öffentlich-rechtliche Körperschaften neu gegründeten Kassenärztlichen Vereinigungen.


*Ärzte gegen Krankenkassen*


Die Ärzte hatten anfangs von der Einrichtung der „Arbeiterversicherung" kaum Notiz genommen. Zählten doch die hier Versicherten nicht gerade zu ihrer Hauptklientel. Nachdem jedoch eine wachsende Zahl der Bevölkerung in den Kreis der Versicherten einbezogen wurde und die Arztdichte sich erhöhte, regte sich das berufsständische Interesse der Ärzte. Anstatt der Kassen, die zunächst Schwierigkeiten hatten, qualifizierte Vertragsärzte zu bekommen, wollten sie nun selbst darüber entscheiden, wer zur kassenärztlichen Versorgung zugelassen wird. Es ging weiter um die Höhe der Honorierung kassenärztlicher Leistungen. Und schließlich wollten die Ärzte trotz vertraglicher Bindungen an die Kassen nicht ihre Freiberuflichkeit verlieren. Über diese Punkte gab es anhaltende Auseinandersetzungen zwischen Ärzten und Krankenkassen. Um die Jahrhundertwende schlossen sich die Ärzte in wirtschaftlichen Vereinigungen zusammen. Es kam zu regionalen und zentralen „Ärztestreiks". Kurz vor in Kraft treten der Reichsversicherungsordnung einigten sich Kassenverbände und Ärzte im Berliner Abkommen (23. Dezember 1913) auf eine gleichberechtigte Mitwirkung der Ärzte bei der Auswahl der Kassenärzte und der Festsetzung der mit ihnen zu vereinbarenden Bedingungen. Damit verloren die Kassen ihre Zulassungsautonomie. Der wachsende Einfluss der Arbeiterbewegung auf die Kassen durch die gewählten Versichertenvertreter verlagerte den anfänglichen Konflikt um die Kassen mit dem Staat in das Gesundheitswesen hinein. Die Auseinandersetzungen zwischen Krankenkassen und Ärzten flammten nach dem Ersten Weltkrieg wieder auf und erreichten 1923/24 ihren Höhepunkt in einem „Generalstreik" der Ärzte, der die Kassen dazu zwang, kasseneigene Ambulatorien einzurichten, um die Krankenversorgung aufrechtzuerhalten. Diese waren nämlich eine Systemalternative zur freiberuflichen Tätigkeit von Ärzten und wurden bis zu Beginn der 90er Jahre von den ärztlichen Standesorganisationen heftig bekämpft (Deutsche Vereinigung). Angesichts der desolaten Haushaltslage der Krankenkassen infolge der Weltwirtschaftskrise hielten die Konflikte mit den Ärzten bis zum Ende der Weimarer Republik an.

*Zeit des Faschismus*

Schon kurz nach der nationalsozialistischen Machtergreifung kam es zu umfangreichen Veränderungen in der gesetzlichen Krankenversicherung. Die Krankenkassen und ihre Verbände - insbesondere die Ortskrankenkassen - wurden von sozialistischen und kommunistischen Versichertenvertretern und Angestellten „gesäubert". Die Selbstverwaltung wurde zugunsten des nationalsozialistischen Führerprinzips beseitigt. Auch die kasseneigenen Versorgungseinrichtungen mussten geschlossen werden. Die Ersatzkassen erhielten den Status einer Körperschaft des öffentlichen Rechts und 1941 wurden die Rentner in die gesetzliche Krankenversicherung einbezogen.

Ganz anders verlief die Entwicklung auf Seiten der Ärzteschaft, die sich erstaunlich schnell und bereitwillig den nationalsozialistischen Vorstellungen anpasste: freiwillige Gleichschaltung, aktive Teilnahme am Ausschluss jüdischer und politisch missliebiger Kollegen sowie massenhafte Beitritte zur NSDAP. Sozusagen als Belohnung dafür erhielten sie die Kassenärztliche Vereinigung Deutschlands (1933) sowie die schon lange geforderte Reichsärztekammer und die Reichsärzteordnung mit eigener Berufsgerichtsbarkeit (1936). Die Ärzteschaft erfuhr nachhaltige Unterstützung von den Nationalsozialisten, nicht zuletzt deshalb, weil sie zur Legitimation der Rassenideologie, ihrer grausamen Umsetzung und für die schon früh beginnenden Kriegsvorbereitungen benötigt wurde.

*Nachkriegsperiode*

Nach der Gründung von BRD und DDR kam es in den beiden deutschen Staaten zu einem grundsätzlich verschiedenen Wiederaufbau und Organisation des Gesundheitswesens. Die DDR baute ein staatliches Gesundheitswesen auf und griff dabei auf gesundheitspolitische Vorstellungen der Arbeiterbewegung in der Weimarer Republik zurück: Die Zweige der Sozialversicherung wurden zu einer Einheitsversicherung zusammengefasst, staatliche Polikliniken und Ambulatorien gegründet und sukzessive ausgebaut sowie ein umfangreiches Betriebsgesundheitswesen errichtet. Die Krankenversorgung wurde kommerziellen Interessen entzogen. In der BRD dagegen wurde an den Strukturprinzipien der Reichsversicherungsordnung angeknüpft. Die Koalition aus Bundesregierung, Ärzten und Arbeitgeberverbänden sah darin das adaequate Modell für die wiederhergestellten privatwirtschaftlichen Grundstrukturen in Westdeutschland. In gemeinsamer Frontstellung gegen Sozialdemokratie und Gewerkschaften setzte dieser Block das Sozialpartnerschaftsmodell in der Selbstverwaltung durch. Die Verwaltung der gesetzlichen Krankenversicherung wurde wieder gewählten Vertretern von Arbeitgebern und Arbeitnehmern, nun aber in einem paritätischen Verhältnis, übertragen (1951). Allerdings konnten die Ersatzkrankenkassen die vollständige Besetzung ihrer Selbstverwaltungsorgane mit gewählten Versichertenvertretern beibehalten. Darüber hinaus wurden in der BRD Sozialgerichte zur Klärung von Rechtsstreitigkeiten eingeführt (1953). Nach der Auflösung der Kassenärztlichen Vereinigung Deutschlands und der Reichsärztekammer erhielten die freiberuflich niedergelassenen Kassenärzte mit dem Gesetz über das Kassenarztrecht vom 17. August 1955 wieder eine eigene Selbstverwaltung. Die Kassenärztlichen Vereinigungen wurden wie am Ende der Weimarer Republik öffentlich-rechtliche Körperschaften. Eine ihrer Hauptaufgaben ist seitdem die Wahrnehmung des Monopols der ambulanten kassenärztlichen Versorgung der Bevölkerung, der so genannte Sicherstellungsauftrag. Damit bekamen die Kassenärzte wieder eine staatlich abgesicherte Interessenvertretung mit Zwangsmitgliedschaft. Allerdings mussten sie auf das in der Weimarer Republik eingesetzte Instrument des „Streiks" verzichten. Sie sind seitdem bei einer Nichteinigung mit den Krankenkassen in Honorarverhandlungen an ein gesetzlich geregeltes Schiedsverfahren gebunden, um einen vertragsfreien Zustand auszuschließen. Mit dem Gesetz über das Kassenarztrecht wurde der Grundstein für die starre Abgrenzung zwischen dem ambulanten und stationären Sektor im deutschen Gesundheitssystem gelegt. Nach jahrelangem Streit erwirkten 1960 angestellte Ärzte gegen den Widerstand der Kassenärzte gerichtlich die freie kassenärztliche Niederlassung. Die „Verhältniszahl", die die Zulassung eines Kassenarztes pro Versicherten bis dahin definierte, wurde gerichtlich aufgehoben. Auf der Seite der Versicherten erkämpften die Gewerkschaften 1956/57 in einem mehrmonatigen Streik die Lohnfortzahlung im Krankheitsfall von Arbeitern, die allerdings erst 1970 voll realisiert werden konnte. Auch die „Karenztage" wurden in diesem Zeitraum abgebaut. Damit erfolgte eine Angleichung der Situation der Arbeiter an die der Angestellten, denen schon seit 1931 eine gesetzlich garantierte Gehaltsfortzahlung bei Krankheit gewährt wurde. Die tarifrechtliche Regelung der Lohnfortzahlung im Krankheitsfall, die von den Unternehmen aufzubringen ist, entlastete die Krankenkassen und gab ihnen die Möglichkeit, sich auf die Finanzierung der medizinischen Versorgung zu konzentrieren. Gegen Ende der 50er bis Anfang der 60er Jahre kam es zu massiven Auseinandersetzungen um die Reform der gesetzlichen Krankenversicherung. Durch strukturelle Veränderungen - insbesondere „Selbstbeteiligungen" der Versicherten - sollten nämlich die Finanzierungsschwierigkeiten der Krankenkassen gelöst werden. Obwohl die CDU über die absolute Mehrheit im Parlament verfügte, scheiterte die Reform an dem zwar unterschiedlich motivierten, aber gemeinsamen Widerstand von Gewerkschaften und Ärzten. Da mit Beginn der 60er Jahre die Wirtschaftsentwicklung zunehmend prosperierte und für die gesetzliche Krankenversicherung günstigere finanzielle Voraussetzungen schuf, konnte zunächst auf die Reformbemühungen verzichtet werden.

*Kritik und Ausbau*

Gegen Ende der 60er Jahre bis zu Beginn der 70er Jahre kam es im Gefolge der Debatte um die Krise in der Bildungspolitik auch zu Diskussionen um die „Krise der Medizin", die zu einer breiten Bewegung für strukturelle Veränderungen im Gesundheitswesen führte. Sie ging aus von der studentischen Opposition an den Universitäten, den Gewerkschaften, dem linken Flügel der SPD und liberalen Massenmedien. Im Zuge einer anhaltenden Kritik wurden wichtige Neuerungen eingeführt: So wurde 1967 die Psychotherapie als Leistung der gesetzlichen Krankenversicherung erstmals anerkannt. Dem 1969 endgültig verabschiedeten Lohnfortzahlungsgesetz folgten nach Regierungsantritt der sozialliberalen Koalition (1969) die Ausweitung des Personenkreises der gesetzlichen Krankenversicherung auf über 90 Prozent der Gesamtbevölkerung. Die Bestallungsordnung für Ärzte wurde durch die Approbationsordnung (1970) mit den neuen psychosozialen Stoffgebieten ersetzt. Erstmals wurden auch präventive Leistungen in Gestalt von Vorsorgeuntersuchungen eingeführt (1970). Die Landwirte erhielten eine eigene Krankenversicherung (1972). Der Gesundheitsschutz am Arbeitsplatz wurde gesetzlich geregelt (1973). Hinzu kam das Krankenhausfinanzierungsgesetz (1972), das die Vorhaltung von Krankenhäusern zur öffentlichen Aufgabe erklärte und deren „duale Finanzierung" festlegte. Danach übernahmen Bund und Länder die Investitionskosten, während die durch Benutzung verursachten Betriebs- und Behandlungskosten über die Pflegesätze von der gesetzlichen Krankenversicherung getragen wurden. Ab 1971 kam es auf der Ebene der Bundesländer zu einer Organisationsreform im Krankenhaus, in der das traditionelle „Chefarztprinzip" zur Disposition gestellt wurde. Und im ambulanten Sektor entfaltete sich eine breite Diskussion über Gruppenpraxen und Gesundheitszentren. Insgesamt lag dieser Periode eine Aufbruchstimmung zugrunde, die es ermöglichte, vernachlässigte Probleme der Gesundheitspolitik, des Gesundheitswesens und der Medizin öffentlich zu diskutieren. Es war die Entstehungsphase der sich bis heute fortsetzenden kritischen und sozialen Medizin mit ihrer wachsenden Vertretung in den Ärztekammern.

*Politik der Kostendämpfung*

Diese vorangegangene Entwicklung, in der auf dem Hintergrund einer günstigen Wirtschaftslage die Leistungen der gesetzlichen Krankenversicherung in relevanten Bereichen ausgeweitet werden konnten, blieb ab 1974 mit dem Beginn der anhaltenden Wirtschaftskrise stecken. Steigende Massenarbeitslosigkeit, Kurzarbeit sowie langsamer wachsende Löhne und Gehälter führten zu spürbaren Einnahmeausfällen bei der Sozialversicherung. Der durchschnittliche Beitragssatz der Krankenkassen musste deutlich erhöht werden. Die sozialliberale Koalition reagierte darauf mit dem Krankenversicherungs- Weiterentwicklungsgesetz (1976), das noch „kostenneutrale Reformen" durch Rationalisierungseffekte vorsah. Schon ein Jahr später folgte das Krankenversicherungs-Kostendämpfungsgesetz. Es legte den Grundstein für die „Globalsteuerung" durch eine „einnahmeorientierte Ausgabenpolitik", die die Ausgaben der Kassen an die Grundlohnentwicklung binden sollte. Zu diesem Zeitpunkt ging das sozialdemokratisch geführte Bundesarbeitsministerium noch davon aus, dass die finanziellen Lasten ausgeglichen auf Arbeitnehmer und Arbeitgeber verteilt werden können. Da der Anstieg der Beitragssätze nicht gestoppt werden konnte, folgten weitere Kostendämpfungsgesetze.

Die 1982 an die Macht gekommene konservativ-liberale Regierung setzte diese Politik zunächst fort, gab jedoch die paritätische Belastung zugunsten der Unternehmen auf. Ab Mitte der achtziger Jahre ergänzte sie die Sparpolitik durch organisatorische Veränderungen der gesetzliche Krankenversicherung und orientierte auf eine strukturelle Veränderung des historisch gewachsenen deutschen Gesundheitssystems.

Diese Phase setzte mit dem Gesundheitsreformgesetz von 1988 ein. Dessen Priorität beruhte auf dem „Grundsatz der Beitragssatzstabilität" durch Senkung der Ausgaben und institutionalisierter Wirtschaftlichkeitskontrollen. Mit dem GRG wurde das Recht der gesetzlichen Krankenversicherung neu kodifiziert und als Fünftes Buch in das Sozialgesetzbuch eingefügt. Damit einher ging eine Öffnung der Krankenkassen für „Gesundheitsförderung und Krankheitsverhütung". Neu wurde die Formulierung aufgenommen: „ Die Krankenversicherung als Solidargemeinschaft hat die Aufgabe, die Gesundheit der Versicherten zu erhalten, wiederherzustellen oder ihren Gesundheitszustand zu verbessern."[5] Das GRG konnte jedoch die in es gesetzten ausgabensenkenden Erwartungen nicht erfüllen. Es blieb wie die Gesetze zuvor nur ein kurz wirkendes „Kostendämpfungsgesetz" mit dem Schwerpunkt im Arzneimittelbereich. Es folgte 1992 das gleichsam in großer Koalition beschlossene Gesundheits-Strukturgesetz, das dem Grundsatz der Beitragssatzstabilität eine sektorale Budgetierung der Ausgaben der gesetzlichen Krankenversicherung hinzufügte. Erreicht werden sollte die Beitragssatzstabilität durch die Implementierung eines verstärken Wettbewerbs zwischen den Krankenkassen. Neu eingeführt wurde zu diesem Zweck die freie Kassenwahl der Versicherten, der Risikostrukturausgleich zwischen den Kassenarten und Fallpauschalen im Krankenhaus. 1996 kam es dann zu einem umfassenden „Sparpaket" der Bundesregierung („Programm für mehr Wachstum und Beschäftigung"), in dessen Kontext das Krankengeld von 80 auf 70% des Nettoarbeitsentgelts und die Lohnfortzahlung im Krankheitsfall von 100 auf 80% abgesenkt wurde.

Mit der Einführung der „3. Stufe der Gesundheitsreform" 1997, die den bisher schärfsten Angriff auf das Solidaritätsprinzip durch eine drastische Erhöhung der Zuzahlungen der Versicherten („Selbstbeteiligung") im Krankheitsfall darstellte, wurde dieser Prozess zunächst abgeschlossen, obwohl sich kurz darauf schon wieder Finanzierungsprobleme in der gesetzlichen Krankenversicherung andeuteten. Die „3. Stufe der Gesundheitsreform" rückte die soziale Krankenversicherung immer deutlicher in die Nähe der privaten Krankenversicherung. Es fand eine weitere Verlagerung der Ausgaben für Krankheit von den Unternehmen auf die Beschäftigten, den Gesunden auf die Kranken und den Einkommensstarken auf die Ein-

---

[5]  §§1 und 20 SGB V.

kommensschwachen statt. Die konservativ-liberale Bundesregierung nahm mit ihrer Gesundheitspolitik die steigenden Belastungen der Versicherten bewusst in Kauf. Ihr ging es primär um die Senkung des Arbeitgeberanteils an der Finanzierung der gesetzlichen Krankenversicherung. 1990 wurde mit der Vereinigung der beiden deutschen Staaten das Gesundheitssystem der BRD auf das der DDR übertragen.[6]

# 2 Strukturanalyse: Warum und Wozu?

Die *Strukturanalyse* erhebt den Anspruch, dieses historisch „gewachsene" Geflecht durchschaubar zu machen, an der Oberfläche sich vollziehende Entwicklungen und Erscheinungen in ihrem Wesen zu begreifen. Gesetzmäßigkeiten und treibende Kräfte sollen erkennbar werden. Wie Röntgenstrahlen den menschlichen Organismus durchleuchten und innere Strukturen erscheinen lassen, so soll die sozialwissenschaftliche Strukturanalyse die Anatomie der Gesellschaft erhellen. Bei der Strukturanalyse kommt es darauf an, wie weit die Analyse vordringt, welchen Tiefgang sie hat. Ob sie bei den Akteuren stehen bleibt, oder aber ob sie auch die Strukturen des Systems, die konstitutiven Zusammenhänge und Widersprüche, erkennbar und damit seine Gesetzmäßigkeiten begreifbar macht. Es geht dabei um die Vermittlung von Besonderem und Allgemeinem, von Teil und Ganzem sowie von Objektivem und Subjektivem. Es geht um den Stoffwechsel zwischen Medizin und Gesellschaft. Und die Ergebnisse dieses Erkenntnisprozesses sind notwendige Voraussetzungen für die bewusste und zielgerichtete Orientierung bei der Veränderung oder Aufrechterhaltung bestehender Strukturen. Sie haben konzeptionelle Bedeutung und ihre Transparenz erleichtert den praktischen Umgang mit einer Vielzahl alltäglicher Details, ohne sich dabei perspektivisch zu verirren. Die Organisation und Planung des Gesundheitswesens sind also auf Strukturanalysen angewiesen, wenn sie mehr sein wollen als die tagespolitische Reaktion auf gruppenegoistische Forderung von Akteuren.

Gesundheitspolitische Relevanz erfährt die Strukturanalyse seit einigen Jahren bei der Suche nach wissenschaftlichen Instrumenten zur *Steuerung und Regulierung* des Gesundheitswesens. Es wird davon ausgegangen, dass Steuerungspotenziale auf unterschiedlichen Ebenen bestehen: Bei Indivi-

---

6  M. Arnold, B. Schirmer, Gesundheit für ein Deutschland, Köln 1990; H.-U. Deppe, H. Friedrich, R. Müller (Hrsg.), Gesundheitssystem im Umbruch: Von der DDR zur BRD, Frankfurt a.M. 1993; Ph. Manow, Gesundheitspolitik im Einigungsprozeß, Frankfurt a.M. 1994; W.F. Schräder, K. Jacobs, Von der Poliklinik zum Gesundheitszentrum, Berlin 1996.

duen als Nachfrager und Erbringer von Leistungen, auf der Ebene von Verbänden und Interessengruppen und nicht zuletzt auf staatlicher Ebene.[7] In langfristiger Perspektive ist zweifellos der Staat als der wichtigste Prägefaktor für die Entwicklung des deutschen Gesundheitssystems anzusehen. So sind z.b. die Gründung der Krankenkassen und Kassenärztlichen Vereinigungen, die Schaffung gesundheitsbezogener Berufsbilder und die Regelung von Versicherungspflicht und Leistungsansprüchen auf staatliche Eingriffe zurückzuführen. In der jüngeren Gesundheitspolitik bis zum Gesundheitsstrukturgesetz von 1992 hatte jedoch der Staat erheblich an Regulierungskompetenz eingebüßt. Den zahlreichen vorausgegangenen Gesetzen zur Kostendämpfung im Gesundheitswesen war lediglich kurzfristiger Erfolg beschieden, da sich strukturelle Neuerungen gegen die Verbände und Interessengruppen nicht durchsetzen ließen. Das deutsche Gesundheitssystem galt deshalb auch als besonders resistent und nur schwer steuerbar. Ursächlich wurden dafür die verkrusteten Machtstrukturen im Gesundheitswesen verantwortlich gemacht.[8] Und auf der Individualebene, auf der der Patient dem Arzt, der Versicherte der Krankenversicherung und die Krankenversicherung dem Leistungserbringer gegenübertritt, werden seit Ende der 80er Jahre zunehmend neoliberale Instrumente der Steuerung wie Flexibilisierung, Privatisierung, Markt und Wettbewerb diskutiert, die den Tauschcharakter dieser Beziehungen präzisieren, Kosten dämpfen, die Effizienz erhöhen und zur Stärkung der ökonomischen Selbstregulierung beitragen sollen.

Die komplexe Struktur des Gesundheitswesens und seine schwierige Steuerung insbesondere mit marktwirtschaftlichen Instrumenten resultiert nicht zuletzt aus der Besonderheit des *„Gutes Gesundheit"*. Die Weltgesundheitsorganisation definierte Gesundheit bereits 1948 in Art.1 ihrer Satzung bei der Gründung: „Gesundheit ist ein Zustand des vollständigen körperlichen, geistigen und sozialen Wohlbefindens und nicht nur das Freisein von Krankheit und Gebrechen. Die Erlangung des bestmöglichen Gesundheitszustands ist eines der Grundrechte eines jeden Menschen ohne Unterschied der Rasse, der Religion, des politischen Bekenntnisses, der wirtschaftlichen und sozialen Stellung." Gesundheit ist lebensnotwendig und hat entscheidenden Einfluss auf die Qualität des Lebens. Sie ist kein rein privates Gut, sondern beinhaltet zugleich Elemente eines öffentlichen Gutes und hat meritorische Aspekte. „Gesundheit ist keine Ware, die man kau-

---

7    SVRKAiG, Sachstandsbericht 1994, Gesundheitsversorgung und Krankenversicherung 2000, Baden-Baden 1994, S. 207ff.
8    V. Wanek, Machtverteilung im Gesundheitswesen, Frankfurt a.M. 1994.

fen kann".[9] Das Recht auf Gesundheit zählt zu den Menschenrechten. Darüber hinaus stellt sich die Frage, ob *Krankheit* den Charakter einer marktgängigen *Handelsware* annehmen kann, ob der Kranke als Kunde zu behandeln ist. Auf Krankheit lässt sich nicht verzichten. Sie ist ein allgemeines Lebensrisiko, das im Ernstfall vom einzelnen nicht getragen werden kann. Die „Konsumentensouveränität" des Kranken ist deutlich eingeschränkt oder fehlt. Nicht lösbare Informationsdefizite (Expertenwissen) und Entscheidungen unter existentieller Unsicherheit und Bedrohung prägen das Verhalten des nachfragenden Patienten. Ihm steht das „Monopol" des ärztlichen Wissens mit einem erheblichen Ermessensspielraum für diagnostische und therapeutische Maßnahmen gegenüber. Der Patient befindet sich in einer Position der Unsicherheit, Schwäche, Abhängigkeit und Hilfsbedürftigkeit, die eines gesellschaftlichen Schutzes bedarf. Der Staat, das politische Gemeinwesen, hat also wichtige Aufgaben wahrzunehmen.[10] Für das Krankenversicherungsrecht wird der Begriff der Krankheit in Deutschland seit 1898 als „ein regelwidriger Körper- oder Geisteszustand, dessen Eintritt entweder allein die Notwendigkeit einer Heilbehandlung oder zugleich oder ausschließlich Arbeitsunfähigkeit zur Folge hat"[11], definiert. Hier wird der Bezug zur Qualität der Arbeitskraft hergestellt.

Trotz der Komplexität und Unübersichtlichkeit des deutschen Gesundheitswesens lässt es sich aber schon durch einige wenige strukturleitende Fragen transparent machen:
- Wer finanziert das Gesundheitssystem?
- Wer erbringt die Versorgungsleistungen und wie ist ihre Qualität?
- Wer entscheidet und reguliert?
- Wer ist Eigentümer der Versorgungs- und Finanzierungseinrichtungen?
- Wer hat Zugang zu den Versorgungseinrichtungen?
- Wie ist die Zufriedenheit (Akzeptanz) mit dem Gesundheitssystem?

Als grobe Antwort darauf erhalten wir die Benennung von Akteuren, die im Gesundheitswesen aus gemeinsamen und gegensätzlichen Interessen aktiv werden. Im folgenden sollen deshalb die entsprechenden Felder solcher Aktivitäten abgesteckt und erläutert werden.

---

9   Bundesministerium für Arbeit und Sozialordnung (Hrsg.), Übersicht über das Sozialrecht, 3. Aufl., Bonn 1994, S.113.
10  Siehe hierzu ausführlich Teil D, Kap. 5 und 6.
11  Zitiert nach: Bundesministerium für Arbeit und Sozialordnung (Hrsg.), a.a.O., S. 121.

# 3 Gesetzliche Krankenversicherung

In Deutschland besteht eine gesetzliche oder soziale Krankenversicherung. Sie beruht - wie ihr Name zum Ausdruck bringt - auf einem *Gesetz* und darf keinen Gewinn erzielen. Mit ihrem breit gefächerten Leistungskatalog bildet sie den Kern des deutschen Gesundheitswesens. Sie versichert heute rd. 90 Prozent der Bevölkerung und beruht seit ihrem Beginn auf den Grundpfeilern Versicherungspflicht, Recht auf bedarfsgerechte Versorgung, Solidarität und Selbstverwaltung. Der einzelne wird durch Gesetz zum kollektiven Sparen verpflichtet und erhält dafür eine Rechtsgarantie auf definierte Leistungen. Das Krankheitsrisiko wird solidarisch von der Versichertengemeinschaft getragen.[12]

*Prinzipien*

Die *Versicherungspflicht* bezog sich zunächst allein auf die Berufsgruppe der Arbeiter. Mit der Einführung der Versicherungspflicht verließ die gesetzliche Krankenversicherung das Prinzip der Eigenverantwortlichkeit. Diese Regelung beruhte auf der Erfahrung, dass wirtschaftlich schwächer gestellte Personen nur schwer in der Lage sind, eine ausreichende Eigenvorsorge treffen zu können. Heute orientiert sich die Versicherungspflicht weitgehend an der Einkommenshöhe der Beschäftigten (Versicherungspflichtgrenze). Seit 1970 ist die Pflichtversicherungsgrenze dynamisiert. Sie wird jährlich der Entwicklung der Einkommensverhältnisse und des Geldwertes angepasst. Versicherungspflichtig sind außerdem Rentner, Arbeitslose, Studenten, Landwirte und Schwerbehinderte. Krankenkassen können Versicherungspflichtige nicht ausschließen (Kontrahierungszwang). 1996 waren knapp 12 Prozent der Mitglieder der gesetzlichen Krankenversicherung freiwillig versichert.[13] Dabei handelt es sich um Personen, die entweder über der Pflichtversicherungsgrenze liegen oder keiner abhängigen Beschäftigung nachgehen.

Das *Recht auf Versorgung* gewährt allen Versicherten einen individuellen Anspruch auf gleiche und medizinisch notwendige Versorgungsleistungen. Sie haben einen gesetzlichen Anspruch auf eine prinzipiell umfassende medizinische Behandlung im Krankheitsfall nach einem einheitlichen Leistungskatalog. Die Leistungen haben ausreichend, zweckmäßig und

---

12 Vgl. hierzu auch: G. Eberle, Bleibt uns die soziale Krankenversicherung erhalten?, St. Augustin 1997.

13 Sozialbericht 1997, Deutscher Bundestag, Drucksache 13/10142 vom 17.3.1998, S. 227.

wirtschaftlich zu sein. Sie „dürfen das Maß des Notwendigen nicht überschreiten"[14] und „haben dem allgemein anerkannten Stand der medizinischen Erkenntnisse zu entsprechen"[15]. Sie haben vor allem kurativ-kompensatorischen Charakter und sollen gegen das Risiko Krankheit absichern. In geringem Umfang werden auch Leistungen zur Verhütung von Krankheiten bezahlt. Der Leistungsanspruch richtet sich nach dem Bedarf und ist unabhängig von der Höhe der gezahlten Beiträge. Das Konzept intendiert eine Vollversicherung, die eine zufriedenstellende Versorgung ermöglicht.

*Selbstverwaltung* meint, dass die gesetzliche Krankenversicherung ihre Aufgaben im Rahmen des Gesetzes und nach Rechtsvorschriften in eigener Verantwortung erfüllt. Die Krankenkassen sind organisatorisch und finanziell selbständige, rechtsfähige Körperschaften. Staatliche Aufsicht beschränkt sich auf die Einhaltung der Gesetze. Oberste Aufsichtsbehörde ist das Bundesgesundheitsministerium. Der Gesetzgeber gibt den Leistungsrahmen vor, greift in die Finanzierung ein (z.B. „Selbstbeteiligung") und ist für die rechtlichen Grundlagen der Kassen verantwortlich. In ihrer Finanzwirtschaft sind die Krankenkassen autonom. Sie kalkulieren ihre Einnahmen über die Gestaltung des Beitragssatzes selbst. Darüber hinaus regeln sie in Verträgen mit den Leistungsanbietern Preise, Mengen, Kapazitäten und Qualität der Leistungen. Eine wichtige Funktion der Selbstverwaltung ist also, dass sie eigenständig mit den Leistungserbringern Verträge abschließen kann. Ihr Entscheidungsorgan, der Verwaltungsrat, ist bei den Ortskrankenkassen mit gewählten Vertretern von Kapital und Arbeit paritätisch besetzt (Sozialwahlen). Bei den Ersatzkrankenkassen handelt es sich ausschließlich um Versichertenvertreter. Das Prinzip der Selbstverwaltung soll die Krankenversorgung direkter und unmittelbarer Einflussnahme durch politische Veränderungen ein Stück weit entziehen. Der Aktionsspielraum der Selbstverwaltung wird allerdings erheblich eingeschränkt, wenn es um sozial- und gesundheitspolitische Entscheidungen geht, die den Interessengegensatz von Kapital und Arbeit tangieren.

*Krankenkassen*

Die Krankenkassen sind die institutionellen Träger der gesetzlichen Krankenversicherung. Sie sind keine unmittelbaren Einrichtungen des Staatsapparates, sondern *Körperschaften des öffentlichen Rechts.* Sie sind folglich keine privaten Unternehmen mit dem Interesse, Kapital zu akkumulieren.

---

[14] §12 SGB V.
[15] §2 SGB V.

Vielmehr sind es *non-profit* Einrichtungen, die kostendeckend arbeiten. Früher gliederten sie sich nach *Berufsgruppen* (Arbeiter, Angestellte). Beamte zählen traditionell zur Hauptklientel der privaten Krankenversicherung. Seit 1996 können sich die Versicherten eine Krankenkasse auswählen *(freie Kassenwahl)*. Damit stehen die Krankenkassen zueinander im *Wettbewerb* um Versicherte - insbesondere um günstige Risikogruppen. Felder des Wettbewerbs sind vor allem die Höhe des Beitragssatzes, der von jeder Kasse autonom festgesetzt wird, der Service und die Leistungsqualität. Letztere konzentriert sich weitgehend auf Maßnahmen der Gesundheitsförderung und Krankheitsverhütung. Aufgrund von Beitragssatzunterschieden zwischen den Kassen ist es Mitte der 90er Jahre zu einer Wanderbewegung zwischen den Krankenkassen gekommen.[16] Sie bewegte sich weg von den Ortskrankenkassen, ohne jedoch deren Position als mitgliederstärkste Krankenkasse aufzuheben. Die Entscheidung für einen Kassenwechsel liegt zwar bei den Versicherten, aber der Druck von Arbeitgebern bei der Kassenwahl macht sich inzwischen bemerkbar. Es drohe sogar Gefahr, dass „das Kassenwahlrecht der Versicherten zu einem Kassenwahlrecht der Arbeitgeber degeneriere".[17]

*Solidaritätsprinzip*

*Grundgedanke* einer jeden *Versicherung* ist zunächst der solidarische Ausgleich zwischen denen, die einen Schaden haben und denen, die schadensfrei bleiben. Der Schadensausgleich ist das Kernstück einer jeden Versicherung, somit auch einer Krankenversicherung, unabhägig davon, ob es sich um die gesetzliche oder die private Krankenversicherung handelt. Zum Zwecke diese Ausgleichs schließen sich Individuen überhaupt erst zu einer Solidargemeinschaft zusammen. Der Schadensausgleich erfolgt ex post zwischen Geschädigten und schadensfrei Gebliebenen, im Fall der Krankenversicherung also zwischen Kranken (krank gewordenen) und Gesunden (gesund gebliebenen).

Als die beiden wichtigsten Prinzipien der gesetzlichen Krankenversicherung gelten: das Solidaritätsprinzip und das Sachleistungsprinzip. Das *Solidaritätsprinzip* meint, dass die Versicherten bei *ungleichen Beiträgen* einen Rechtsanspruch auf *gleiche Leistungen* im Krankheitsfall haben. Es findet

---

16  J. Müller, W. Schneider, Entwicklung der Mitgliederzahlen, Beitragssätze, Versichertenstrukturen und RSA-Transfers in Zeiten des Kassenwettbewerbs - empirische Befunde im dritten Jahr der Kassenwahlrechte, in: Arbeit und Sozialpolitik, H. 3/4, 1999, S. 20-39.

17  J. Wasem, Globalbudget und Sicherstellungsauftrag, in: Sozialer Fortschritt, H. 11, 1999, S. 271.

eine solidarische Umverteilung zwischen Gesunden und Kranken, selten Kranken (z.B. Junge) und häufiger Kranken (z.B. Alte), hohen Einkommen und niedrigen Einkommen, Erwerbstätigen und Nicht-Erwerbstätigen sowie Einzelhaushalten und kinderreichen Familien (mitversicherte Familienmitglieder) statt. Ledige und kinderlose Mitglieder zahlen für Verheiratete und Familien mit. Mitversicherte sind beitragsfrei. Die Beiträge der gesetzlichen Krankenversicherung richten sich allein nach der finanziellen Leistungsfähigkeit - also nach der Höhe des Einkommens aus Erwerbstätigkeit. Sie sind unabhängig vom individuellen Versicherungsrisiko. Der *Risikoausgleich* in der GKV beruht also darauf, dass die Beiträge nicht risikoäquivalent erhoben werden. Menschen mit hohen wahrscheinlichen Gesundheitsausgaben, so genannte schlechte Risiken, müssen keine höheren Beiträge leisten als so genannte gute Risiken, also Menschen mit geringerem Krankheitsrisiko.[18] Die *Einkommensumverteilung* zwischen GKV-Versicherten erfolgt im wesentlichen über die Beitragsbemessungsgrundlage, die Beitragsbemessungsgrenze und den Beitragstarif sowie die vielfältigen Sonderregelungen für bestimmte Personengruppen: beitragsfreie Mitversicherte, Arbeitslose, Sozialhilfeempfänger, Rentner, Studenten/Praktikanten, Künstler etc.. Als die fünf Komponenten des Solidarausgleichs gelten: Schadensausgleich, Risikoausgleich, Altersausgleich, Einkommensausgleich und Familienlastenausgleich. Aufgrund der Beitragsbemessungsgrenze bezieht sich die solidarische Umverteilung allerdings lediglich auf die unteren und mittleren Einkommensgruppen.

*Sachleistungsprinzip*

Das Sachleistungsprinzip besagt, dass die konkrete medizinische Versorgung der Versicherten grundsätzlich bargeldlos erfolgt. Die Leistungserbringer erhalten das Geld für ihre Leistungen direkt oder vermittelt von den Krankenkassen. Letztere treten - stellvertretend für die Versicherten - mit den Kostenträgern über Umfang, Preis und Qualität der medizinischen Versorgung in direkte Verhandlungen und schließen mit diesen Verträge ab.

*Private Krankenversicherung*

Daneben gibt es private Krankenversicherungen, die im Gegensatz zu den gesetzlichen als Kapitalgesellschaften firmieren und Profit erwirtschaften

---

[18] SVRKAiG, Gesundheitswesen in Deutschland, Kostenfaktor und Zukunftsbranche, Bd. II, Sondergutachten 1997, Punkt 549 (S. 336, 337).

müssen. Allerdings unterstehen auch die Versicherungsunternehmen in rechtlicher, wirtschaftlicher und finanzieller Hinsicht der Staatsaufsicht (Bundesaufsichtsamt für das Versicherungswesen). Die Mitgliedschaft beruht auf einem *Vertrag* zwischen dem Versicherungsunternehmen und den Versicherten. Der Umfang der Leistungen richtet sich nach der Höhe der Prämien. Dieser Zusammenhang wird als *Äquivalenzprinzip* bezeichnet. Die Prämienhöhe soll den aus dem gewählten Tarif zu erwartenden Leistungen unter Berücksichtigung des individuellen Risikos entsprechen. Letzteres ermittelt sich u.a. aus Alter, Geschlecht, Vorerkrankungen, Familienstand und den beim Eintritt in die Versicherung bestehenden Krankheiten. Personen mit gleichem Risiko zahlen daher gleich hohe Prämien, unabhängig von der Höhe ihres Einkommens. Die Versicherten einer Risikogruppe tragen kollektiv das Gesamtrisiko ihrer Gruppe. Die private Krankenversicherung ist für Alleinstehende und Jüngere günstig, für Familien und Ältere ungünstig. Seit dem Gesundheits-Reformgesetz (1988) ist ein Wechsel von der privaten in die gesetzliche Krankenversicherung nicht mehr möglich, es sei denn, das Einkommen sinkt unter die Versicherungspflichtgrenze. Die Bezahlung von medizinischen Leistungen erfolgt hier nach dem *Prinzip der Kostenerstattung*. Das meint, dass der Versicherte im Fall der Krankenbehandlung zunächst die Kosten dafür direkt dem Leistungserbringer bezahlt und sie dann vollständig oder teilweise entsprechend dem Versicherungsvertrag erstattet bekommt. Üblicherweise ist die Kostenerstattung mit einer zusätzlichen Eigenbeteiligung verbunden. Rund 10 Prozent der deutschen Bevölkerung sind in der privaten Krankenversicherung versichert. Die größte Gruppe der privaten Krankenversicherung sind Beamte. Deshalb beobachtet der Staat auch sehr genau ihre Entwicklung.[19] Darüber hinaus können mit privaten Versicherungsgesellschaften Zusatzversicherungen abgeschlossen werden. 1996 waren in der privaten Krankenversicherung rund 7 Millionen Personen ausschließlich privat gegen Krankheitskosten versichert (Vollversicherung). Darüber hinaus hatten etwa 8 Millionen Versicherte der GKV eine private Zusatzversicherung, davon etwa 4,3 Millionen eine Versicherung für die Kosten der stationären privatärztlichen Behandlung und/oder Mehrkosten von Ein- und Zweibettzimmern im Krankenhaus.

---

[19] Aufgrund der gesunkenen Staatseinnahmen brachte das Land Schleswig-Holstein 1997 im Bundesrat den Antrag ein, die GOÄ (zuständig für Privatliquidationen) umzustellen und das Vergütungsniveau im Privatliquidationssektor um rund 25% zu senken. Damit sollten die Beihilfeträger spürbar entlastet werden. Die Schrittmacherrolle der Beihilfe kam der privaten Krankenversicherung gelegen. Vgl. H. Clade, Beihilfe-Diktat, in: Deutsches Ärzteblatt, H. 47, 1997, S. 2541.

*Ohne Krankenversicherung*

Lediglich 0,3 Prozent der deutschen Bevölkerung sind *ohne Krankenversicherungsschutz*. Dabei handelt es sich einerseits um besonders Reiche, die sich nicht gegen das Risiko Krankheit abzusichern brauchen, andererseits um arme Wohnsitzlose.

*Kostenerstattungsprinzip*

Die Kostenerstattung, lange Zeit ein Unterscheidungsmerkmal zwischen privater und gesetzlicher Krankenversicherung, hatte mit dem Gesundheits-Strukturgesetz von 1992 und dem 2. GKV-Neuordnungsgesetz (1977) auch für die gesetzliche Krankenversicherung erheblich an Bedeutung gewonnen. Das GSG räumte zunächst freiwillig Versicherten und später das 2. NOG auch den Pflichtversicherten einen Anspruch auf Kostenerstattung ein. Im Gesetz hieß es jetzt: „Versicherte können anstelle der Sach- oder Dienstleistung Kostenerstattung wählen".[20] Danach konnten sich Versicherte freiwillig für die Kostenerstattung entscheiden. Eine obligatorische Kostenerstattung galt beim Zahnersatz und bei kieferorthopädischer Behandlung.[21] Zugrunde lag dem die Vorstellung, dass Kostenerstattung die Transparenz erbrachter Leistungen erhöhe und auf das Versichertenverhalten im Sinne verstärkter Wirtschaftlichkeit einwirke. Diese Überlegung entsprach zwar zentralen Annahmen der neoliberalen Gesundheitsökonomie, nach der der homo oeconomicus sich auch im Gesundheitswesen nutzenmaximierend verhält, war aber durch empirische Untersuchungen nicht belegbar. Schon mit dem Vorschaltgesetz der neuen Bundesregierung im Herbst 1998 wurden die Kostenerstattungsregelungen, die mit dem 2. GKV-Neuordnungsgesetz eingeführt worden waren, wieder zurückgenommen und zum 1. Januar 1999 ausser Kraft gesetzt.

Das Prinzip der *Kostenerstattung* wird meistens in Kombination mit einer direkten *Kostenbeteiligung* der Versicherten gesehen. So lassen sich in Ländern wie Frankreich und Belgien, in denen die soziale Krankenversicherung auf dem Prinzip der Kostenerstattung beruht, hohe „Selbstbeteiligungsraten" nachweisen. Die Kostenerstattung, die von einer ungewissen Vorfinanzierung durch die Versicherten ausgeht, belastet insbesondere die unteren Einkommensgruppen und widerspricht damit dem Grundsatz der Chancengleichheit. Während beim Sachleistungsprinzip die Konfliktlinie zwischen Leistungserbringern und Krankenkassen, von denen letztere so-

---

[20] §13 Abs.2 SGB V.
[21] §§29 und 30 SGB V.

zusagen anwaltliche Funktionen für die Versicherten übernehmen, verläuft, verschiebt sich das Konfliktpotenzial beim Kostenerstattungsprinzip auf die Beziehung zwischen Versicherten und Leistungserbringer und die Beziehung zwischen Versicherten und ihren Krankenkassen. Die kassenärztlichen Vereinigungen büssen bei Kostenerstattung erheblich an Kompetenz ein. Bezüglich der Möglichkeit, in Abläufe der Krankenversorgung steuernd einzugreifen und auf Qualität und Kosten Einfluss zu nehmen, wird dem Sachleistungsprinzip ein höheres Steuerungspotenzial zugeschrieben als der Kostenerstattung.[22]

*Der medizinische Dienst (MDK)*

1989 wurde der „Vertrauensärztliche Dienst" auf der Grundlage des Gesundheitsreformgesetzes (siehe Teil B, Kap. 1) in den Medizinische Dienst der Krankenversicherung überführt, um eine umfassende medizinische Beratung der Krankenkassen sicherzustellen. Er wurde auf Landesebene eingerichtet und wird von den Landesverbänden der Orts-, Betriebs- und Innungskrankenkassen, den landwirtschaftlichen Krankenkassen und den Verbänden der Ersatzkassen gemeinsam getragen. Aufgabe des Medizinischen Dienstes ist es, im Einzelfall z.B. bei Arbeitsunfähigkeit oder Kuren die Krankenkassen medizinisch zu beraten. Darüber hinaus hat er die Krankenkassen in allgemeinen Fragen z.B. bei Abschluss von Verträgen, bei der Planung und Prüfung von Versorgungsstrukturen sowie der Qualitätssicherung mit seiner medizinischen Sachkunde zur Seite zu stehen. Das 1994 verabschiedete Pflege-Versicherungsgesetz übertrug dem MDK unabhängig und pflegekassenarten-übergreifend zusätzliche Aufgaben. Er prüft auf Grund von Einzelfallbegutachtung, auch vor Ort, eine eventuelle Pflegebedürftigkeit und teilt die Zuordnung der sich daraus ergebenden jeweiligen Stufen der Pflegebedürftigkeit der Pflegekasse mit. Er berät die Pflegekassen auch in Fragen der pflegerischen Versorgung und unterstützt sie in den Pflegeeinrichtungen bei der Qualitätssicherung. Die Koordinierung auf Bundesebene als „Medizinischer Dienst der Spitzenverbände der Krankenkassen" erfolgt ebenfalls in Form einer Arbeitsgemeinschaft durch die Spitzenverbände der Krankenkassen. Mit der Einrichtung des MDK ist die ärztliche Kompetenz der Krankenkassen gegenüber den ärztlichen Standesorganisationen erheblich gewachsen.[23] Probleme ergeben sich al-

---

22 J. Wasem, Sachleistung oder Kostenerstattung: Steuerung zwischen Effizienz und Gleichheit?, in: Sozialer Fortschritt, H. 3, 1998, S. 58-64; G. Eberle, a.a.O., S. 27.
23 Siehe auch: Th. Gerst, Medizinische Dienste, Neuer Machtfaktor im Gesundheitswesen, in: Deutsches Ärzteblatt, H. 39, 1999, S. 1964-1967.

lerdings dadurch, dass die Krankenkassen seit dem GSG in Wettbewerb zueinander stehen - der MDK aber eine gemeinsame Beratungseinrichtung ist. 1998 arbeiteten im MDK bundesweit 2011 hauptamtliche Ärzte und 738 Pflegefachkräfte.

## 4 Finanzierungs- und Leistungsstruktur: Wer bezahlt wieviel für welche Leistungen?

Für das deutsche Gesundheitssystem gilt folgender Grundsatz: Während die Einnahmen der gesetzlichen Krankenversicherung von der Höhe und Anzahl der Einkommen - also von Tarifpolitik und Arbeitsmarkt - abhängig sind, benötigen viele Patienten aus medizinischer Sicht weitgehend unabhängig von der aktuellen Wirtschaftsentwicklung Gesundheitsleistungen, d.h. Leistungen zur Versorgung von Krankheit und zur Förderung der Gesundheit.

*Einnahmen: Beiträge*

Die *Einnahmen* der Krankenkassen stammen nicht aus Steuermitteln, sondern aus *Beiträgen*, die von Beschäftigten und Unternehmen jeweils zur Hälfte monatlich bezahlt werden. Die Krankenkassen erhalten in der Regel keine finanziellen Zuschüsse vom Staat. Er greift in die Finanzierung lediglich durch Gesetzgebung ein (siehe Abb. 1). Die Beiträge gelten als Teil des zurückgehaltenen Lohns oder des Soziallohns. Für die Lohnzahler sind sie eine Kostengröße, die so gering wie möglich gehalten werden soll. Für die Lohnempfänger dagegen sind sie Entgelt für die von ihnen verrichtete Arbeit und Quelle ihrer persönlichen Lebenssicherung. Die individuelle und absolute Beitragshöhe ist unterschiedlich. Gleich jedoch ist der Beitragssatz einer Krankenkasse. Jede Kasse hat das Recht, eigene Beitragssätze festzulegen. Es handelt sich dabei um den jeweiligen Prozentsatz des Einkommens der Versicherten, der bis zu einer bestimmten Einkommenshöhe (Beitragsbemessungsgrenze) an die Krankenkasse zu entrichten ist. Gesetzlich geregelt ist, dass die Beiträge so zu bemessen sind, dass sie die Ausgaben und die vorgeschriebene Rücklage decken.[24] Krankenkassen können demnach nicht in Konkurs gehen. Mitversicherte Familienmitglieder sind beitragsfrei.

---

[24] §220 SGB V.

*Abb. 1: Staat, Wirtschaft und Krankenversorgung in Deutschland*

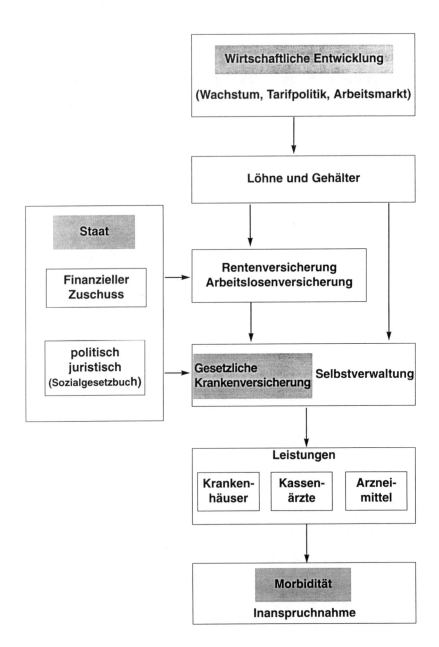

Die Finanzierung der Krankenkassen hängt also von der Höhe der Einkommen und der Anzahl der Beschäftigten ab - sie ist „einkommensabhängig". Die Lohnquote, der Anteil der Löhne und Gehälter am Volkseinkommen, bildet ihr gesamtwirtschaftliches Einnahmepotenzial. Damit sind die Kasseneinnahmen an die jeweilige wirtschaftliche und tarifpolitische Entwicklung sowie den Arbeitsmarkt gekoppelt. Dies stellt ein Spezifikum des deutschen Gesundheitssystems dar.[25] Die Stabilität des Beitragssatzes ist seit Mitte der 70er Jahre der wichtigste Streitpunkt in der gesundheitspolitischen Debatte. Nachdem Empfehlungen und freiwillige Orientierungen zur Stabilisierung des Beitragssatzes nicht eingehalten wurden, hat der Staat seit 1993 die Ausgaben der gesetzlichen Krankenversicherung per Gesetz für die einzelnen Sektoren budgetiert und ihren Anstieg an die Lohnentwicklung (Grundlohnsumme) gebunden.

*Risikostrukturausgleich*

Seit 1977 (Krankenversicherungs-Kostendämpfungsgesetz, KVKG) werden im deutschen Krankenversicherungssystem besondere Risikostrukturen zwischen den Krankenkassen ausgeglichen. Von 1977 bis 1994 kompensierte der *Finanzausgleich der Rentner* die unterschiedlichen Belastungen, die einzelne Krankenkassen für ältere Versicherte zu tragen hatten. 1994 löste der *Risikostrukturausgleich*[26] den Finanzausgleich in der Krankenversicherung der Rentner ab. Dies war eine Begleitmaßnahme zur Einführung der Wahlfreiheit der Versicherten zwischen den Krankenkassen. Damit war beabsichtigt, den Kassen für den bevorstehenden Wettbewerb auf der Beitragsseite eine gleiche Ausgangsbasis zu verschaffen und Risikoselektionen möglichst zu vermeiden. Der Risikostrukturausgleich wird solidarisch finanziert. Alle Kassen zahlen denselben Prozentsatz ihrer Einnahmen ein. Die Verteilung erfolgt dann risikoäquivalent. Diejenigen Kassen, die aufgrund der Höhe des beitragspflichtigen Einkommens, des Alters, Geschlechts und der Familiengröße ihrer Versicherten ungünstigere Risikostrukturen haben und damit benachteiligt sind, erhalten Ausgleichsleistungen von Kassen mit besseren Risikostrukturen. Ausgeglichen werden aller-

---

25 Vgl. hierzu auch: SVRiKA, Jahresgutachten 1992, Baden-Baden 1992, S. 41: „Es ist unbestreitbar einsichtig, daß eine (im Zuwachs) rückläufige Summe der Bruttoeinkommen aus unselbständiger Arbeit bzw. der beitragspflichtigen Einkommen ceteris paribus die Beitragsbelastung erhöht. Eine günstige Einkommensentwicklung führt dagegen ceteris paribus zur Ruhe an der Beitragsfront. Der beschriebene Zusammenhang ist ein Spezifikum unseres einkommensabhängigen Finanzierungssystems."
26 Vgl. hierzu auch Teil B, Kap. 3.2.

dings lediglich auf der Einnahmeseite Finanzkraft, Familienlastquote, alters- und geschlechtsbedingte Ausgabelasten sowie Berufs- und Erwerbsunfähigkeitsrentner. Indikatoren der Ausgabeseite wie Morbidität (z.b. chronisch Kranke), Behinderte, Sozialhilfeempfänger oder Härtefälle, die von der „Selbstbeteiligung" befreit sind, werden nicht berücksichtigt. Der Risikostrukturausgleich wurde für alte und neue Bundesländer bis 1999 (GKV-Finanzstärkungsgesetz) getrennt durchgeführt.

*Finanzierung der Krankenversicherung der Rentner, Arbeitslosen und Sozialhilfeempfänger*

Weitere Einnahmen erhalten die Krankenkassen von den *Rentnern* sowie für *Arbeitslose* und *Sozialhilfeempfänger*. Für die Rentner galt bis 1997 ein bundeseinheitlich festgelegter Beitragssatz. Seitdem richtet er sich nach dem Beitragssatz der jeweiligen Krankenkasse. Zu dem aus der Rente der gesetzlichen Rentenversicherung fälligen Pflichtbeitrag bezahlt der Rentenversicherungträger (Landesversicherungsanstalt) eine Hälfte. Die andere Hälfte bezahlt der Rentner seit 1989 von seiner Rente. Freiwillige Mitglieder der gesetzlichen Rentenversicherung tragen den Beitrag allein.[27] 1996 betrug der Anteil der Rentner an der Gesamtzahl der Mitglieder in der gesetzlichen Krankenversicherung etwa 30 Prozent, während der Anteil der Ausgaben für Rentner an den GKV-Gesamtausgaben bei 43 Prozent lag. Die Differenz zwischen Beitragseinnahmen und Leistungsausgaben für Rentner betrug 1996 mehr als 50 Mrd. DM.[28]

Für *Arbeitslosengeld- und Arbeitslosenhilfeempfänger* bezahlen die Bundesanstalt für Arbeit und der Bund die Kassenbeiträge. Berechnungsgrundlage ist ein um 20 Prozent gemindertes Arbeitseinkommen der tariflichen Arbeitszeit. Und für Sozialhilfeempfänger bezahlen die Sozialhilfeträger (Kommunen) einen Mindestbeitrag. Da die Beitragssätze für Rentner, Arbeitslose und Sozialhilfeempfänger nicht ausreichen, um die Ausgaben für ihre Krankenversorgung zu decken, müssen die ungedeckten Leistungsaufwendungen, die die Krankenkassen zu erbringen haben, durch die Beiträge der aktiv Versicherten mitfinanziert werden. Auch das zählt zum Solidaritätsprinzip. Diese solidarische Umverteilung erhöht sich in ökonomischen Krisen mit anhaltender Massenarbeitslosigkeit. Denn die finanziellen Zuschüsse, die der Staat im Gegensatz zur gesetzlichen Krankenversicherung jährlich an die gesetzliche Rentenversicherung und die Bun-

---

27  §§249a und 250 SGB V.
28  D. Pfeiffer, E. Walzik, Demographischer Wandel und Kostenentwicklung im Gesundheitswesen, in: Die Ersatzkrankenkasse, Heft 9, 1997, S. 313.

desanstalt für Arbeit bezahlt, werden in solchen Zeiten restringiert. Der Staat kann sich finanziellen Spielraum verschaffen, wenn er die Ausgaben der Renten- und Arbeitslosenversicherung - u.a. für deren Krankenversicherung - reduziert. Hinzu kommt der demographisch und durch die Wirtschaftskrise bedingte Anstieg der Rentner und Frührentner.

*Direkte Kostenbeteiligung der Patienten*

Die Versicherten werden zusätzlich zu ihren Beiträgen während ihrer Krankenversorgung direkt an den Leistungskosten beteiligt *("Selbstbeteiligung")*. Seit Beginn der Kostendämpfungsdebatte Ende der 70er Jahre hat diese Art der Finanzierung, die individuell und privat im Krankheitsfall aufgebracht wird, zugenommen. Am höchsten ist die direkte Zuzahlung beim Zahnersatz. Ausgenommen davon ist die ambulante kassenärztliche Behandlung. In der direkten Kostenbeteiligung der Versicherten wird ein zusätzliches Finanzierungspotenzial gesehen, das die Unternehmen im Gegensatz zu den Beiträgen nicht belastet. Es befindet sich außerhalb der paritätischen Finanzierung und widerspricht deshalb auch dem Solidaritätsprinzip. Sozialen Härten soll zwar durch „Härtefallregelungen" (Befreiung von Zuzahlungen ab einer bestimmten Höhe) vorgebeugt werden, aber Erfahrungen mit der Sozialhilfe zeigen, dass Einkommensschwache und Versicherte mit geringem Bildungsniveau Schwierigkeiten haben, den „Eingang" in das System zu finden oder dass Bedürftige die Offenlegung aller Einkünfte vor der Inanspruchnahme als entwürdigend empfinden. Das 1. GKV-Neuordnungsgesetz (1997), das u.a. erheblich erweiterte Zuzahlungen vorsah, hatte außerdem die Erhöhung der Kassenbeiträge an die Erhöhung der bestehenden direkten Kostenbeteiligungen gekoppelt. Zu den Zuzahlungen der Versicherten am 1. Juli 1997 siehe Tab. 1.[29] Diese Regelung hätte die paritätische Finanzierung noch deutlicher zugunsten der Arbeitgeber verschoben. Sie wurde unmittelbar nach Regierungsübernahme durch die Koalition von SPD und BÜNDNIS 90/DIE GRÜNEN im Herbst 1998 zurückgenommen.

---

[29] Vgl. hierzu auch: SVRKAiG, Sondergutachten 1995, Gesundheitsversorgung und Krankenversicherung 2000, Baden-Baden 1995, S. 147.

*Tab.1: Zuzahlungen und Eigenbeteiligung (2000)*

| Leistung | Zuzahlungen und Eigenbeteiligung 2000 |
|---|---|
| Arzneimittel | 8.–, 9.– und 10.– Mark je Medikament[1], abhängig von der Packungsgröße |
| Verbandmittel | 8.– Mark für jedes Mittel[1] |
| Fahrkosten | |
| • zu und von stationären Behandlungen | 25.– Mark je Fahrt |
| • zur ambulanten Behandlung | gesamte Kosten |
| • zur ambulanten Behandlung, wenn dadurch eine Krankenhausbehandlung vermieden wird | 25.– Mark je Fahrt |
| • bei einem Transport in Rettungsfahrzeugen oder Krankenwagen | 25.– Mark je Fahrt |
| Heilmittel (z.B. Massagen, auch bei Abgabe in der Arztpraxis) | 15% der Kosten |
| Hilfsmittel (bestimmte Bandagen, Einlagen, zur Kompressionstherapie) | 20% der Kosten |
| Krankenhausbehandlung | 17.– Mark (Ost: 14.– Mark) pro Kalendertag für höchstens 14 Tage |
| Anschlußrehabilitation | 17.– Mark (Ost: 14.– Mark) pro Kalendertag für höchstens 14 Tage |
| Ambulante Anschlußrehabilitation als Komplexleistung | 17.– Mark (Ost: 14.– Mark) pro Behandlungtag für höchstens 14 Tage |
| Stationäre Vorsorge- und Rehabilitationsmaßnahmen | 25.– Mark (Ost: 20.– Mark) täglich |
| Ambulante Rehabilitation | 17.– Mark (Ost: 14.– Mark) pro Behandlungstag |
| Stationäre Vorsorge- und Rehabilitationsmaßnahmen für Mütter (bei voller Kostenübernahme) | 17.– Mark (Ost: 14.– Mark) pro Kalendertag |
| Zahnersatz und damit verbundene zahnärztliche Behandlung | prozentualer Zuschuß der Krankenkasse[2] |
| Kieferorthopädische Behandlung vor Vollendung des 18. Lebensjahres[3] | 20% der Kosten; ist mehr als ein Kind zur gleichen Zeit in kiefer-orthopädischer Behandlung: 10% der Kosten bei jedem weiteren Kind |

Quelle: Arbeit und Sozialpolitik, Heft 1-2, 2000, S. 7

## Ausgaben: Leistungen

Die Einnahmen der Krankenkassen werden für gesetzlich definierte *Leistungen*, deren Katalog seit 1989 für alle Krankenkassen gleich ist, ausgegeben.[30] Die Inanspruchnahme solcher Leistungen ist also beitragsunabhängig. Die Krankenkassen sind allerdings nicht berechtigt, dafür Eigeneinrichtungen wie Ambulatorien, Kliniken oder Abgabestellen zu unterhalten. Für die ambulanten und stationären Versorgungsleistungen werden für alle Versicherten durch Verhandlungen zwischen den Krankenkassen und den Interessenverbänden der Leistungserbringer unter staatlicher Aufsicht die Preise ausgehandelt. Die *Ausgaben* (siehe Tab. 2) verteilen sich auf ein umfassendes Leistungsspektrum: Krankenbehandlung (ärztliche, zahnärztliche, Arznei-, Verband-, Heil- und Hilfsmittel, häusliche Krankenpflege und Haushaltshilfe, Krankenhausbehandlung und medizinische Rehabilitationsmaßnahmen), Früherkennung und Verhütung von Krankheit, Förderung der Gesundheit, Krankengeld für ausgefallenes Einkommen, Sterbegeld und Fahrkosten.

*Tab.2: Ausgaben der gesetzlichen Krankenversicherung für Gesundheit nach Leistungsarten in Deutschland 1996 (in Mill. DM und in Prozent)*

| Leistungsart | Absolut | Prozent |
|---|---|---|
| insgesamt | 244323 | 100 |
| 1 Vorbeugende und betreuende Maßnahmen | 8497 | 3,5 |
| 1.1 Medizinischer Dienst | 504 | 0,2 |
| 1.2 Gesundheitsvorsorge und Früherkennung | 3547 | 1,5 |
| Soziale Dienste, Gesundheitsförderung | 1380 | 0,6 |
| Maßnahmen zur Früherkennung | 1418 | 0,6 |
| Sonstige vorbeugende Maßnahmen für Einzelpersonen | 749 | 0,3 |
| 1.3 Betreuende Maßnahmen | 4446 | 1,8 |
| 1.3.1 Mutterschaftshilfe | 3798 | 1,6 |
| 1.3.2 Häusliche Krankenpflege | 648 | 0,3 |
| 2 Behandlung | 201095 | 82,3 |
| 2.1 Ambulante Behandlung | 60529 | 24,8 |
| 2.2 Stationäre Behandlung | 84487 | 34,6 |
| 2.3 Stationäre Kurbehandlung | 2394 | 1 |

---

[30] §11 SGB V.

| | | |
|---|---|---|
| 2.4 Arzneien, Heil- und Hilfsmittel, Zahnersatz | 53685 | 22 |
| 3 Krankheitsfolgeleistungen | 20667 | 8,5 |
| 3.1 Berufliche Rehabilitation | 707 | 0,3 |
| 3.2 Sonstige Einkommensleistungen im Krankheitsfall | 16335 | 6,7 |
| Krankengeld | 15056 | 6,2 |
| Mutterschaftshilfe | 1278 | 0,5 |
| Genesendenkuren | 1 | 0 |
| 3.3 Sonstige Krankheitsfolgeleistungen | 3625 | 1,5 |
| 5 Nicht aufteilbare Ausgaben | 14064 | 5,8 |

Quelle: Statistisches Bundesamt, Fachserie 12: Gesundheitswesen, Reihe S. 2: Ausgaben für Gesundheit 1970 bis 1996, Januar 1999, S. 101f.; eigene Berechnung

1996 entfielen auf die Krankenbehandlung rund 82 Prozent und das Krankengeld 6,2 Prozent. Die Gesundheitsvorsorge und Früherkennung betrugt lediglich 1,5 Prozent. Sie wird seit vielen Jahren vernachlässigt.[31] Die Verwaltungskosten der Krankenkassen machten 1996 nur 4,7 Prozent ihrer Gesamtausgaben aus.[32] Sie sind seit über 20 Jahren nahezu stabil und bewegen sich im internationalen Vergleich auf einem niedrigen Niveau. Die Leistungen werden von den Kassenärzten erbracht und veranlaßt. Sie müssen ausreichend, zweckmäßig und wirtschaftlich sein. Sie dürfen das Maß des Notwendigen nicht überschreiten.[33] Der Ermessensspielraum des Arztes ist dabei nicht unerheblich. Die Kassenärzte haben also für die Steuerung der Kassenausgaben eine zentrale Bedeutung. Krankenkassen können - wie erwähnt - nicht in Konkurs geraten, selbst wenn die Ausgaben die Einnahmen überschreiten. Tritt dieser Fall ein, dann müssen die Beitragssätze erhöht werden. Das wiederum hat direkte Auswirkungen auf die Lohnpolitik und die Kapitalverwertung. Wären die Beiträge - wie in der privaten Krankenversicherung - nicht an die Wirtschaftsentwicklung gekoppelt, dann würden Ausgabenanstiege, die Beitragserhöhungen nach sich ziehen, seitens der Unternehmen auch keineswegs beklagt, sondern als wirtschaftliche Wachstumseffekte begrüßt.[34] Seit 1993 sind die Ausgaben der gesetzlichen Krankenversicherung per Gesetz sektoral budgetiert. D.h., dass auftretende Mehrausgaben nicht mehr zu Lasten des Beitragssatzes gehen, sondern von den jeweiligen Versorgungssektoren getragen werden

---

31  Vgl. H.-U. Deppe (Hrsg.), Vernachlässigte Gesundheit, Köln 1980.
32  Presse- und Informationsamt der Bundesregierung, Sozialpolitische Umschau, Nr. 74, 1999, S. 41.
33  Wirtschaftlichkeitsgebot, §12 SGB V.
34  H. Reiners, Ordnungspolitik im Gesundheitswesen, Ausgangspunkte und Konzepte, WIDO-Materialien Bd. 30, Bonn 1987, S. 42f.

sollen. Damit hat sich das *Morbiditätsrisiko*[35] von den Krankenkassen auf die Leistungsanbieter verlagert.

*Charakteristisch* für das deutsche Krankenversicherungssystem ist, dass seine Finanzierung kollektiv erfolgt, während der größte Teil der Leistungen privat angeboten und erbracht wird. Letzteres betrifft insbesondere das Angebot von Arzneimitteln, die ambulante ärztliche Behandlung aber auch kleinere Teile der stationären Versorgung. Die Macht der Interessenverbände spielt deshalb in der Regulierung der medizinische Versorgung eine herausragende Rolle. Zur Debatte um die so genannte Kostenexplosion im Gesundheitswesen siehe die Ausführungen in Teil D, Kap. 3.

## 5 Versorgungsstruktur: Wer erbringt die Leistungen?

Die medizinische Versorgungsstruktur lässt sich nach institutionellen und funktionalen Kriterien unterscheiden und beschreiben. So wird die ambulante Versorgung von niedergelassenen Ärzten, die stationäre Versorgung von Krankenhäusern und die Arzneimittelversorgung von Apotheken durchgeführt. Der öffentliche Gesundheitsdienst (Gesundheitsämter) ist vor allem für kommunale medizinische Aufgaben zuständig. Funktionale Gesichtspunkte sind die präventive, kurative und rehabilitative medizinische Versorgung. Darüber hinaus gilt als ein systemspezifisches Gliederungsprinzip, ob die Leistungen öffentlich oder privat erbracht werden (siehe Teil A, Kap. 6).

### 5.1 Ambulante ärztliche Versorgung

Die ambulante ärztliche Versorgung wird von freiberuflich niedergelassenen Allgemein- und Gebietsärzten durchgeführt. 1998 arbeiteten 40 Prozent (abs. 116.800) der berufstätigen Ärzte in Deutschland in einer eigenen Praxis. Davon waren wiederum 37 Prozent der Ärzte ohne Gebietsbezeichnung, Praktische Ärzte und Allgemeinärzte und 63 Prozent Gebietsärzte („Fachärzte"). Dieses Verhältnis hatte sich in den vergangenen Jahren zugunsten der Gebietsärzte verlagert. Von den niedergelassenen Ärzten führ-

---

35 Unter dem Morbiditätsrisiko versteht man das Risiko einer Zunahme der Zahl und Schwere von Erkrankungs- und Behandlungsfällen. Im Zusammenhang mit der budgetierten Gesamtvergütung hat dies bei den Kassenärzten zu einem Verfall der Punktwerte geführt. Es finden Überlegungen statt, wie das Morbiditätsrisiko wieder zurück auf die Kassen verlagert werden kann. Vgl. Deutsches Ärzteblatt, H. 15, 1997, S. 771; E. Galas, 2. GKV-Neuordnungsgesetz: Zur Verlagerung des Morbiditätsrisikos auf die Krankenkassen, in: Die Ersatzkasse, Heft 9, 1997, S. 317-321.

ten rund 97 Prozent eine Kassenpraxis, d.h., sie waren zur kassenärztlichen Versorgung vertraglich zugelassen, und 3 Prozent hatten ausschließlich eine Privatpraxis.[36] Der hohe Anteil der Kassen-/Vertragsärzte (bei 90 Prozent Kassenmitglieder in der Bevölkerung) demonstriert, dass niedergelassene Ärzte ohne die Zulassung zur gesetzlichen Krankenversicherung wirtschaftlich so gut wie nicht existenzfähig sind. 24 Prozent der Niedergelassenen arbeiteten in einer Gemeinschaftspraxis gemeinsam mit anderen Ärzten.[37] Die Anzahl der Ärzte mit Kassenpraxis hat sich von 1975 (abs. 50.000)[38] bis 1998 (abs. 125.071) um etwa 150 Prozent erhöht. Auf 1 Kassenarzt kamen 1975 1133 Versicherte der gesetzlichen Krankenversicherung und 1995 waren es 526.[39] Die zunehmende Versorgungsdichte führte zu einem wachsenden Konkurrenzkampf unter den Kassenärzten, der sich durch die Einführung der sektoralen Budgetierung noch verschärfte.

Die *Sicherstellung* der kassenärztlichen Versorgung ist gesetzlich geregelt. Danach wirken Kassenärzte und Krankenkassen zur Sicherstellung der vertragsärztlichen Versorgung der Versicherten zusammen.[40] Auf seiten der Ärzte wird sie von den kassenärztlichen Vereinigungen wahrgenommen. Sie hatte angesichts ungleicher regionaler und fachärztlicher Verteilungen in den 60er und 70er Jahren eine hervorgehobene Bedeutung. Seit der Zunahme der Kassenärzte und der Zulassungsbeschränkung durch das Gesundheitsstrukturgesetz von 1992 ist sie allerdings deutlich zurückgegangen, bishin überflüssig geworden. Die Einführung der „Zulassungssperre" wurde zwar mit der Steuerung der Kostenentwicklung im Gesundheitswesen begründet, gleichwohl ist darin aber auch ein Konkurrenzschutz für die Kassenärzte zu sehen.

Die *kassenärztlichen Vereinigungen* wurden 1931 in der Weltwirtschaftskrise mit den Brüningschen Notverordnungen eingeführt. Sie sind heute auf der Ebene der Bundesländer als Körperschaften des öffentlichen Rechts mit Zwangsmitgliedschaft für alle Kassenärzte organisiert. Allerdings haben sie nicht nur die kassenärztliche Versorgung sicherzustellen. Sie haben auch die Wirtschaftlichkeit der Verordnung von Kassenärzten zu kontrollieren und den Krankenkassen und ihren Verbänden gegenüber die Gewähr dafür zu übernehmen, dass die vertragsärztliche Versorgung den gesetzlichen und vertraglichen Erfordernissen entspricht. Der „Gewährlei-

---

36 Bundesärztekammer, Tätigkeitsbericht `99, Köln-Lövenich 1999, S. 20 und 502; Tätigkeitsbericht der Kassenärztlichen Bundesvereinigung 1998, Köln 1999, S. 286.

37 Bundesministerium für Gesundheit, Daten des Gesundheitswesens, a.a.O., S. 213.

38 SVRKAiG, Jahresgutachten 1990, Baden-Baden 1990, S. 244.

39 Errechnet nach: Bundesministerium für Jugend, Familie und Gesundheit, Daten des Gesundheitswesens 1980, S. 202; Bundesministerium für Gesundheit, Daten des Gesundheitswesens 1995, S. 281.

40 §72 SGB V.

stungsauftrag" umfasst die Überprüfung der medizinischen Notwendigkeit, der Wirtschaftlichkeit sowie der Richtigkeit der Honorarabrechnung für die Leistungserbringung. Die kassenärztlichen Vereinigungen haben darüber hinaus die Rechte der Vertragsärzte bei der Vereinbarung der Gesamtvergütung gegenüber den Krankenkassen wahrzunehmen.[41] Sie verteilen die Gesamtvergütung nach einem bestimmten Schlüssel an die einzelnen Vertragsärzte. Damit vertreten die kassenärztlichen Vereinigungen sowohl gesamtgesellschaftliche, öffentliche und hoheitliche Aufgaben als auch gruppenspezifische Interessen.[42] Die einzelnen kassenärztlichen Vereinigungen sind auf Bundesebene in der Kassenärztlichen Bundesvereinigung, die im Gegensatz zur Bundesärztekammer Körperschaft des öffentlichen Rechts ist - zusammengefasst.

Niedergelassene Ärzte sind in ihrer Praxis unternehmerisch tätig. Sie investieren privates Kapital zum Zwecke der Akkumulation. Sie können dabei auch in Konkurs gehen. Mit Ausnahme von Polikliniken an Universitätskliniken, die vornehmlich der ärztlichen Ausbildung dienen sollen und Spezialambulanzen an Krankenhäusern, die zeitlich befristet ermächtigt werden können, obliegt die ambulante ärztliche Versorgung den niedergelassenen Ärzten und ist im Kassenarztrecht seit 1955 geregelt. Dieser monopolartige Zustand bewirkte eine strikte *Trennung zwischen ambulanter und stationärer Versorgung* und führt bis heute zu medizinischen und ökonomischen Friktionen. Es handelt sich dabei um ein weiteres *Spezifikum des deutschen Gesundheitssystems*. Inzwischen wird in mühsamer gesundheitspolitischer Kleinarbeit versucht, diese Kluft zu überbrücken, wie z.B. durch die Förderung des ambulanten Operierens.[43]

Aufgrund seiner fachlichen Kompetenz hat der Arzt *Therapiefreiheit* und definiert, ob ein Patient als krank anzusehen ist und welche Leistungen medizinisch notwendig sind. Um sicherzustellen, dass der Kassenarzt ausschließlich medizinisch anerkannte Leistungen erbringt, haben Krankenkassen und Ärzteschaft gemeinsam einen Katalog abrechnenbarer Leistungen vereinbart. Da es jedoch in vielen Fällen weder eine eindeutige medizinische Diagnose noch allgemein anerkannte Behandlungsmethoden gibt, ist die *Definitionsmacht* des Arztes im Einzelfall kaum überprüfbar. Die kassenärztliche Behandlung ist in der Regel eine Sachleistung der gesetzlichen Krankenversicherung. Die Kassenärzte erhalten den weitaus größten Teil des Geldes für ihre Leistungen nicht direkt von den Patienten, sondern

---

41  §75 SGB V.
42  H.-U. Deppe, Zur Soziologie des niedergelassenen Arztes, in: Argument-Sonderband, AS 12, Lohnarbeit, Staat, Gesundheitswesen, Berlin 1976, S.71- 87.
43  W. Gerdelmann, Th. Ballast, Förderung des ambulanten Operierens, in: Die Ersatzkasse, H. 6, 1997, S. 193-198; M. Arnold, D. Paffrath (Hrsg.), Krankenhaus-Report '93, Stuttgart 1993, S. 101 ff.

von den Krankenkassen. Mit diesen haben die Kassenärzte Kollektivverträge. In den Honorarverhandlungen werden sie - wie erwähnt - von den kassenärztlichen Vereinigungen vertreten. Wie erhalten nun die Kassenärzte die Vergütung für die von ihnen erbrachten Leistungen? Zunächst bestimmen die Kassenärzte selbst die Menge und Art der Leistungen. Sie melden dann alle ihre gegenüber den jeweiligen Versicherten erbrachten einzelnen Leistungen eines Quartals der zuständigen kassenärztlichen Vereinigung. Diese sammelt die Abrechnungen aller Kassenärzte, reicht sie pauschal an die Krankenkassen weiter und erhält von ihnen dafür eine Gesamtvergütung, über deren Höhe allerdings verhandelt wird. Sie ist seit 1993 budgetiert und ihre Entwicklung an die der Grundlohnsumme (beitragspflichtigen Entgelte der Versicherten) gebunden. Die ausgehandelte Gesamtvergütung wird dann von den kassenärztlichen Vereinigungen nach einem Honorarverteilungsmaßstab (Punktwert) auf die Kassenärzte entsprechend den von ihnen jeweils erbrachten Leistungen verteilt.[44]

Die durchschnittlichen *Bruttoeinkommen* (vor Steuern) der *Kassenärzte* lagen zur Mitte der neunziger Jahre bei rund 190.000 DM pro Jahr. Damit erwiesen sie sich im Vergleich mit anderen Berufsgruppen als hoch. Nach wie vor besetzen die Kassenärzte obere Plätze auf der Einkommensskala der freien Berufe. Auch im internationalen Vergleich nehmen sie Spitzenplätze ein. Allerdings verteilen sich die Einkommen unter den Kassenärzten ungleich: Die Mehrzahl der Kassenärzte liegt mit ihrem Einkommen unter diesem Durchschnitt - insbesondere Allgemeinärzte und Gebietsärzte mit vorwiegend kommunikativen Leistungen, -, während Gebietsärzte mit vielen apparativen Leistungen darüber liegen. Die höchsten Einkommen werden von jenen Disziplinen erzielt, die einen hohen Anteil an medizinisch-technischen Sonderleistungen erbringen, wohingegen sich am unteren Ende vor allem diejenigen Fachgruppen finden, deren Leistungsspektrum von zuwendungsintensiven Grundleistungen geprägt ist.[45] Die Höhe der Vergütung für Leistungen sinkt also mit zunehmender „Nähe" zum Patienten. Darunter leidet die Zuwendung zum Patienten. Im internationalen Vergleich schlägt sich das darin nieder, dass sich die deutschen Patienten bei häufiger Wiederbestellung mit relativ kurzen Arztkontakten zufrieden geben müssen.

Über die selbst *erbrachten* Leistungen hinaus *veranlassen* Vertragsärzte aber auch *Leistungen* durch Verordnungen und Überweisungen. Die dadurch den Krankenkassen entstehenden Kosten betragen das vier- bis fünffache der von den Ärzten selbst erbrachten Leistungen. Die Kassenärzte

---

[44] §85 Abs. 2 SGB V.
[45] Vgl. hierzu: Th. Gerlinger, H.-U. Deppe, Zur Einkommensentwicklung bei niedergelassenen Ärzten, Frankfurt a.M. 1994.

beeinflussen damit also bis zu 80 Prozent des gesamten Ausgabenvolumens. Insofern haben sie - wie nicht zu unrecht behauptet wird - den „Schlüssel zum Geldschrank" der Krankenkassen. Auf Grund dessen, dass die Kassenärzte die von ihnen erbrachten und veranlassten Leistungen selbst bestimmen, haben sie eine wichtige Funktion bei der Steuerung der Ausgaben der gesetzlichen Krankenversicherung. Die Regulierung ärztlichen Handelns ist deshalb ein zentrales aber schwieriges Problem der Gesundheitspolitik.

Für die Nachfrageseite der ambulanten ärztlichen Versorgung ist das Prinzip der *freien Arztwahl* charakteristisch. Die Versicherten der gesetzlichen Krankenversicherung können grundsätzlich jeden Arzt aufsuchen, der zur kassenärztlichen Versorgung zugelassen oder ermächtigt ist. Damit besteht anders als in manchen benachbarten europäischen Ländern, die den Facharztbesuch an eine Überweisung des Hausarztes binden (z.B. in Großbritannien und den Niederlanden), freier Zugang zum Facharzt. Mehr als die Hälfte aller Facharztkontakte erfolgt in Deutschland direkt und ohne Überweisung. Die diesbezügliche Entscheidung wird also von medizinischen Laien gefällt. Unter den Fachärzten nehmen vor allem Internisten, Kinderärzte und Frauenärzte umfangreiche primärärztliche Funktionen wahr. Die Eingangstür in das deutsche Gesundheitssystem mit ihren spezifischen Filter- und Verteilungsfunktionen steht relativ weit offen und setzt bei den Versicherten besondere Entscheidungskompetenzen voraus. Sie wurde sogar durch die mit dem Gesundheitsreformgesetz vorgesehene und im ersten Halbjahr 1993 begonnene Abösung des Krankenscheins durch eine maschinenlesbare Versichertenkarte (Chipkarte) noch weiter geöffnet. Inzwischen ermöglicht sie den Versicherten, ohne Zwischenstation jederzeit jeden Kassenarzt zu konsultieren. Der dadurch bedingte Anstieg der Ausgaben der gesetzlichen Krankenversicherung hat die Diskussion um Gatekeeper-Modelle - insbesondere das Hausarztmodell - verstärkt.

Wichtige *Steuerungsinstrumente* in der kassenärztlichen Versorgung sind Zulassung, Weiterbildung, Formen der ärztlichen Honorierung und die Art des Eingangs der Kranken in das medizinische System:
- Zulassung zur kassenärztlichen Versorgung: Reglementierungen, Zulassungssperre, Verhältniszahl, Beendigung der kassenärztlichen Zulassung mit 68 Jahren.
- Ärztliche Weiterbildung: Die Weiterbildungsordnung regelt die fachärztliche Qualifikation. Mit der Festlegung von inhaltlichen Kriterien regelt sie zugleich aber auch den personellen Umfang der jeweiligen Arztgruppen, denn für die vorgegebenen Qualifikationsabschnitte stehen in der Regel unterschiedliche Mengen von Arbeitsplätzen zur Verfügung („Nadelöhre"). Darüber hinaus gibt es Zusatzqualifikationen für ausge-

wählte Leistungen (z.B. Röntgen, Sonographie, Schmerztherapie, Rheumatologie), die mit Lizenzen für zusätzliche Budgets verbunden sind.

- Für die ärztliche Honorierung sieht das Gesetz das Gehalt, die Kopfpauschale, die Fallpauschale sowie die Einzelleistungsvergütung vor. Es wird davon ausgegangen, dass unterschiedliche Honorierungssysteme ein unterschiedliches Verhalten bewirken. Zu denken ist dabei u.a. an die unterschiedliche Honorierung von technischen und kommunikativen Leistungen. Seit 1987 wird die Gesamtvergütung der Kassenärzte pauschaliert und an den Anstieg der Grundlohnentwicklung der Versicherten gekoppelt.
- Budgetierungen (Gesamtvergütung, Gesamtvergütung einzelner Arztgruppen, Praxisbudgets) sind mit Sanktionen bei Überschreitung (Rückkoppelung) verbunden. Darüber hinaus gibt es die Budgetierung von Leistungsarten: z.B. Arzneimittel. Budgetierungen verlagern generell das Morbiditätsrisiko von den Kassen auf die Leistungserbringer.
- Als Instrument zur Steuerung des Zugangs zum Gesundheitswesen wird das Hausarztprinzip erprobt. Der Hausarzt soll sozusagen Gatekeeper/Pförtner für das Gesundheitswesen sein. Darüber hinaus kann er auch Lotsenfunktionen übernehmen. Das wiederum bedeutet, dass der Zugang zum Facharzt an die Überweisung des Allgemeinarztes gebunden ist. Solange sich allerdings kommerzielle Vorteile für den Allgemeinarzt damit verbinden, besteht die Gefahr, dass sich eine fachlich differenzierte Behandlung verzögern kann.
- Für die Patienten erkennbare Qualitätsstandards von Kassenärzten entwickeln (z.B. Teilnahme an Fortbildung).
- Steuernd können auch "second opinions" für Krankenhauseinweisungen, kostenaufwendige Diagnosen und Therapien wirken.


## 5.2 Stationäre Versorgung

Die stationäre Versorgung findet in Krankenhäusern und Vorsorge- oder Rehabilitationseinrichtungen statt.
*Krankenhäuser* im Sinne des Sozialgesetzbuches sind „Einrichtungen, die
1. der Krankenhausbehandlung oder Geburtshilfe dienen,
2. fachlich-medizinisch unter ständiger ärztlicher Leitung stehen, über ausreichende, ihrem Versorgungsauftrag entsprechende diagnostische und therapeutische Möglichkeiten verfügen und nach wissenschaftlich anerkannten Methoden arbeiten,
3. mit Hilfe von jederzeit verfügbarem ärztlichen, pflege-, funktions- und medizinisch-technischen Personal darauf eingerichtet sind, vorwiegend

durch ärztliche und pflegerische Hilfeleistungen Krankheiten der Patienten zu erkennen, zu heilen, ihre Verschlimmerung zu verhüten, Krankheitsbeschwerden zu lindern oder Geburtshilfe zu leisten, und in denen

4. die Patienten untergebracht und verpflegt werden können."[46]

Im Sozialgesetzbuch werden erstmals Krankenhäuser und Vorsorge- oder Rehabilitationseinrichtungen definitorisch voneinander abgegrenzt. Danach sind *Vorsorge- oder Rehabilitationseinrichtungen* „Einrichtungen, die

1. der stationären Behandlung der Patienten dienen, um

a. eine Schwächung der Gesundheit, die in absehbarer Zeit voraussichtlich zu einer Krankheit führen würde, zu beseitigen oder einer Gefährdung der gesundheitlichen Entwicklung eines Kindes entgegenzuwirken (Vorsorge) oder

b. eine Krankheit zu heilen, ihre Verschlimmerung zu verhüten oder Krankheitsbeschwerden zu lindern oder im Anschluss an Krankenhausbehandlung den dabei erzielten Behandlungserfolg zu sichern oder zu festigen, auch mit dem Ziel, einer drohenden Behinderung oder Pflegebedürftigkeit vorzubeugen, sie nach Eintritt zu beseitigen, zu bessern oder eine Verschlimmerung zu verhüten (Rehabilitation), wobei Leistungen der aktivierenden Pflege nicht von den Krankenkassen übernommen werden dürfen.

2. fachlich-medizinisch unter ständiger ärztlicher Verantwortung und unter Mitwirkung von besonders geschultem Personal darauf eingerichtet sind, den Gesundheitszustand der Patienten nach einem ärztlichen Behandlungsplan vorwiegend durch Anwendung von Heilmitteln einschließlich Krankengymnastik, Bewegungstherapie, Sprachtherapie oder Arbeits- und Beschäftigungstherapie, ferner durch andere geeignete Hilfen, auch durch geistige und seelische Einwirkungen, zu verbessern und den Patienten bei der Entwicklung eigener Abwehr- und Heilkräfte zu helfen, und in denen

3. die Patienten untergebracht und verpflegt werden können."[47]

Die definitorische Abgrenzung erfolgte, weil beide Arten von Einrichtungen hinsichtlich ihrer Zulassung zur stationären Versorgung der Versicherten als auch hinsichtlich ihrer Finanzierung und der Vergütung ihrer Leistungen unterschiedlichen Regelungen folgen:

---

[46] §107 Abs.1 SGB V; zur Definition des Krankenhauses siehe auch Krankenhausfinanzierungsgesetz (KHG) §2.
[47] §107 Abs.2 SGB V.

Die *Krankenhäuser* werden teils unmittelbar durch Gesetz (Hochschulkliniken, Plankrankenhäuser), teils durch Vertrag mit den Landesverbänden der Krankenkassen zur stationären Versorgung zugelassen.[48] Ihre Finanzierung und die Vergütung ihrer Leistungen richtet sich nach dem Krankenhausfinanzierungsgesetz und der Bundespflegesatzverordnung.

Die *Vorsorge- oder Rehabilitationseinrichtungen* entsprechen den früheren Kur- und Spezialeinrichtungen. Sie werden durch das Sozialgesetzbuch erstmals in ein vertragliches Zulassungssystem[49] einbezogen, bleiben aber weiterhin von der staatlichen Krankenhausplanung ausgenommen. Die Vergütung für Ihre Leistungen wird zwischen dem Träger der Einrichtung und den Krankenkassen (ausserhalb der Regelung des Krankenhausfinanzierungsgesetzes) frei vereinbart.

Ende 1998 gab es in Deutschland 2.263 Krankenhäuser. Sie verfügten über 571.629 aufgestellte Betten.[50] Das entspricht einer Versorgung von 69,7 Betten je 10.000 Einwohner. Die Anzahl der Krankenhäuser und Krankenhausbetten erreichte im früheren Bundesgebiet 1975 einen Höhepunkt (Beginn der Kostendämpfungsdebatte) und ist seitdem gesunken. Die Zahl der Krankenhäuser ist hier um rund 43 Prozent und die der Betten um 31,5 Prozent zurückgegangen. Es hat also ein Konzentrationsprozess stattgefunden. In den deutschen Krankenhäusern wurden 1998 annähernd 16 Mio. Patienten mit einer durchschnittlichen Verweildauer von 10,7 Tagen behandelt (Fallzahl). Seit 1975 ist die Fallzahl um rund 39 Prozent angestiegen. Es wurden also mehr „Fälle" in weniger Krankenhausbetten behandelt. Für die steigende Zahl der Krankenhausaufnahmen werden verantwortlich gemacht: Kurzlieger, Patienten ohne Einweisung, Wiederaufnahmen und Patienten über 60 Jahre.[51] Damit korrespondiert die Entwicklung der durchschnittlichen Verweildauer. Sie ist seit 1975 um etwa 9,3 Tage (das entspricht etwa 46,5 Prozent) gefallen. Es wird davon ausgegangen, dass die Verweildauer und die Zahl der Krankenhauseinweisungen noch weiter gesunken wäre, wenn mehr Einrichtungen wie Tageskliniken, Pflegeheime und ambulante Pflegedienste zur Verfügung gestanden hätten. In diesem Zusammenhang ist auch die Einführung der sozialen Pflegeversicherung (siehe: Punkt 6.4.) sowie die für das deutsche Gesundheitssystem typische Trennung zwischen ambulanter und stationärer Versorgung zu se-

---

48 §§108-110 SGB V.
49 §111 SGB V.
50 Statistisches Bundesamt, Gesundheitswesen, Fachserie 12, Reihe 6.1, Grunddaten der Krankenhäuser und Vorsorge- oder Rehabilitationseinrichtungen 1998, Wiesbaden 2000, S.10.
51 SVRKAiG, Jahresgutachten 1988, Baden-Baden 1988, S. 57.

hen. Die „*Fehlbelegungsquote*"[52] wird auf mehr als 20 Prozent der Krankenhausaufnahmen geschätzt.[53] Hier werden Rationalisierungsreserven vermutet. Die Bettenauslastung lag 1998 bei 81,9 Prozent und hat sich seit 1975 nur geringfügig verändert.[54] Insgesamt hat also eine effizientere Nutzung der Kapazitäten des Krankenhauses stattgefunden.

Gegenläufig zu den Krankenhäusern und den Krankenhausbetten hatte sich zunächst die Zahl der *Vorsorge- und Rehabilitationseinrichtungen* sowie ihrer Betten seit Mitte der 80er Jahre kontinuierlich erhöht. Allerdings wurden mit den „Spargesetzen" vom September 1996 die Ausgaben für Kuren und Rehabilitationsleistungen drastisch abgesenkt. Das führte zu enormen Rückgängen bei den Anträgen und Inanspruchnahmen sowie zu Minderbelegungen und Bettenkündigungen in Rehabilitationskliniken. Bereits Ende 1996 wurden von der BfA als unmittelbare Reaktion auf das „Sparpaket" 9000 Betten gekündigt.[55] 1998 gab es in Deutschland 1395 Vorsorge- und Rehabilitationseinrichtungen. Durchschnittlich verfügten sie über 137 Betten. Sie versorgten 1,7 Mio. Patienten Die durchschnittliche Verweildauer betrug 26,4 Tage. Im Gegensatz zu den Krankenhäusern dominierte bei diesen Einrichtungen mit 60 Prozent die privaten vor den freigemeinnützigen (25 Prozent) und den öffentlichen Trägern (15 Prozent).[56]

Die *Beschäftigten* im Krankenhaus sind Angestellte oder Arbeiter. Sie stehen also in einem abhängigen Arbeitsverhältnis. Der Personalbedarf und Personalbestand der Kliniken nimmt seit Jahren zu. Schon 1985 arbeiteten in den Krankenhäusern mehr Menschen als in der gesamten Automobilindustrie.[57] Die Kliniken zählten im Zeitraum 1976/94 zu den 20 Branchen

---

52 Nach § 17a KHG liegt eine Fehlbelegung vor, wenn Patienten in das Krankenhaus aufgenommen werden, die keiner stationären Behandlung bedürfen oder wenn stationäre Patienten länger als notwendig im Krankenhaus verbleiben.

53 Nach Auskunft der Bundesregierung waren 1988 etwa 17 Prozent der Krankenhausbetten (Tage) fehlbelegt (Deutscher Bundestag, Drucksache 13/5182 vom 2.7.1996); der Medizinische Dienst der Spitzenverbände der Krankenkassen stellte 1997 fest: „Nach fachärztlichem Urteil hätten ca. 22% der Krankenhausaufnahmen vermieden werden können, wenn die Möglichkeit anderer, nämlich kostengünstigerer Behandlungsformen genutzt worden wären." (Modellvorhaben zur Prüfung der Notwendigkeit der Krankenhausbehandlung, Zusammenfassender Bericht über die Ergebnisse der Erhebung in den Bundesländern, Essen, Februar 1997, S. 2.).

54 Errechnet nach: Statistisches Bundesamt, Gesundheitswesen, Fachserie 12, Reihe 6.1, Wiesbaden 2000, S. 10.

55 K. Stegmüller, Medizinische Versorgung und Rehabilitation unter dem Vorzeichen der „Spargesetze", in: Jb. für Kritische Medizin, Bd. 28, Hamburg 1997, S. 55-79, besonders S. 70.

56 Statistisches Bundesamt, a.a.O., S. 10.

57 H. Kühn, Krankenhauspolitik im Zeitalter der Kostendämpfung, in: Jb. f. Krit. Medizin 13, Argument Sonderband 155, Hamburg 1988, S. 43.

mit dem höchsten Beschäftigungszuwachs.[58] Ende 1998 waren rund 1.125.000 Personen in den Krankenhäusern hauptamtlich beschäftigt. Davon entfielen 40 Prozent auf den Pflegedienst, 15 Prozent den medizinisch-technischen Dienst und 13 Prozent auf den ärztlichen Dienst. In den Rehabilitationseinrichtungen waren 107.800 Personen tätig. Hier stellte der medizinisch-technische Dienst mit 24 Prozent der Beschäftigten die grösste Gruppe, gefolgt vom Pflegedienst mit 21 Prozent, dem Wirtschafts- und Versorgungsdienst mit 17 Prozent und dem ärztlichen Dienst mit 8 Prozent.[59] Das Krankenhaus ist mit den Vorsorge- und Rehabilitationseinrichtungen ein relevanter Faktor für den *Arbeitsmarkt*, auf den der Staat in weiten Bereichen direkten Zugriff hat.

Bei den Krankenhäusern haben wir unterschiedliche Träger und *Eigentumsverhältnisse*:

- Öffentliche Krankenhäuser sind Einrichtungen, die von Gebietskörperschaften (Bund, Land, Bezirk, Kreis, Gemeinde) oder von Sozialversicherungsträgern (Landesversicherungsanstalten, Berufsgenossenschaften) betrieben und unterhalten werden. Rund 54 Prozent der Krankenhausbetten sind dem öffentlichen Sektor zuzuordnen.
- Freigemeinnützige Krankenhäuser sind Einrichtungen, die von Trägern der kirchlichen und freien Wohlfahrtspflege, Kirchengemeinden, Stiftungen oder Vereinen unterhalten werden. Hierzu zählen ca. 37 Prozent der Krankenhausbetten.
- Private Krankenhäuser sind Einrichtungen, die als gewerbliche Unternehmen einer Konzession[60] bedürfen. Sie werden von ihren Trägern nach erwerbswirtschaftlichen Grundsätzen betrieben. Sie stellen etwa 6,6 Prozent der Krankenhausbetten. Private Träger finden sich insbesondere unter den Sonderkliniken. Es gibt kein privates Allgemeinkrankenhaus.
- Belegkrankenhäuser sind Einrichtungen, deren Betten Belegärzten (niedergelassene Kassenärzte) zur vollstationären Versorgung ihrer Patienten zur Verfügung stehen. Belegkrankenhäuser können öffentliche, freigemeinnützige oder private Träger haben. Hier befinden sich rund 2 Prozent der Krankenhausbetten.[61] Auch in Allgemeinkrankenhäusern kann ein Teil der Betten als Belegbetten geführt werden.

---

[58] SVRKAiG, Gesundheitswesen in Deutschland, Sondergutachten 1996, Ziffer 317, Tab. 42.

[59] Statistisches Bundesamt, Gesundheitswesen, Fachserie 12, Reihe 6.1, 1998, Wiesbaden 2000, S.10.

[60] §30 Gewerbeordnung.

[61] Prozentangaben berechnet nach: Statistisches Bundesamt, Gesundheitswesen, a.a.O., 2000, S. 10.

Die medizinische Versorgung im Krankenhaus setzt voraus, dass durch den niedergelassenen Kassenarzt eine Einweisung erfolgt, wobei den Patienten allerdings die Wahl des Krankenhauses offen steht. Ausnahmen von dieser Einweisungspflicht bestehen lediglich bei Unfällen und Notfällen. Innerhalb des Krankenhauses entscheiden dann die Ärzte in weitgehender Autonomie über Menge und Qualität der Leistungen. Ärztliche Entscheidungen (Indikationsstellungen) zur Einweisung und innerhalb des Krankenhauses haben einen wichtigen Einfluss auf die Belegung der Betten (Fehlbelegung, Steuerungsmöglichkeit). Die Bezahlung der Krankenhausleistungen wird nach dem Sachleistungsprinzip - also für den Patienten bargeldlos - geregelt. Allerdings müssen die Versicherten seit 1983 je Tag Krankenhausaufenthalt bis längstens 14 Tage eine direkte Zuzahlung entrichten.[62] Die Krankenkassen dürfen eine Behandlung im Krankenhaus nur dann übernehmen, wenn dieses in den Krankenhausplan eines Bundeslandes aufgenommen ist oder wenn ihre Verbände mit den Krankenhäusern einen Versorgungsvertrag abgeschlossen haben. Sie können auch die Wirtschaftlichkeit, Leistungsfähigkeit und Qualität der Krankenhausbehandlung überprüfen lassen.[63] Der Versorgungsvertrag ist unter bestimmten Bedingungen seitens der Krankenkassen kündbar.[64] Mit dem Gesundheitsstrukturgesetz von 1992 wurden die Krankenhäuser für die vor- und nachstationäre Behandlung sowie das ambulante Operieren geöffnet[65], was auf eine stärkere intersektorale Verzahnung von ambulantem und stationärem Bereich abzielt. Darüber hinaus gibt es auch die ambulante Behandlung von Kassenpatienten durch Krankenhausärzte (Fachärzte). Diese Möglichkeit bedarf allerdings einer Ermächtigung durch Krankenhausträger, Krankenkasse und kassenärztlicher Vereinigung. Die Ermächtigung wird auf den Zeitraum begrenzt, für den ein Versorgungsdefizit besteht.[66] Deshalb sind die leitenden Krankenhausärzte auch stets daran interessiert, neue Geräte und Methoden einzuführen, für die nur sie eine Versorgung erbringen können, und den dafür in Frage kommenden Anbieterkreis möglichst klein zu halten. Die ambulanten Krankenhausleistungen ermächtigter Ärzte werden aus der kassenärztlichen Gesamtvergütung bezahlt.[67] Dies eröffnet eine Konfliktlinie innerhalb der Ärzteschaft, denn die niedergelassenen Kassenärzte sind daran interessiert, dass diese Ausgaben möglichst gering gehalten werden, weil dadurch das Volumen ihrer eigenen Einnahmen berührt

---

[62] Einführung 1983 mit 5 DM, ab 1991 10 DM ,ab 1994 12 DM und seit 1997 17 DM.
[63] §113 SGB V.
[64] §110 SGB V.
[65] §115b SGB V.
[66] §121 SGB V.
[67] §120 SGB V.

wird. Darüber hinaus haben leitende Krankenhausärzte („Chefärzte") das Privileg, privatversicherte Patienten ambulant und stationar zu behandeln und dafür - zusätzlich zu ihrem monatlichen Gehalt - privat zu liquidieren.

Die *Finanzierung* des Krankenhauses erfolgt über ein duales System:
1. Die Benutzerkosten werden über Pflegesätze direkt zwischen Krankenkassen und Krankenhäusern abgerechnet und durch Kassen*beiträge* finanziert. In die Benutzerkosten gehen die laufenden Ausgaben für Personal, Unterbringung, Verpflegung, Arzneimittel, Heil- und Hilfsmittel ein. Mit dem Gesundheitsstrukturgesetz (1992) wurde das Selbstkostendeckungsprinzip[68] und die Finanzierung der laufenden Krankenhauskosten nach einem vollpauschalierten, tagesgleichen Pflegesatz, der seit 1966 existierte, aufgegeben. Insbesondere der vollpauschalierte tagesgleiche Pflegesatz begünstigte die Verlängerung der Verweildauer und wirkte damit kostensteigernd. Das Gesundheitsstrukturgesetz budgetierte zunächst die Gesamtausgaben für die Krankenhausleistungen von 1993-1995. Es koppelte die Entwicklung des Budgets an die Entwicklung der Grundlohnsumme und die damit verbundenen Einnahmen der Kassen. Die Budgetierung musste auch noch auf das folgende Jahr ausgedehnt werden. 1996 wurde dann ein neues Finanzierungssystem eingeführt, das die Krankenhauskosten senken sollte. Es ist leistungsbezogen, einzelfallorientiert und setzt seitens des Krankenhauses eine prospektive Kalkulation voraus, die auf folgenden Grundelementen beruht: Fallpauschalen, Sonderentgelten, Abteilungspflegesatz und Basispflegesatz.[69] Krankenhäuser und Krankenkassen vereinbaren also jeweils für einen bestimmten Zeitraum im voraus die Pflegesätze, d.h. ein Gesamtbudget für ein Krankenhaus.

2. Die Bereitstellungskosten werden von den Bundesländern getragen und durch *Steuern* finanziert. Sie umfassen die Investitionen für Errichtung und Unterhaltung von Gebäuden sowie für Beschaffung und Erneuerung medizinischer Geräte. Ein Anrecht auf öffentliche Finanzierung haben die Krankenhäuser nur, wenn sie in die Bedarfspläne der jeweiligen Bundesländer aufgenommen werden.

Bedarfsplanung und laufende Finanzierung der Krankenhäuser sind also weitgehend voneinander getrennt. Bundestag und Bundesrat haben deshalb bei der Verabschiedung des Gesundheitsstrukturgesetzes (1992) in einer Entschließung ihre Absicht erklärt, das duale Krankenhausfinanzierungssystem in einer mittel- und längerfristigen Entwicklung durch ein monisti-

---

68 §4 KHG.
69 Vgl. hierzu: K. Stegmüller, Wettbewerb im Gesundheitswesen, Frankfurt a.M. 1996, S. 72f.

sches System zu ersetzen. Dadurch soll die finanzielle Verantwortung für die Investitionen sukzessive von den Bundesländern auf die Krankenkassen übertragen werden. Darüber hinaus erfolgte die Krankenhausplanung lange Zeit losgelöst von der Regulierung der ambulanten Versorgung und der Planung langfristiger Pflegeleistungen. Die sektorspezifische Differenzierung der Bedarfsplanung stellt ein charakteristisches Strukturproblem des deutschen Gesundheitssystems insgesamt dar.[70]

Die Debatte um die wirtschaftliche Sicherung der Krankenhäuser und ihrer ökonomischen Effektivität reicht zurück bis in die Anfänge der 70er Jahre. Sie schlug sich nieder im Krankenhausfinanzierungsgesetz vom 29. Juni 1972 und in der Bundespflegesatzverordnung vom 25. April 1973. Sparsame Wirtschaftsführung und Leistungsfähigkeit wurden zur Grundlage der Ermittlung der Selbstkosten und damit zur Festsetzung des Pflegesatzes. Auf Landesebene kam es dann in der zweiten Hälfte der 70er Jahre zu umfangreichen Wirtschaftlichkeitsprüfungen der öffentlichen Krankenhäuser seitens der Sozialminister.[71] Seit dem Gesundheits-Reformgesetz von 1988 erstellen Krankenkassen, Krankenhausgesellschaft und kassenärztliche Vereinigung auf Landesebene zur Kostenkontrolle eine Preisvergleichsliste, die einen Überblick über die Leistungen und Entgelte für die Krankenhausbehandlung eines Landes oder einer Region gibt.[72] Mitte der 90er Jahre setzte in den Krankenhäusern ein Wandlungsprozess ein, dessen Tragweite deutlich über die Veränderungen der Jahre seit dem Krankenhausfinanzierungsgesetz von 1972 hinausging. Ausgelöst wurde diese Entwicklung vor allem durch die Auswirkungen des Gesundheitsstrukturgesetzes (1993) und eine neu strukturierte Bundespflegesatzverordnung (1995). Im Zentrum der Reform stand die Krankenhausfinanzierung mittels einer Begrenzung der Krankenhausbudgets seit dem 1. Januar 1993 und der Einführung eines neu gestalteten Entgeltsystems. Beide Neuerungen sollten nach den Vorstellungen der Bundesregierung (CDU, CSU, FDP) die Krankenhäuser über ihre bisherigen Rationalisierungen hinaus dazu veranlassen, die finanziellen Ressourcen noch effizienter einzusetzen. Weitere Verweildauerkürzungen sollten die Voraussetzungen für die Fortsetzung des Bettenabbaus schaffen und somit zu einer dauerhaften finanziellen Entlastung der gesetzlichen Krankenversicherung beitragen. Bislang waren die Denk- und Handlungsmuster des Krankenhauses - als einer der wenigen medizini-

---

[70] J. Alber, Das Gesundheitswesen in der Bundesrepublik Deutschland, Frankfurt a.M. 1992, S. 122.

[71] K. Grünenwald, Wirtschaftlichkeitsprüfungen von Krankenhäusern, in: Die Ortskrankenkasse, H. 11, 1978, S. 363-368; A. Clauss (Hess. Sozialminister), Dokumentation über die Wirtschaftlichkeitsprüfungen von Krankenhäusern in Hessen, Januar 1978 (hektographiertes Manuskript).

[72] §39 SGB V.

schen Versorgungsbereiche - noch relativ frei von ökonomischen Erwägungen und konnten sich vornehmlich am Stand der Wissenschaft und dem medizinisch Notwendigen orientieren. Nun sollten Entscheidungen über Diagnostik, Therapie und Pflege zunehmend auch die verursachten Kosten und zu erzielenden Einnahmen berücksichtigen. Der dadurch erwarteten Erschließung von Wirtschaftlichkeitsreserven standen Gefahren einer „Ökonomisierung" der Ethik der Krankenversorgung in Form von Risikoselektion und sozialer Ungleichheit gegenüber.[73]

Insgesamt wurden 1997 36 Prozent (87 Mrd. DM) der Gesamtausgaben der gesetzlichen Krankenversicherung für stationäre Behandlung ausgegeben. Der Prozentsatz war in den letzten Jahren leicht steigend. 1982 bis 1997 hat er sich um 5 Prozentpunkte erhöht.[74] Die *Krankenhausausgaben* wuchsen zwar nicht schneller als das Bruttoinlandsprodukt aber schneller als die beitragspflichtigen Einnahmen der gesetzlichen Krankenversicherung. Der Ausgabenanstieg seit 1991 geht zu einem gewissen Teil auf die stärkere Zunahme in den ostdeutschen Krankenhäusern zurück. Im Bundesdurchschnitt betrugen 1998 die Kosten pro Pflegetag 568 DM.[75] Wie für den Dienstleistungssektor typisch, haben die Einrichtungen der stationären Versorgung - wenn auch mit fallender Tendenz - strukturell hohe Personalkosten. Letztere machten 66,4 Prozent (1975: 75 Prozent) der Gesamtausgaben für Krankenhäuser aus.[76]

Von den 1997 in deutsche *Krankenhäuser* stationär aufgenommenen 15,5 Millionen Patienten betrug der Anteil der *Krankheiten* des Kreislaufsystems 16,7 Prozent, der bös- und gutartigen Neubildungen 11,4 Prozent und der Verletzungen oder Vergiftungen 10,5 Prozent. Bei 9,6 Prozent lag eine Erkrankung der Verdauungsorgane vor. Bei den Patientinnen waren die häufigsten Einzeldiagnosen die normale Entbindung und der Brustkrebs, bei den Patienten chronisch ischämische Herzkrankheiten und der Leistenbruch. Bei 36 Prozent (5,6 Mio.) der Patientinnen und Patienten wurde eine Operation durchgeführt.[77] Ältere Menschen sind unter den Klinikpatienten überrepräsentiert. 1997 betrug der Anteil der über 65-Jährigen

---

73  M. Simon, Das Krankenhaus im Umbruch, Veröffentlichungsreihe der Arbeitsgruppe Public Health, Wissenschaftszentrum Berlin für Sozialforschung, P97-204, Berlin 1997.

74  Statistisches Bundesamt, Gesundheitswesen, Fachserie 12, Reihe S.2, 1970-1997, Wiesbaden 2000, S. 96f und 102f (eigene Berechnung).

75  Ebenda, S. 135.

76  Statistisches Bundesamt, Gesundheitswesen, Fachserie 12, Reihe 6.3, 1998, Wiesbaden 2000, S. 9.

77  Statistisches Bundesamt, Gesundheitswesen, Fachserie 12, Reihe 6.2, Diagnosedaten der Krankenhauspatienten 1997, Wiesbaden 1999, S. 9.

33 Prozent.[78] Vor dem Hintergrund der demographischen Entwicklung ist damit zu rechnen, dass die älteren Jahrgänge in den Krankenhäusern auch weiterhin zunehmen werden. Die vom Kassenarzt ins Krankenhaus eingewiesenen Kranken sind in der Regel schwer und chronisch krank. Über die Hälfte aller Sterbefälle ereignet sich im Krankenhaus. Aber auch die Geburten haben sich fast ausnahmslos dorthin verlagert (99 Prozent).

Als medizinische Institution befindet sich das Krankenhaus am Ende der „Patientenkarriere". Bei einer Überbetonung der stationären Versorgung in einem Gesundheitssystem wird deshalb die hier betriebene Medizin als *„Endpunktmedizin"* bezeichnet. Zusätzlich ist die Medizin im Krankenhaus stark technik-orientiert. Handelt es sich doch um den Ort, an dem die medizinische Technik zur Versorgung am intensivsten benötigt wird. Zudem verfügt das Krankenhaus als medizinische Großinstitution über größere Finanzmittel, um in Verbindung mit staatlicher Beteiligung eine medizisch-technische Hochleistungsmedizin anbieten zu können.

## 5.3 Arzneimittelversorgung

Die Arznei gilt traditionell als wichtiges Heilmittel in der Hand des Arztes. Heute wird ein großer Teil der Arzneimittel von multinationalen chemisch-pharmazeutischen Konzernen hergestellt. Die pharmazeutische Industrie ist ein privater Wirtschaftszweig mit hohem Konzentrationsgrad. Daneben existieren aber auch zahlreiche Mittel- und Kleinbetriebe. Insgesamt gab es 1999 in Deutschland ca. 1100 Arzneimittelhersteller. Ihre Produkte werden wie Verbrauchsgüter gehandelt. Da der Verbraucher die Wirkung von Arzneimitteln nicht überblicken kann, bedarf der Arzneimittelverkehr besonderer Regelungen und Sicherheitsvorkehrungen. Bei den Arzneimitteln wird deshalb zwischen rezeptpflichtigen und nicht-rezeptpflichtigen unterschieden. Letztere können ohne ärztliche Verordnungen in Apotheken gekauft werden. Nur die von Kassenärzten verordneten Medikamente werden von den Krankenkassen bezahlt. Die Versorgung mit Arzneimitteln ist eine Sachleistung der gesetzlichen Krankenversicherung. Ein Dispensierrecht für Ärzte (Abgabe von Arzneimitteln) gibt es im Gegensatz zu Frankreich, Irland, den Niederlanden, Großbritannien und der Schweiz in Deutschland nicht.

Konkret stellt sich die Situation wie folgt dar: Nach Erhalt eines ärztlichen Rezepts wenden sich die versicherten Kranken an eine Apotheke. Gegen Vorlage des Rezepts und gegen Entrichtung der gegebenenfalls erfor-

---

[78] Ebenda, S. 11 (eigene Berechnung).

derlichen Zuzahlung[79] erhält er das entsprechende Arzneimittel. Der Apotheker sammelt die Rezepte und leitet sie entweder direkt an die jeweilige Krankenkasse weiter oder beauftragt damit ein Apothekenrechenzentrum. Die Krankenkassen erstatten dem Apotheker oder dem Rechenzentrum die abgerechneten Leistungen. Dieser wiederum bezahlt seine Lieferanten. Die Apotheken kaufen ihre Präparate nicht direkt vom Hersteller, sondern vom pharmazeutischen Großhandel. Dieser ist hoch konzentriert: Allein die fünf größten Unternehmen - Phoenix, Gehe, Anzag, Sanacorp und Noveda - kontrollierten zusammen 1996 etwa 85 Prozent des Marktes. Der Pharmagroßhandel kauft die Arzneimittel auf eigene Rechnung bei den Herstellern und übernimmt die Kommissionierung sowie die Verteilung an die einzelnen Apotheken. Er erhebt auf die Herstellerabgabepreise in acht Stufen einen preisdegressiven Zuschlag zwischen 12 und 21 Prozent, während der Apotheker auf den daraus resultierenden Apothekeneinkaufspreis in sieben Stufen zwischen 30 und 68 Prozent aufschlägt.[80] Um bundesweit einheitliche Abgabepreise für ärztlich verordnete Medikamente in den Apotheken zu gewährleisten, werden die jeweiligen Zuschläge durch die Arzneimittelpreisverordnung (§2 und §3) geregelt.

Die gesetzliche Krankenversicherung gab 1994 für Arzneimittel 12,8 Prozent ihrer Gesamtausgaben aus (früheres Bundesgebiet).[81] Davon beruhen 34 bis 48 Prozent auf den erwähnten Zuschlägen des Pharmagroßhandels und der Apotheken. Hinzu kommen die Steuern. Die Herstellerkosten am Endabgabepreis eines Arzneimittels in Deutschland betragen knapp 50 Prozent. Der Vertriebs- und Abgabeteil in den USA, die keine staatlich festgelegten Groß- und Einzelhandelsmargen kennen, beträgt lediglich 20 bis 25 Prozent (Rationalisierungsreserven).[82]

Zwischen Krankenkassen und pharmazeutischer Industrie besteht also kein Vertragsverhältnis. Die Kassen als Bezahler der Arzneimittel haben weder Einfluß auf ihre Preise noch auf die Mengen. Anders als in fast allen westeuropäischen Ländern unterliegen die Herstellerpreise in Deutschland auch keiner staatlichen Kontrolle. Die Arzneimittelpreise in Deutschland lagen 1994 knapp über dem EU-Durchschnitt.

Im Gesundheits-Reformgesetz (1988) wurde die Einführung von *Festbeträgen* für Arzneimittel beschlossen. Festbeträge bezeichnen die Grenze, bis zu der die Krankenkasse den Preis der verschriebenen Medikamente

---

79  § 31 Abs. 3 SGB V.
80  A.B. Neuffer, Managed Care, Umsetzbarkeit des Konzepts im deutschen Gesundheitssystem, Bayreuth 1997, S. 87.
81  Der Bundesminister für Gesundheit, Daten des Gesundheitswesens 1995, S. 303.
82  D. Schleert, Alternativen in der Arzneimitteldistribution, in: Arbeit und Sozialpolitik, H.1/2, 1995, S. 42.

übernimmt. Die Preissetzung selbst bleibt nach wie vor in der Hand der Hersteller. Da der Preis, der oberhalb der festgelegten Grenze liegt, durch private Zuzahlungen der Kassenpatienten zu tragen ist, besteht ein Anreiz, die über dem Festbetrag liegenden Preise zu senken. Es werden Festbetragslisten für wirkstoffgleiche Arzneimittel, für Arzneimittel mit pharmakologisch-therapeutisch vergleichbaren Wirkstoffen und für solche mit vergleichbaren Wirkprinzipien erstellt. Nachdem in den ersten drei Jahren die Umsetzung der Festbetragsregelung hinter den Erwartungen zurückblieb und sich vor allem auf die Gruppe der identischen Arzneimittel konzentrierte, erhielt sie durch das Gesundheitsstrukturgesetz einen neuen Schub. 1997 war ein Volumen von 18,6 Mrd. DM durch Festbeträge geregelt. Bezogen auf den Gesamtmarkt der GKV für Arzneimittel entspricht das rund 60 Prozent des Umsatzes und 63,4 Prozent der Verordnungen.[83] Die dominierende Gruppe ist nach wie vor die mit denselben Wirkstoffen. Die durch Festbeträge entstandenen finanziellen Einbußen der Hersteller konnten über Preissteigerungen für festbetragsfreie Medikamente weitgehend kompensiert werden.

Die Arzneimittelversorgung ist seit Bestehen der Bundesrepublik mit einer - zunächst allerdings sehr geringen - *zusätzlichen Kostenbeteiligung* der Versicherten verbunden. Sie äußerte sich in Form von Rezeptgebühr, prozentualen Beteiligungen, Gebühren je Verordnung oder Zuzahlung absoluter Beträge.[84] Hinzu kommt die wachsende *Selbstmedikation* der Versicherten. Es wird davon ausgegangen, dass knapp ein Fünftel des gesamten Arzneimittelumsatzes auf die Selbstmedikation entfällt.[85] Von 1993 bis 1996 sind die Ausgaben für Selbstmedikation pro Kopf der Bevölkerung von 92 auf 106 DM angestiegen.[86] Zuzahlungen und Selbstmedikation verlagern die Arzneimittelkosten auf die Privathaushalte und werden damit aus dem Solidaritätsprinzip ausgeklammert.

Wie die Preise, so unterliegen auch die Menge und die Qualität bzw. therapeutische Wirksamkeit der Medikamente nicht ausreichender Kontrolle. Welche Arzneimittel entwickelt und auf den Markt gebracht werden, bestimmt sich in erster Linie durch das Profitkalkül der Hersteller. Allerdings bedarf die Produktion von Pharmaka einer landesbehördlichen Herstel-

---

83 W. Kaesbach, Arzneimittel - Festbeträge am Wendepunkt, in: Arbeit und Sozialpolitik, H. 1/2, 1997, S. 21; Sozialbericht 1997, S. 68: Danach wird das Einsparvolumen auf 3,1 Mrd. DM jährlich geschätzt.

84 H.-U. Deppe, Krankheit ist ohne Politik nicht heilbar, Frankfurt a.M. 1987, S. 104; Abs.3 §31 SGB V.

85 SVRiKA, Jahresgutachen 1987, S. 82; nach den OECD Gesundheitsdaten 98 liegt der Anteil für Selbstmedikation an den Ausgaben für Arzneimittel 1993-1995 konstant bei 19,2 Prozent.

86 OECD-Gesundheitsdaten 98.

lungserlaubnis, und der Marktzutritt einzelner Mittel setzt die amtliche Registrierung und Zulassung voraus. Die Zulassungskontrolle, die die Sicherheit der Arzneimittel garantieren soll, beruht auf dem *Arzneimittelgesetz*. Zuständig für die Kontrolle ist das auf Zulassungsantrag der Hersteller hin tätig werdende Bundesgesundheitsamt. Voraussetzung für die *Zulassung* ist der vom Hersteller zu erbringende Wirksamkeitsnachweis. Da die amtliche Zulassung eines Arzneimittels lediglich die arzneimittelrechtliche Unbedenklichkeit und prinzipielle Wirksamkeit bestätigt, wird davon ausgegangen, dass ein großer Teil der Medikamente von „umstrittener Wirksamkeit" bzw. zweifelhaftem therapeutischen Nutzen ist. Dazu werden insbesondere Kombinationspräparate, sowie Arzneimittel aus den Gruppen der durchblutungsfördernden Mittel, Expektorantien, Mund- und Rachentherapeutika, Rheuma- und Venenmittel gezählt.[87] Im Kontext der Kostendämpfung im Gesundheitswesen wird hier ein erhebliches Sparpotenzial gesehen. Die Zahl der insgesamt registrierten und zugelassenen Präparate lag 1990 bei etwa 145.000. Die Nachfrage konzentrierte sich indessen lediglich auf ca. 2.000 Arzneimittel, die rund 90 Prozent der gesamten Arzneimittelausgaben der gesetzlichen Krankenversicherung verursachen.[88] Die Mängel der Arzneimittelsicherheit werden insbesondere dann deutlich, wenn eingeführte Präparate vom Bundesgesundheitsamt vom Markt genommen werden müssen.

Die Menge der verkauften Medikamente wird in erster Linie durch das Verordnungsverhalten der Ärzte bestimmt, für die grundsätzlich das Prinzip der Therapie- und Verordnungsfreiheit gilt. Die verschreibenden Ärzte sind nur eingeschränkt in der Lage, Qualitätskontrolle auszuüben und sich einen Überblick über Wirksamkeit und therapeutischen Fortschritt zu verschaffen. Die große Zahl der zugelassenen Medikamente macht es ihnen darüber hinaus schwer, hinreichende Kenntnisse über die verschiedenen Präparate zu gewinnen. Bei der Menge der verordneten Arzneimittel sollen die kassenärztlichen Vereinigungen eine kontrollierende Funktion haben.

Die hohe Zahl der Verordnungen von Arzneimitteln ist Resultat eines Interessengeflechts zwischen der verschreibenden Ärzteschaft und der Pharmaindustrie. Die Arzneiverordnung ist ein einfaches Mittel therapeutischen Handelns, das geringen Zeitaufwand erfordert, eine 5-Minuten-Medizin ermöglicht und damit den Durchlauf der Patienten in der Praxis erhöhen kann. Diesem ökonomischen Interesse der Ärzteschaft entsprechen auf der anderen Seite die Erwartungen der Patienten, dass nämlich Beschwerden möglichst schnell durch Medikamente gelindert oder beseitigt werden können. Überdies liegen hohe Verordnungszahlen auch im Interes-

---

87  Der Bundesminister für Gesundheit, Daten des Gesundheitswesens 1995, S. 187.
88  Deutscher Bundestag, Drucksache 11/6380, Bonn 12. Februar 1990, S. 242, 259.

se der Pharmaindustrie, die bestrebt ist, das Angebot zu vergrößern und durch Ausweitung der Anwendungszwecke neue Märkte zu erschließen. Insgesamt gilt für das deutsche System der Arzneimittelversorgung nach wie vor: „Die Preisbildung unterliegt unzureichender Regulierung, es herrscht zu wenig Transparenz und das Verordnungsverhalten der Ärzte ist durch das Verschreiben zu vieler, zu wenig wirksamer und zu teurer Präparate gekennzeichnet."[89]

Mit dem am 1. Januar 1993 in Kraft getretenen Gesundheitsstrukturgesetz wurden die Arzneimittelausgaben der gesetzlichen Krankenversicherung budgetiert. Seit 1994 vereinbaren die Landesverbände der Krankenkassen mit den jeweiligen kassenärztlichen Vereinigungen jährlich ein Budget als Obergrenze für die von den Vertragsärzten veranlassten Arzneimittelausgaben. Übersteigen die Ausgaben das vereinbarte Budget, so haben die kassenärztlichen Vereinigungen sicherzustellen, dass durch geeignete Maßnahmen der übersteigende Betrag gegenüber den Krankenkassen ausgeglichen wird. Erfolgt dieser Ausgleich nicht, so verringert sich die Gesamtvergütung der Kassenärzte um den entsprechenden Betrag.[90] Trotz dieser Regelung hatte der Arzneimittelumsatz des Jahres 1995 fast wieder das hohe Niveau von 1992 erreicht. Nach einer kurzen Konsolidierungsphase von zwei Jahren waren die Einsparungen des Gesundheitsstrukturgesetzes vollständig aufgezehrt. Der Kostenschub des Jahres 1995 war vorwiegend ein Verordnungsboom. Daraus resultierten in den letzten Jahren erhebliche Konflikte.[91] Mit dem Vorschaltgesetz (1998) der rot-grünen Bundesregierung wurden die Budgetüberschreitungen der vorangegangenen Jahre den Kassenärzten erlassen.

## 5.4 Häusliche und stationäre Pflege

Hintergrund für die Einführung der sozialen Pflegeversicherung war die demographische Veränderung mit einer Zunahme der Alten - insbesondere der Hochbetagten. Ihre Betreuung fand traditionell in der Familie statt, wurde aber mit der Veränderung der Familienstruktur zunehmend prekär. Symptome dafür sind die deutliche Zunahme der Single-Haushalte, hohe Scheidungsraten sowie die steigende Erwerbstätigkeit der Frauen. Resultat davon war und ist, dass solche Personen in Krankenhäuser eingewiesen

---

[89] J. Alber, Das Gesundheitswesen der Bundesrepublik Deutschland, Frankfurt a.M. 1992, S. 141.

[90] §84 SGB V.

[91] Zur Entwicklung des Arzneimittelbudgets vgl. U. Schwabe, D. Paffrath (Hrsg.), Arzneimittel-Report '96, Stuttgart 1996, S. 1, 512-535.

werden oder hier länger als medizinisch notwendig bleiben. 1994 wurde das Pflegeversicherungsgesetz[92] beschlossen und trat am 1. Januar 1995 in Kraft - zunächst für die häusliche Pflege und ab dem 1. Juli 1996 auch für die stationäre Pflege. Die gesetzliche Pflegeversicherung umfasst annähernd die gesamte Bevölkerung und zwar nach dem Grundsatz „die Pflegeversicherung folgt der Krankenversicherung". Danach gibt es nebeneinander die soziale und die private Pflegeversicherung. Beide sind selbständiger Teil der gesetzlichen Pflegeversicherung. Und beide sind Pflichtversicherungen.[93] Die Träger der sozialen Pflegeversicherung sind die Pflegekassen. Ihre Aufgaben werden von den Krankenkassen wahrgenommen. Die Träger der privaten Pflegeversicherung sind die privaten Krankenversicherungsunternehmen. Die Pflegeversicherung wird auch als die „fünfte Säule" der deutschen Sozialversicherung bezeichnet. Sie soll das Lebensrisiko Pflegebedürftigkeit absichern. Als pflegebedürftig werden Personen bezeichnet, „die wegen einer körperlichen, geistigen oder seelischen Krankheit oder Behinderung für die gewöhnlichen und regelmäßig wiederkehrenden Verrichtungen im Ablauf des täglichen Lebens auf Dauer, voraussichtlich für mindestens sechs Monate, in erheblichem oder höherem Maße der Hilfe bedürfen."[94] Die Versicherten können selbst zwischen Sach- und Geldleistungen wählen. Aus unterschiedlichen Motiven bevorzugt die Mehrzahl der Berechtigten Geldleistungen. Die Pflegeversicherung hat zu gewährleisten, dass ärztliche Behandlung, Behandlungspflege, rehabilitative Maßnahmen, Grundpflege und hauswirtschaftliche Versorgung nahtlos und störungsfrei ineinandergreifen.[95] Die Ausgaben der Pflegeversicherung werden durch Beiträge paritätisch von Versicherten und Arbeitgebern finanziert. Zur Kompensation der Arbeitgeberkosten wurde mit der Einführung der Pflegeversicherung in allen Bundesländern mit Ausnahme von Sachsen ein gesetzlicher Feiertag gestrichen. Finanzpolitisch entlastet die Pflegeversicherung vorwiegend die Kommunen, da diese für die pflegebedingte Sozialhilfe zuständig sind. Im Jahr 1997 betrug die Entlastung zwi-

---

92  Siehe hierzu ausführlich Teil B, Kap. 4; G. Bornkamp-Baake, Die Pflegeversicherung, Hamburg 1998.

93  Bundesministerium für Arbeit und Sozialordnung, Übersicht über das Sozialrecht, Bonn 1997, S. 357-421, besonders S. 359.

94  §14 SGB XI; K. Wingenfeld, Maßstäbe zur Bemessung von Pflegebedürftigkeit nach dem Pflegeversicherungsgesetz, in: Jb. f. Krit. Medizin, Nr. 29, Hamburg 1998, S. 95-111.

95  §12 SGB XI.

schen 10 und 11 Mrd. DM.[96] Die Zahl der Pflegebedürftigen in Deutschland wurde 1997 auf 1,6 Millionen geschätzt.[97]

## 5.5 Öffentlicher Gesundheitsdienst (ÖGD)[98]

Der öffentliche Gesundheitsdienst hat keine unmittelbare Beziehung zur gesetzlichen Krankenversicherung. Unter dieser Bezeichnung werden die Gesundheitsbehörden des Bundes (Bundesgesundheitsamt), der Länder, der Bezirksregierungen sowie die kommunalen Gesundheitsämter zusammengefasst. Sein Schwerpunkt liegt im Bereich der Länder und Kommunen. Aufgrund der föderalen Struktur der Bundesrepublik hat eine unterschiedliche Entwicklung stattgefunden. Zu den wichtigsten medizinischen Aufgaben zählen Schutzimpfungen, Vorsorgeuntersuchungen und gesundheitliche Aufklärung. Diese wurden mit der zunehmenden Individualisierung und Privatisierung der Krankenversorgung weitgehend den niedergelassenen Ärzten übertragen, was zu einer systematischen Austrocknung des ÖGD führte. Verblieben sind den Gesundheitsämtern allgemeine Aufgaben (Beratungs-, Planungs- und Überwachungsfunktionen, gesundheitliche Aufklärung), die Gesundheitsaufsicht (Registrierung der Heilberufe, Überwachung der Einrichtungen des Gesundheitswesens, Mitwirkung bei der Planung), hygienische Aufgaben (Seuchenhygiene, Umwelthygiene, Lebensmittelhygiene, Mitwirkung bei der Gewerbeaufsicht und im Strahlenschutz), sozialhygienische Aufgaben (Familiengesundheitshilfe, Beratung in Fragen der Vererbung und Familienplanung, Schulgesundheitspflege und Jugendzahnpflege, Gesundheitshilfe für Behinderte, alte Menschen und Rauschmittelsüchtige) sowie das Gutachterwesen (ärztliche und zahnärztliche Untersuchungen und Begutachtungen). Erst seit Anfang der 80er Jahre haben insbesondere die Gesundheitsämter der Kommunen wieder größere Bedeutung erlangt. Das geht einher mit der gewachsenen gesellschaftlichen Anerkennung, dass gesundheitsschädigende Umweltbelastungen präventive gesundheitspolitische Maßnahmen erfordern. Hinzu kam die Ausbreitung der Drogenabhängigkeit und neuer Krankheiten wie AIDS. Parallel dazu wurde damit begonnen, die vernachlässigte Gesundheitsberichterstattung neu aufzubauen und zu einem Instrument der örtlichen Gesundheitspolitik zu entwickeln. Auch der jahrzehntelange Personalmangel - insbesondere an

---

[96] Sozialbericht 1997, Deutscher Bundestag, Drucksache 13/10142 vom 17. März 1998, S. 76f.

[97] Bundesministerium für Arbeit und Sozialordnung, Übersicht über das Sozialrecht, Bonn 1997, S. 358.

[98] Vgl. hierzu: N. Schmacke, Schritte in die Öffentlichkeit, Die Wiederentdeckung der kommunalen Gesundheitsämter, Düsseldorf 1993.

qualifiziertem ärztlichen Personal - konnte seit Ende der 70er Jahre verringert werden. Lediglich ein Prozent aller Beschäftigten im Gesundheitswesen arbeitet im ÖGD.

## 5.6 Prävention und Kuration

Die Gliederung eines Gesundheitssystems nach den Gesichtspunkten von Prävention und Kuration bestimmen wesentlich dessen Charakter.[99] Welcher Stellenwert dabei der Förderung von Gesundheit und / oder der Bewältigung von Krankheit in einer Gesellschaft beigemessen wird, ist von besonderer Bedeutung. In den meisten Gesundheitssystemen dominiert die kurative Dimension. Ihre Kombination mit einem hohen technologischen Niveau führt insbesondere in den Industrienationen zur „Endpunktmedizin", eine medizinische Intervention, die gegen Ende des Krankheitsverlaufs am aufwändigsten ist. Der kurativen Orientierung der deutschen Medizin entpricht auf der Ebene der Finanzierung der kompensatorische Charakter der Krankenkassen sowie der Tatbestand, dass lediglich zwei Prozent aller Gesundheitsausgaben für präventive und betreuende Maßnahmen ausgegeben werden. Mit der Ausweitung der chronisch-degenerativen Erkrankungen, die inzwischen zur größten Gruppe im Krankheitsspektrum geworden und die unter dem Gesichtspunkt von Heilung gegenüber medizinischen Verfahren ausgesprochen resistent sind, hat sich seit Ende der 80er Jahre der gesundheitspolitische Blick verstärkt auf die primäre Prävention und die Gesundheitsförderung gerichtet. Darunter ist soziale und ökologische *Risikoreduktion* zu verstehen. Arbeitswelt, Umwelt und soziale Lage sind traditionell – wie die Geschichte der sozialen Medizin bestätigt – die wichtigsten Felder der gesellschaftlichen Verursachung von Krankheit. Hinzu kommen die Auswirkungen sozialer Milieus, von Lebensstilen und Verhaltensweisen bezüglich der Ernährung, Bewegung sowie des Konsums von Tabak und Alkohol. Es wird deshalb auch zwischen *Verhältnis- und Verhaltensprävention*[100] unterschieden. Politische Anstrengungen zur Verhaltensprävention erbringen um so bessere Ergebnisse, je mehr es gelingt, die angestrebten Verhaltensänderungen in die Lebenslage und Lebensverhältnisse einzupassen. Die Entwicklung der Prävention zeigt, dass die bedeutendsten Erfolge durch soziale Bewegungen induziert wurden.

---

[99] R. Rosenbrock, H. Kühn, B. M. Köhler (Hrsg.), Präventionspolitik, Gesellschaftliche Strategien der Gesundheitssicherung, Berlin 1994; F. W. Schwartz u.a. (Hrsg.), Das Public Health Buch, München 1998, S. 141-171.

[100] H.-H. Abholz, Möglichkeiten und Vernachlässigung von Prävention, in: H.-U. Deppe (Hrsg.), Vernachlässigte Gesundheit, Köln 1980, S. 284.

Anstöße zur Gesundheitsförderung und primären Prävention gab es vor allem von der Weltgesundheitsorganisation seit ihrer Deklaration von Alma Ata (1978) und der Gesundheitsbewegung, die mit ihrer Kritik an der Hegemonie der kurativen Medizin nicht ohne Erfolg geblieben sind. Ein wichtiger Schritt in diese Richtung war die Aufnahme der „Gesundheitsförderung" und „Prävention" als Aufgabe der gesetzlichen Krankenversicherung in das Gesundheits-Reformgesetz (1988). Im Zuge der Kostendämpfungsmaßnahmen Mitte der 90er Jahre wurden die Gesundheitsförderung und primäre Prävention allerdings wieder aus der paritätischen Kassenfinanzierung herausgenommen (Beitragsentlastungsgesetz 1996). Diese Maßnahme wurde nach dem Regierungswechsel 1998 rückgängig gemacht und erweitert (GKV-Gesundheitsreformgesetz 2000).

## 6    Eigentumsstruktur: Wer besitzt?

Von besonderer Bedeutung für die Strukturanalyse eines Gesundheitssystems ist die Eigentumsstruktur der hier bestehenden Institutionen. Die unterschiedlichen Formen des Eigentums prägen nämlich die unterschiedlichen Interessen, die die Gestaltung und Regulierung eines Gesundheitswesens bestimmen. In Deutschland existieren auf der Seite der Hersteller und Erbringer von medizinischen Leistungen (Angebot) nebeneinander unterschiedliche *Eigentumsformen: öffentliche, private und gemischte.* Der ÖGD wird ausschließlich staatlich betrieben. In der stationären Versorgung dominiert das öffentliche Eigentum. Es gibt kein privates Kreiskrankenhaus. Die Mehrzahl der Krankenhausbetten ist im Besitz von Ländern und Kommunen. Darüber hinaus wird ein großer Teil von gemeinnützigen Verbänden (Kirchen, Wohltätigkeitsverbände, Rotes Kreuz etc.) kostendeckend betrieben und nur ein geringer Teil ist privat - letzteres insbesondere in kleinen Krankenhäusern mit spezialisierten Leistungen. Die Krankenhausbedarfsplanung wird auf Länderebene staatlich reguliert. Da Krankenhäuser häufig finanzielle Zuschüsse seitens der Kommunen erfordern, finden seit deren Finanzkrise Überlegungen statt, wie Krankenhäuser in Kapitalgesellschaften (GmbH) umgewandelt werden können. Im Gegensatz zur stationären Versorgung ist die Herstellung von Arzneimitteln und medizinischer Technologie rein privatwirtschaftlich organisiert. In der Arzneimittel- und medizinischen Geräteindustrie liegt neben kleinerem hochkonzentriertes Privateigentum vor. Es wird nach dem Prinzip der Kapitalverwertung produziert. Und schließlich lässt sich die Eigentumsform in der ambulanten medizinischen Versorgung, der Kassenarztpraxis, als berufsständisch-privates Eigentum[101] bezeichnen. Hier wird einerseits von Selbständigen privates Kapital zum Zwecke seiner Vermehrung investiert. Andererseits unterliegt dieser Kapitaleinsatz berufsständischen und staatlichen Kontrollen. Typisch für diese Mischposition ist folgende Formulierung in der Bundesärzteordnung: „Der ärztliche Beruf ist kein Gewerbe"(§1). In der ambulanten ärztlichen Versorgung finden Differenzierungsprozesse statt. So bilden sich Großpraxen insbesondere in technischen Facharztsparten heraus. Außerdem nimmt die Anzahl der Gruppenpraxen zu. Wir haben es also auf der Seite des Leistungsangebots sowohl mit gewinnorientierten als auch mit gemeinschaftsorientierten Anbietern zu tun.

Mit diesen unterschiedlichen Eigentumsformen an den Arbeitsmitteln zur Erstellung medizinischer Leistungen verbinden sich unterschiedliche *Interessen,* die zu vielfältigen Konflikten bishin zu Reformblockaden führen und die Strukturen der Krankenversorgung nicht unerheblich prägen (z.B. Trennung zwischen ambulanter und stationärer Versorgung, Arzneimittelangebot). Ob nämlich ein Gesundheitssystem stärker privat oder öffentlich organisiert ist, wird wesentlich von der Stärke und Durchsetzungsfähigkeit dieser Interessen bestimmt. Dabei finden Privatisierungen vor allem in jenen Bereichen statt, in denen wirtschaftliche Gewinne zu erwarten sind, während finanziell aufwendige, aber medizinisch notwendige Leistungen dem Staat belassen oder übertragen und aus Steuermitteln bezahlt werden („Rosinenpicken").

Die privat geprägte Angebotsstruktur des deutschen Gesundheitssystems ist eine Grundlage für den hohen Grad an Autonomie der Leistungsanbieter. Menge, Preis und Qualität der Leistungen liegen nicht unerheblich in ihrem Gestaltungsspielraum. Dabei lassen sich die privaten Anbieter zunächst von ihrem ökonomischen Interesse nach Gewinn- bzw. Einkommenserzielung, Umsatzausweitung oder Marktbeherrschung leiten und erst dann vom Interesse an einer gesamtwirtschaftlich effizienten und sozial gerechten Gesundheitsversorgung.

Insgesamt liegt dem *deutschen Gesundheitssystem eine Mischung von privaten und öffentlichen Eigentumsformen* zugrunde. Auf der Seite des medizinischen Leistungsangebots dominiert mit Ausnahme des Krankenhaussektors der private Charakter. Gleichwohl findet öffentliche Kontrolle durch regulierende staatliche Eingriffe statt.

---

[101] H.-U. Deppe, Zur Soziologie des niedergelassenen Arztes, in: Argumente für eine soziale Medizin VII, Argument-Sonderbände, AS 12, Berlin 1976, S. 71-87.

# 7 Regulierungsstruktur: Wer entscheidet?

## 7.1 Regulierungsprinzipien: Politik, Ökonomie und Verhandlung – Staat, Markt, verbandliche Selbstverwaltung

Grundsätzlich werden in modernen Gesellschaften strukturelle Entscheidungen durch die Politik oder die Ökonomie gefällt. Da sich beide nicht voneinander trennen lassen, geht es in konkreten Situationen und historischen Perioden sowie unterschiedlichen Gesellschaftssystemen um die Frage der Hegemonie oder Dominanz der Politik über die Ökonomie oder der Ökonomie über die Politik. Während Politik - insbesondere in demokratisch verfassten Staaten - die Ordnung und Gestaltung des Gemeinwesens bewusst und souverän anstrebt, folgt die Ökonomie, in dem Maße wie sie vom Staat unabhängig ist, eigenen Gesetzmäßigkeiten, die sich in Marktwirtschaften bewusst oder unbewusst durchsetzen. Schon *Adam Smith* sprach von den „invisible hands of the market". Beide Dimensionen, Politik und Ökonomie, können sowohl gestaltende als auch zerstörerische Kräfte entfalten. Politik kann soziale Konflikte provozieren oder verhindern. Ein entfesselter Markt und ein unkontrollierter Wettbewerb beinhalten ein „beträchtliches Selbstzerstörungspotenzial"[102]. Es bedarf deshalb einer politischen Regulierung. Wie diese Regulierung aussieht, welchen Gesetzmäßigkeiten sie folgt, lässt sich keineswegs aus Naturgesetzen oder so genannten Sachzwängen ableiten, sondern vermittelt sich in einer modernen Gesellschaft stets durch die demokratischen Kräfteverhältnisse.

Der Staat kann Eigentümer medizinischer Versorgungseinrichtungen sein und damit deren Ausrichtung, Ausstattung und Verteilung bestimmen. Da die Krankenversorgung einen hohen gesellschaftlichen Stellenwert hat, greift der Staat auch ein, wenn er nicht Eigentümer der entsprechenden Institutionen ist. Er kann auf sein Eigentumsrecht verzichten und als „aktivierender Staat" mit marktanalogen Anreizen die Krankenversorgung – oder Teile derselben – regulieren. Der Staat ist in allen Ländern - wenn auch mit unterschiedlicher Intensität – an der Gestaltung des Gesundheitswesens beteiligt. Der Staat kann Markt und Preis als Regulationsinstrumente durch demokratisch legitimierte Hierarchien, Anweisungen und Auflagen ersetzen. Nur der Staat ist in der Lage, soziale Gerechtigkeit, sofern dieses Ziel angestrebt wird, und „sozialen Frieden" zu gewährleisten. Seine Macht lässt sich aber auch zur Unterstützung hegemonialer privater Wirtschafts-

---

102 SVRiKAG, Sachstandsbericht 1994, Gesundheitsversorgung und Krankenversicherung 2000, Baden-Baden 1994, S. 208.

interessen einsetzen. Sie trägt dann nicht selten zur Polarisierung in einer Gesellschaft bei. Seine Bürokratie kann die ihr vorgegebenen Aufgaben uneigennützig, kostengünstig und systemkonform lösen. Sie kann aber auch „sklerosieren", sich verselbständigen, reale gesellschaftliche Bedürfnisse ignorieren oder gar vorgesehene politische Ziele blockieren. Wichtig ist deshalb eine bürgernahe gesellschaftliche Kontrolle.

Im deutschen Sozialstaat haben sich korporatistische Institutionen mit Gemeinwohlbindung herausgebildet. In ihnen werden gleiche und unterschiedliche private Interessengruppen und Zwangsverbände unter Staatsaufsicht zusammengeführt. Diese sind verpflichtet, ihre divergierenden Interessen durch kompromissorientierte Verhandlungen selbst zu regeln und in verbindlichen Kollektivverträgen zu fixieren (Selbststeuerung). Dazu genießen die Institutionen eine begrenzte eigene Entscheidungsbefugnis. Sind die Unterschiede so groß, dass es nicht zu einer Einigung kommt, so tritt in der Regel eine staatliche Zwangsschlichtung ein. Im deutschen Gesundheitssystem hat sich diese korporatistische Institutionalisierung in den unterschiedlichen Formen seiner Selbstverwaltung niedergeschlagen. Darin wird eine Alternative zur Steuerung durch den Staat oder durch den Markt gesehen. Das Modell setzt auf die Existenz von handlungsfähigen verbandlichen Akteuren auf der Angebots- und Nachfrageseite (Selbstregulierung), die ihre Interessen miteinander aushandeln (Verbandsverhandlungen) und unter staatlicher Aufsicht gemeinwohlbezogene Aspekte berücksichtigen sollen (gemeinsame Selbstverwaltung).

Das Tableau der am gesundheitspolitischen Steuerungsprozess beteiligten Akteure im deutschen Gesundheitswesen umfasst neben dem Staat (Bund, Länder, Gemeinden), die Sozialparteien, die Krankenkassen und Kassenverbände sowie die Leistungserbringer in unterschiedlicher verbandlicher Form.

## 7.2  Staat

Die Marktwirtschaft sorgt neben der Versorgung mit Gütern auch für eine Vielzahl sozialer Risiken und Problemlagen, die vom Markt selbst nicht reguliert werden können. Die unkontrollierte wirtschaftliche Konkurrenz führte historisch zur Herausbildung sozialer Schutzprinzipien. Als *Sozialstaat*[103] - oder auch Wohlfahrtsstaat - wird die Gesamtheit der staatlichen

---

[103] C. Böhret, W. Jann, E. Kronenwett, Innenpolitik und politische Theorie, 3. Aufl., Opladen 1988, S. 85-87, 245-256; F. Nullmeier, Sozialstaat, in: U. Andersen, W. Woyke (Hrsg.), Handwörterbuch des politischen Systems der Bundesrepublik Deutschland, Opladen 1997, S. 508; F.-X. Kaufmann, Herausforderungen des Sozialstaates, Frankfurt a.M. 1997, besonders S. 21-33.

Einrichtungen, Steuerungsmaßnahmen und Normen bezeichnet, die den Lebensrisiken und gesellschaftlichen Folgewirkungen der kapitalistischen Marktwirtschaft entgegenwirken sollen, ohne deren private Grundlagen aufzuheben. Ökonomisch handelt es sich dabei um eine staatlich organisierte sekundäre Einkommensverteilung. Nach ihrem Grundgesetz ist die Bundesrepublik Deutschland ein demokratischer und sozialer Rechtsstaat (Art. 20 und 28). Das *Prinzip der Sozialstaatlichkeit* ist grundlegendes und verbindliches Staatsziel. Es ist als Regelungs- und Gestaltungsauftrag an den Gesetzgeber zu verstehen und hat auf den Ausgleich der sozialen Gegensätze hinzuwirken. Seine Aufgabe ist es, die sozialen Voraussetzungen für die Realisierung grundrechtlicher Freiheit zu schaffen. Das Sozialstaatsprinzip leitet sich aus der Volkssouveränität ab und ist darauf ausgerichtet, den Rechtsstaat zur Annäherung an das Ziel soziale Gerechtigkeit zu führen. Es ist also mit den Grundsätzen der Demokratie und des Rechtsstaates untrennbar verbunden.

Das *Sozialgesetzbuch* vom 11. Dezember 1975 hat das Sozialstaatsgebot des Grundgesetzes in seinem Artikel 1 aufgenommen und klar beschrieben:

„1. Das Recht des Sozialgesetzbuchs soll zur Verwirklichung sozialer Gerechtigkeit und sozialer Sicherheit Sozialleistungen einschließlich sozialer und erzieherischer Hilfen gestalten. Es soll dazu beitragen,
ein menschenwürdiges Dasein zu sichern,
gleiche Voraussetzungen für die freie Entfaltung der Persönlichkeit, insbesondere auch für junge Menschen, zu schaffen,
die Familie zu schützen und zu fördern,
den Erwerb des Lebensunterhalts durch eine frei gewählte Tätigkeit zu ermöglichen und besondere Belastungen des Lebens, auch durch Hilfe zur Selbsthilfe, abzuwenden oder auszugleichen.
2. Das Recht des Sozialgesetzbuchs soll auch dazu beitragen, daß die zur Erfüllung der in Absatz 1 genannten Aufgaben erforderlichen sozialen Dienste und Einrichtungen rechtzeitig und ausreichend zur Verfügung stehen."

Die weite Fassung des Sozialstaatsprinzips wird häufig als vage und unbestimmt beklagt. Gleichwohl bedeutet sie keineswegs nur eine gewisse Unbestimmtheit. Das Sozialstaatsgebot, als Ausdruck und Bestand der Demokratie, ist seinem Wesen nach entwicklungs- und zukunftsorientiert und weist als Staatszielbestimmung über den jeweiligen Bestand hinaus. Obwohl das Ziel soziale Gerechtigkeit immer nur in Näherungswerten erreicht werden kann, sind doch rechtlich verbindliche Verpflichtungen gesetzt, die sich einer beliebigen Auslegung entziehen. In Verbindung mit dem Leitmotiv des Grundgesetzes, der Menschenwürde (Art.1), ist darunter auch die gesundheitliche Betreuung auf dem jeweils erreichten Niveau des medizinischen Fortschritts zu fassen, da sie die menschliche Existenz in ihrem Kern berührt. Deshalb haben auch die Konvention über wirtschaftliche, soziale und kulturelle Rechte der Vereinten Nationen (Art. 12) und die

Europäische Sozialcharta (Art.11) das *Recht auf Gesundheit* fixiert. Es tritt ins Bewusstsein, sobald es in Frage gestellt wird.[104]

Im deutschen Gesundheitssystem lassen sich vier Ebenen staatlicher Intervention unterscheiden:

- Die hoheitliche Tätigkeit in Form rechtlicher Interventionen (Gesetze, Sozialgesetzbuch, Verordnungen etc.).
- Die Umverteilung mittels Transfer von Finanzmitteln (Sozialversicherungen).
- Die Bereitstellung öffentlicher Güter und Dienstleistungen, deren Preisgestaltung dem Marktgeschehen weitgehend entzogen ist (Öffentlicher Gesundheitsdienst, Krankenhäuser).
- Die Aktivierung durch Anreizsysteme.

Charakteristisch für die staatliche Regulierung des deutschen Gesundheitssystems ist, dass der Staat mit Ausnahme für Krankenhäuser und den Öffentlichen Gesundheitsdienst keine Finanzmittel zur Verfügung stellt. Als Instrument zur Regulierung bedient sich der Staat - mit langer Tradition - einer umfangreichen Gesetzgebung, die seit 1911 in der Reichsversicherungsordnung, ab 1976 im Sozialgesetzbuch und hier ab 1989 insbesondere in dessen Fünftem Buch zusammengefasst ist. Seit 1977 greift der Staat mit „Kostendämpfungsgesetzen" in die Finanzierung des Gesundheitssystems ein. Diesen lag zunächst das Konzept der „Globalsteuerung" mit den Vorstellungen einer „einnahmeorientierten Ausgabenpolitik" zugrunde, d.h. der Bindung der Ausgaben der gesetzlichen Krankenversicherung an die Entwicklung gesamtwirtschaftlicher Eckdaten. Von Anfang an waren damit auch Kostenverschiebungen, Privatisierungen und die Erhöhung der direkten Zuzahlungen von Patienten verbunden. 1988 wurde die „einnahmeorientierte Ausgabenpolitik" in Form der Beitragsatzstabilität mit dem Gesundheits-Reformgesetz (GRG) im Sozialgesetzbuch V verankert. Die Beitragssatzstabilität gilt als ökonomisches und medizinisches Orientierungsdatum im Sinne politischer Vorgaben. Adressaten dieser Zielvorstellung sind neben der Konzertierten Aktion vor allem die Krankenkassen und Leistungserbringer, die die geforderte Beitragsatzstabilität durch Vereinbarung von entsprechenden Richtlinien gewährleisten sollen. Die kurzfristig damit erreichten Einsparungen gingen fast ausschließlich in Form höherer Eigenbeteiligung zu Lasten der Patienten. Mit dem Gesundheitsstrukturgesetz (GSG) griff die Bundesregierung erneut in die Kostenentwicklung im Gesundheitswesen ein. Ihr Sparkonzept enthielt staatliche Ausgabenreglementierungen, u.a. eine Budgetierung für Kassenärzte,

---

[104] R. Meister, Das Sozialstaatsprinzip des Grundgesetzes, in: Blätter für deutsche und internationale Politik, H. 5, 1997, S. 608-619.

Kassenzahnärzte und Krankenhäuser, eine gesetzliche Begrenzung der Zahl der Kassenärzte, pauschalierte Kostenfestpreise im Krankenhaus, einen Preisstopp für Arzneimittel und eine noch höhere Eigenbeteiligung der Patienten. Hinzu kam die Einführung neoliberaler Elemente wie Wettbewerb (Krankenkassen) und marktwirtschaftliche Regelungen. Insgesamt intervenierte der Staat nicht nur global, sondern regelt auch direkt einzelne Teilbereiche wie z.b. die Aufgabenzuweisung für Gesundheitssicherung und Prävention, Arzneimittelzulassung, Leistungskatalog, Finanzierung und ärztliche Ausbildung.

Die Regulierungskompetenzen liegen indessen nicht alleine bei der Bundesregierung, sondern werden auch von den Ländern mitbestimmt. Darin spiegelt sich die föderale Struktur der Bundesrepublik Deutschland wider. Während der *Bund* für die gesetzliche Krankenversicherung zuständig ist, haben die *Länder* weitreichende Kompetenzen für den Krankenhaussektor oder die ärztliche Ausbildung. Über den Bundesrat nehmen die Länder auf die Gesundheitsgesetzgebung des Bundes Einfluss. So sind beispielsweise Gesetze, die den Krankenhaussektor oder die ärztliche Ausbildung betreffen, in der Länderkammer zustimmungspflichtig.

Darüber hinaus gibt es in Deutschland seit 1953 eine eigenständige Sozialgerichtsbarkeit. *Sozialgerichte* entscheiden über öffentlich-rechtliche Streitigkeiten in Angelegenheiten der Sozialversicherung. Sie umfassen die Kranken-, Unfall-, Renten-, Knappschafts- und Pflegeversicherung. Hinzu kommen Streitigkeiten, die aufgrund der Beziehungen zwischen Ärzten, Zahnärzten, Krankenhäusern und Krankenkassen sowie deren Verbänden (z.B. Kassenarztrecht) zu entscheiden sind.[105]

## 7.3   Markt und Wettbewerb[106]

Der Markt als Ort des Tausches von Waren, auf dem Angebot und Nachfrage preisregulierend wirken, ist seit der Frühgeschichte ein Teil der wirtschaftlichen Beziehungen, die die Menschen miteinander eingehen. Die Ausweitung der Warenmärkte und die Entstehung des Arbeitsmarktes werden gemeinsam mit dem Wettbewerb oder der wirtschaftlichen Konkurrenz zur konstitutiven Grundlage der Ökonomie in der bürgerlichen Gesellschaft, die auf privaten Eigentumsverhältnissen beruht. Marktwirtschaft und Erwerbsgesellschaft gehören also zusammen. Die Anreize, die Markt und Wettbewerb setzen, gründen auf dem Eigennutz, der Eigenverantwor-

---

[105] Bundesministerium für Arbeit und Sozialordnung (Hrsg.), Übersicht über das Sozialrecht, Bonn 1994, S. 723-733.
[106] Vgl. hierzu ausführlich: Teil D, Kap. 5 und 6.

tung, dem privaten Interesse, dem Vorteil des privat wirtschaftenden Individuums und dem damit verbundenen Profit. Markt und Wettbewerb per se wirken sozial selektiv und polarisierend. Sie richten sich nicht von sich aus auf gesamtwirtschaftliche Notwendigkeiten, die die Existenz eines Gemeinwesens erfordern. Ihre Gesetzmäßigkeiten sind aus sich heraus auch nicht in der Lage, soziale Gerechtigkeit herstellen zu können. Das kann nur der Staat mit seinen die Individuen übergreifenden Regulierungen, welche gegen die gesellschaftlichen Risiken der Marktwirtschaft sozial absichern. Darüber hinaus sind die Ergebnisse der treibenden marktwirtschaftlichen Kräfte auch keineswegs Resultat demokratischer Entscheidungen. Sie können diesen sogar erheblich widersprechen.

Weltweit gibt es aus diesen Gründen auch kein Gesundheitssystem, das reinen marktwirtschaftlichen Prinzipien folgt. Die deutsche Bundesregierung hielt im Kontext der Debatte um die Strukturreform im Gesundheitswesen Ende der 80er Jahre „reine Marktmodelle ... für unvertretbar, da sie die soziale Schutzfunktion der GKV aushöhlen. Der soziale Ausgleich zwischen Gesunden und Kranken, zwischen jungen und alten Menschen, Ledigen und Familien mit Kindern, Beziehern höherer und niedriger Einkommen ist elementarer Bestandteil der GKV. Die Umverteilungsfunktionen können von einem reinen Marktsystem nicht geleistet werden."[107]

Gleichwohl bedeutet diese Absage an reine Marktmodelle aber keine Absage an den verstärkten Einbau von Elementen des Marktes und des Wettbewerbs in die Krankenversorgung. Vielmehr werden Wettbewerbspotenziale zwischen dem Versicherten und seiner Krankenversicherung, zwischen Patienten und Leistungserbringern, in der Beziehung zwischen Krankenversicherung und Leistungserbringer oder zwischen den Krankenkassen gesehen.[108] Der Gedanke des wirtschaftlichen Wettbewerbs im Gesundheitswesen ist allerdings keineswegs unbekannt und neu. Schon lange existiert dieser - wenn auch nicht uneingeschränkt - u.a. in der Konkurrenz der Kassenärzte untereinander um lukrative Patienten, der Konkurrenz der Kassenärzte mit den Krankenhäusern, zwischen den Krankenhäusern, zwischen der privaten und der gesetzlichen Krankenversicherung, zwischen den Herstellern von Arzneimitteln und medizinischen Geräten sowie seit der Einführung der Kassenwahl durch das Gesundheitsstrukturgesetz auch zwischen den Krankenkassen.

Ökonomischer Wettbewerb bedeutet im Gesundheitswesen unter betriebswirtschaftlichen Bedingungen stets Wettbewerb um den rentablen Patienten oder Versicherten. Er führt zu einer Ökonomisierung medizini-

---

107 Bundesministerium für Arbeit und Sozialordnung (Hrsg.), Übersicht über das Sozialrecht, Bonn 1994, S. 127 und 168.
108 SVRKAiG, Sachstandsbericht 1994, Baden-Baden 1994, S. 209-213.

scher Sachverhalte in der Krankenversorgung, verdrängt den wissenschaftlich notwendigen und humanen Umgang mit Krankheit und verschiebt die damit verbundenen sozialen Probleme auf die kranken Individuen. Marktkonkurrenz gesteuerte Krankenversicherungssysteme erodieren das Solidaritätsprinzip, statt es zu stützen. Sie führen zu mehr Bürokratie (bei Staat, Versicherungen, Leistungserbringern und Versicherten). Wettbewerb führt zudem zum Verlust einfacher, übersichtlicher und administrativ billiger Organisation des Zugangs, der Nutzung und der Finanzierung des Versorgungssystems. Bei ungenügender Kontrolle und Gegensteuerung begünstigen privatwirtschaftliche Anreizsysteme Über-, Unter- und Fehlversorgung.

## 7.4  Selbstverwaltung

Selbstverwaltung meint, dass innerhalb eines gesetzlichen Rahmens Aufgaben autonom wahrgenommen werden können. Es besteht also eine begrenzte Entscheidungsbefugnis. Voraussetzung für die Selbstverwaltung ist die Organisation von Interessen in handlungsfähigen Verbänden. Die Selbstverwaltung ist institutionell in der gesetzlichen Krankenversicherung, in der professionellen Selbstverwaltung der Ärzte und in der gemeinsamen Selbstverwaltung der Landes- und Bundesausschüsse sowie der Konzertierten Aktion verankert. Die Selbstverwaltung ist *charakteristisch* für den Korporatismus im *deutschen Gesundheitssystem*.

*Gesetzliche Krankenversicherung*

Die *Krankenkassen* als Träger der Sozialversicherung sind öffentlich-rechtliche Körperschaften mit Pflichtmitgliedschaft und Selbstverwaltung. Sie haben enge Beziehungen zum Staat, genießen jedoch eine relative Eigenständigkeit. Sie wurden vom Staat geschaffen, mit spezifischen Aufgaben betraut und erfüllen demzufolge öffentliche Funktionen. Gleichwohl sind sie selbständige Rechtsträger und mit begrenzten Machtbefugnissen ausgestattet. Sie verwalten ihre Finanzmittel, können Verwaltungszwang ausüben, Geldbußen auferlegen und Beiträge erheben. Die Krankenkassen sind also nicht in die unmittelbare staatliche Verwaltung eingegliedert, sondern verwalten sich selbst. Der Staat hat auch kein unmittelbares Weisungsrecht, sondern lediglich die Rechtsaufsicht darüber, ob Gesetz und Satzung eingehalten werden. In die Vertreterversammlung, das Entscheidungsorgan der Ortskrankenkasse, werden Vertreter von Kapital und Arbeit zu gleichen Teilen gewählt (Sozialwahlen). Die Tätigkeit der gewählten Vertreter ist ehrenamtlich. Die Krankenkassen können nur ökonomisch über die Finanzierung von Leistungen auf die Gestaltung der Versorgung Einfluss nehmen. Zur Selbstverwaltung in funktionalem Sinn zählt auch das Recht, dass die Verbände der Krankenkassen und der Leistungsanbieter selbständig *Kollektivverträge* und Vereinbarungen über die Vergütung der Kassenärzte und die Krankenhauspflegesätze abschließen können. Dabei wird unterstellt, dass solche Verträge sowohl unter gesundheitlichen und ökonomischen als auch unter sozialen Gesichtspunkten ein „Optimum" darstellen. Die Motivation, eigene Interessen in den Verhandlungen zu vertreten, ist allerdings sehr unterschiedlich. Während z.b. die gewählten kassenärztlichen Verbandsvertreter unter dem direkten Druck ihrer Mitglieder stehen, handelt es sich auf der anderen Seite um Angestellte der Kassen bzw. ihrer Verbände, die von dem Verhandlungsergebnis nicht unmittelbar profitieren. In der Kompetenz, Verträge abschließen zu können, wird eine Hauptaufgabe der Selbstverwaltung gesehen. Voraussetzung dafür sind verpflichtungsfähige Verbandsorganisationen, damit individuelle Akteure ausgeschaltet und die Vertragsergebnisse umgesetzt werden können.

*Ärztliche Selbstverwaltung*

Bei der *ärztlichen Selbstverwaltung* handelt es sich um die Landesärztekammern und die Kassenärztlichen Vereinigungen, beides öffentlich-rechtliche Einrichtungen mit Zwangsmitgliedschaft, in deren Organe die Ärzte ihre Vertreter wählen. Die *Landesärztekammern* regeln vor allem die ärztliche Weiterbildung, nehmen Stellung zu gesundheitspolitischen Gesetzen, sind zuständig für die ärztliche Alterssicherung und haben eine eigene Berufsgerichtsbarkeit. Die *Kassenärztliche Vereinigung* ist die ökonomische Interessenvertretung aller Kassenärzte und handelt mit den Krankenkassen die Gesamtvergütung der Kassenärzte aus. Auf Bundesebene erarbeitet sie den Bewertungsmaßstab für die einzelnen Leistungen. Zugleich hat sie mit den Kassen die ambulante ärztliche Versorgung der Sozialversicherten sicherzustellen und deren Wirtschaftlichkeit zu überwachen. Beide Selbstverwaltungen erfüllen sowohl Funktionen privater Interessenvertretung als auch öffentliche Aufgaben. Da die öffentlichen Aufgaben den Vorrang haben sollen, unterliegen sie der Kontrolle des Sozialministers des jeweiligen Bundeslandes. In der Realität zeigt sich indessen immer wieder, dass die ärztlichen Selbstverwaltungsorgane dazu neigen, berufsständische Gruppeninteressen in den Vordergrund zu schieben. Sie sind ein wichtiger

Faktor bei der Regulierung des Gesundheitssystems. Nur die Ärzte haben unter den medizinischen Berufen solche Selbstverwaltungseinrichtungen, wodurch ihre starke Stellung im deutschen Gesundheitssystem institutionell gefestigt wird.

## Ärzte und Krankenkassen („gemeinsame Selbstverwaltung")

Weitere Einrichtungen, in denen Ärzte und Krankenkassen gemeinsam vertreten sind, zählen zur Selbstverwaltung. Es handelt sich dabei um die *Bundes- und Landesausschüsse der Ärzte und Krankenkassen* („gemeinsame Selbstverwaltung"). Beide Organe setzen sich aus einer jeweils gleichen Zahl von Vertretern der Kassenärztlichen Vereinigungen und den Verbänden der Krankenkassen zusammen. Die Aufsicht über ihre Geschäftsführung liegt beim Bundesminister für Gesundheit bzw. den zuständigen obersten Verwaltungsbehörden der Länder. Der *Bundesausschuß für Ärzte und Krankenkassen (BAK)* wurde bereits 1955 im Rahmen der Neuformulierung des Kassenarztrechts eingeführt. Seine Hauptaufgabe besteht darin, die „zur Sicherung der ärztlichen Versorgung erforderlichen Richtlinien über die Gewähr für eine ausreichende, zweckmäßige und wirtschaftliche Versorgung der Versicherten" zu beschließen.[109] Die Richtlinien haben seit dem 1. Januar 1989 die Qualität von „normkonkretisierenden Rechts-Vorschriften" und sind für Kassenärzte und Krankenkassen bindend.[110] Sie umfassen: ärztliche und zahnärztliche Behandlung, Maßnahmen zur Früherkennung, Einführung neuer Untersuchungs- und Behandlungsmethoden, Verordnung von Arznei-, Verband-, Heil- und Hilfsmitteln, häusliche Krankenpflege, Krankenhausbehandlung, Maßnahmen der Rehabilitation, Beurteilung der Arbeitsunfähigkeit, Bedarfsplanung u.a..[111] Darüber hinaus hat der Bundesausschuß wichtige Aufgaben bei der Qualitätssicherung der Leistungserbringung.[112] Damit soll eine Verbindung zwischen wissenschaftlicher Erkenntnis, Wirtschaftlichkeit und Qualität der Verordnung und Leistungserbringung hergestellt werden. Während der Ausschuß lange Zeit ein zurückgezogenes Dasein führte, wurde seit Beginn der 80er Jahre mit der Ausweitung der Richtlinien auch seine gesundheitspolitische Bedeutung beträchlich gesteigert. So ist der BAK seit 1985 für

---

[109] §92 Abs.1 und §72 Abs.2 SGB V; K. Jung u.a., Bundesausschuß der Ärzte und Krankenkassen, Ansprüche der Versicherten präzisieren, in: Deutsches Ärzteblatt, H. 7, 2000, S. 322-327.

[110] K. Jung, Wofür Ärzte und Krankenkassen nun mehr Verantwortung tragen müssen, in: Ärzte-Zeitung vom 1. September 1997, S. 6.

[111] Ebenda.

[112] §§135ff SGB V.

die Erstellung von Richtlinien für den „bedarfsgerechten und wirtschaftlichen Einsatz von medizinisch-technischen Großgeräten" zuständig. Mit dem GRG ist diesem Gremium sogar die Aufgabe zugewiesen worden, über „die Anerkennung des diagnostischen und therapeutischen Nutzens"[113] neuer medizinischer Verfahren zu entscheiden. Danach sind neue Diagnose- und Therapieformen nur noch von der gesetzlichen Krankenversicherung erstattungsfähig, wenn der Bundesausschuß eine positive Empfehlung gegeben hat. Ebenfalls seit dem Gesundheitsreformgesetz sind die Richtlinien Bestandteil der Bundesmantelverträge und damit für die Kassenärztlichen Vereinigungen und ihre Mitglieder rechtlich bindend. Dem Bundesausschuß war zunächst das Institut „Arzneimittel in der Krankenversicherung" beigeordnet, das „zur Vorbereitung der Rechtsverordnung nach §34a eine wirkstoffbezogene Vorschlagsliste verordnungsfähiger Fertigarzneimittel für die Anwendung in der vertragsärztlichen Versorgung"[114] erstellen sollte. Es musste allerdings auf Druck der Pharmaindustrie 1995 geschlossen und seine Notwendigkeit aus dem Gesetz gestrichen werden. Die *Landesausschüsse der Ärzte und Krankenkassen* beraten die kassenärztlichen Bedarfspläne, stellen fest, in welchen Regionen Über- oder Unterversorgung herrscht und haben die Kompetenz zur Anordnung von Zulassungsbeschränkungen im Rahmen der rechtlichen Möglichkeiten.[115]

Die besondere Bedeutung der gemeinsamen Selbstverwaltung von Ärzten und Krankenkassen ist darin zu sehen, dass die Steuerung immer weitere Leistungsparameter der alleinigen Kontrolle der Ärzteschaft entzogen und auf paritätisch mit Kassenvertretern besetzte Ausschüsse übertragen wurde. In Verbindung mit der Stärkung der Landesverbände der Krankenkassen und einer weiterreichenden Integration der Ersatzkassen durch den einheitlichen Leistungskatalog und den Risikostrukturausgleich setzte ein Prozess ein, der die vormals deutlich asymmetrische Machtverteilung in den Verhandlungen zwischen den Krankenkassen und der Ärzteschaft zu Gunsten der Kassen veränderte.[116]

---

[113] §135 Abs.1 SGB V.

[114] §92a Abs.1 und Abs.5 SGB V (bis 1995).

[115] §§90, 99-103 SGB V.

[116] M. Döhler, Ph. Manow-Borgwarth, Korporatisierung als gesundheitspolitische Strategie, in: Staatswissenschaften und Staatspraxis, H.1, 1992, S. 72; F.J. Oldiges, Bundesausschuß der Ärzte und Krankenkassen: Ein neues Machtzentrum?, in: Die Ortskrankenkasse, H.12, 1997, S. 367-371.

*Konzertierte Aktion im Gesundheitswesen*

In dem Zusammenhang korporatistischer Regulierung und Steuerung gegensätzlicher Interessengruppen im Gesundheitswesen unter der Aufsicht des Staates ist noch die *Konzertierte Aktion im Gesundheitswesen (KAiG)* („gemeinsame Selbstverwaltung") zu erwähnen. Darin sind seit dem Krankenversicherungs-Kostendämpfungsgesetz (1977) sämtliche relevanten Akteure zur Entwicklung von Zielvorgaben für das Gesundheitswesen zusammengeschlossen. Dieses gesetzlich verankerte Gremium hat folgende Aufgaben:

„Die an der gesundheitlichen Versorgung der Bevölkerung Beteiligten entwickeln gemeinsam mit dem Ziel einer bedarfsgerechten Versorgung der Versicherten und einer ausgewogenen Verteilung der Belastungen
1. medizinische und wirtschaftliche Orientierungsdaten und
2. Vorschläge zur Erhöhung der Leistungsfähigkeit, Wirksamkeit und Wirtschaftlichkeit im Gesundheitswesen
und stimmen diese miteinander ab (Konzertierte Aktion im Gesundheitswesen). Auf der Grundlage von medizinischen und wirtschaftlichen Orientierungsdaten sind die einzelnen Versorgungsbereiche nach der Vorrangigkeit ihrer Aufgaben, insbesondere hinsichtlich des Abbaus von Überversorgung und des Ausgleichs von Unterversorgung, zu bewerten und Möglichkeiten zum Ausschöpfen von Wirtschaftlichkeitsreserven aufzuzeigen. "[117]

Es geht dabei um medizinische und wirtschaftliche Orientierungsdaten sowie Vorschläge zur Rationalisierung des Gesundheitswesens wie den Vorrang von Versorgungsbereichen, Unter- und Überversorgung, Wirtschaftlichkeitsreserven und die Veränderung der Vergütung. Ihre Beschlüsse haben lediglich Empfehlungscharakter für die Gesundheitspolitik und sind nicht bindend.

Der Bundesminister für Gesundheit beruft in die KAiG Vertreter der Krankenkassen, des Verbandes der privaten Krankenversicherung, der Ärzte, der Zahnärzte, der Krankenhausträger, der Apotheker, der Arzneimittelhersteller, der Gewerkschaften, der Arbeitgeberverbände, der kommunalen Spitzenverbände u.a.. Insgesamt handelt es sich um rund 70 Teilnehmer. Das Gremium ist also recht groß und wenig entscheidungsfreudig.

Das Treffen der KAiG findet zweimal jährlich statt. Die Frühjahrssitzung hat in der Regel die Steuerung der Ausgabenentwicklung zum Gegenstand. Dabei geht es um Empfehlungen für die ärztliche Gesamtvergütung, Höchstbeträge für die Arznei- und Hilfsmittel sowie die Entwicklung der Krankenhausausgaben. Hauptziel ist es, die Ausgabenentwicklung der GKV mit der Einkommensentwicklung der Versicherten in Einklang zu

---

[117] §141 Abs.1 SGB V.

bringen. Die Herbstsitzung dient vor allem der Erörterung von Strukturproblemen im Gesundheitswesen. Da sich die Interessen der Teilnehmer häufig grundsätzlich widersprechen, ist ein Konsens nur selten möglich. Hinzu kommt die Unverbindlichkeit ihrer Beschlüsse, die die KAiG insgesamt zu einem wenig effektiven Steuerungsinstrument macht.

# 8 Interessenvertretung: Welche Ziele haben die Akteure?

Zur Durchsetzung gruppenspezifischer Interessen im Gesundheitswesen haben sich Verbände gebildet. Diese treten als Akteure im Gesundheitswesen auf. Ihre Aktivitäten konzentrieren sich primär auf die Vertretung der ökonomischen Interessen ihrer Mitglieder. Die Qualität der Krankenversorgung hat eher nachgeordnete Bedeutung. Allerdings erhöht sich deren Stellenwert, wenn spürbare Defizite auftreten. Hauptakteure und Vertreter unterschiedlicher Interessen im Gesundheitssystem sind: Unternehmerorganisationen, Gewerkschaften, Leistungsanbieter, Krankenkassen, Bund und Länder sowie die politischen Parteien.

## 8.1 Unternehmer

Das die einzelnen Branchen und Kapitalfraktionen *übergreifende* Interesse der privaten Unternehmen am Gesundheitswesen wird von der „Bundesvereinigung der deutschen Arbeitgeberverbände" repräsentiert. In ihren gesundheitspolitischen Stellungnahmen treten sie traditionell für die Senkung der Gesundheitsausgaben ein, da diese als Teil der Lohnkosten Einfluss auf Wettbewerbsfähigkeit und Rentabilität haben. Es geht ihnen dabei vor allem um eine preisgünstige arbeitsfähige und arbeitswillige Ware Arbeitskraft. Hervorgehobene Themen sind in regelmäßigen Abständen immer wieder der betriebliche Krankenstand bzw. die Arbeitsunfähigkeit der Beschäftigten sowie die Lohnfortzahlung im Krankheitsfall. Die Unternehmerverbände wenden sich gegen die kollektive Finanzierung der medizinischen Versorgung und treten für die Ausweitung der „Selbstbeteiligung" der Versicherten im Krankheitsfall ein, da diese von ihnen nicht mitfinanziert wird. Darüber hinaus unterstützen sie den Ausbau privater Krankenversicherungen sowie die verstärkte Einrichtung privater medizinischer Institutionen. Generell treten sie in Analogie zum Produktionsprozess für den Ausbau marktwirtschaftlicher Elemente in der sozialen Krankenversorgung ein.

*Innerhalb* des Lagers der Unternehmer gibt es allerdings auch unterschiedliche Interessen. Das einheitliche Vorgehen der Unternehmensverbände wird brüchig, wenn in Zeiten wirtschaftlicher Krisen die Kapitalinteressen der am Gesundheitswesen verdienenden Wirtschaftbranchen (Pharmaindustrie, medizinische Geräteindustrie) berührt werden. So ist es keineswegs im Interesse des Gesamtkapitals, wenn die Ausgaben der Krankenkassen und damit die Beiträge infolge der Profitsicherung des medizinisch-industriellen Komplexes steigen.

## 8.2 Gewerkschaften

Die Gewerkschaften treten für eine solidarische Gesundheitssicherung ein. Der Gedanke der gewerkschaftlichen Solidarität liegt auch ihren Vorstellungen von der Organisation des Gesundheitswesens zugrunde. Sie wenden sich vor allem gegen Privatisierung, Kommerzialisierung und Individualisierung medizinischer Hilfeleistungen, weil sie darin eine Grundlage für die Vertiefung sozialer Ungleichheit sehen. Die Gruppe ihrer Interessenvertretung sind die Sozialversicherten, da es sich dabei vor allem um abhängig Beschäftigte handelt. Das *übergreifende* Interesse der Gewerkschaften wird in der Gesundheitspolitik von dem Deutschen Gewerkschaftsbund vertreten. Ihm geht es um eine qualifizierte soziale Krankenversorgung unter kostengünstigen Bedingungen. Der effiziente und sozialverträgliche Einsatz der Finanzmittel der Kassen findet deshalb das Interesse der Gewerkschaften, da die monatlichen Beiträge der Versicherten von den Löhnen und Gehältern abgezogen werden und damit die Realeinkommen schmälern. Dieser Aspekt ist immer auch Gegenstand gewerkschaftlicher Tarifverhandlungen.

*Innerhalb* der Gewerkschaften kollidiert dieses übergreifende Interesse gelegentlich mit der einzelgewerkschaftlichen Interessenvertretung im Gesundheitswesen. So können beispielsweise Forderungen der Gewerkschaft ÖTV nach Einkommenserhöhung und Arbeitszeitverkürzung ihrer Mitglieder im Krankenhaus zu Beitragsbelastungen der Kassen führen. Das gleiche gilt für die IG-Chemie, wenn sie sich gegen Ausgabenkürzungen bei Arzneimitteln ausspricht, weil dadurch Arbeitsplätze in der pharmazeutischen Industrie bedroht und ihr Spielraum in Tarifverhandlungen eingeschränkt werden können. Es kann also zu innergewerkschaftlichen Konflikten kommen, wenn Ausgabenanstiege der Krankenkassen nicht durch allgemeine Einkommenssteigerungen tarifpolitisch aufgefangen werden.

## 8.3 Leistungserbringer

Zu den Akteuren, die hier auftreten, zählen vor allem die Verbände der Kassenärzte, der pharmazeutischen Industrie und der Krankenhausträger. Den *Kassenärzten* (Vertragsärzte) geht es in erster Linie um die Gestaltung und Höhe ihrer Einkommen, die sie über die Kassenärztlichen Vereinigungen gegenüber den Krankenkassen artikulieren. Die KVen vertreten auf der Basis von Zwangsmitgliedschaft ihren öffentlich-rechtlichen Monopolbereich (Umfang und Inhalt ambulanter ärztlicher Versorgung) nach aussen als Interessengruppe und nach innen als Kontrollinstanz (Leistungs-, Qualitäts- und Honorarkontrolle). Dabei befinden sie sich in der einmaligen Lage, dass sie Verträge abschließen können, obwohl sie Zwangsvereinigungen sind. Im Gegensatz zu den abhängig Beschäftigten im Gesundheitswesen, die sich freiwillig in Gewerkschaften zusammenschließen können, um ihre Interessen zu vertreten, ist ihnen eine staatlich garantierte Mitgliedschaft gesichert. Das erhöht die Wirksamkeit ihrer Interessenvertretung. Besonders deutlich wird dies bei der Verteidigung der Freiberuflichkeit und des Sicherstellungmonopols der ambulanten ärztlichen Versorgung durch Kassenärzte.

Die *pharmazeutische Industrie* stellt in Verbindung mit der chemischen Industrie nicht nur eine starke Marktmacht, sondern auch einen einflussreichen gesundheitspolitischen Machtfaktor dar. Dies wurde besonders offensichtlich bei der Verabschiedung des Gesundheits-Reformgesetzes (1988), bei der Anpassung des Gesundheitssystems der DDR an das der BRD (1991) und 1996 bei der Schliessung des Arzneimittelinstituts zur Erstellung einer Positivliste. Die Pharmaindustrie wendet sich vor allem gegen eine stärkere staatliche Regulierung des Arzneimittelmarktes. Sie unterstützt generell die Tendenzen und Kräfte im Gesundheitswesen, die an einer Ausweitung des privaten Sektors interessiert sind.

Ausdruck der starken Interessenvertretung der Kassenärzte und der Pharmaindustrie ist u.a., dass Deutschland im internationalen Vergleich der Gesundheitssysteme bei den Ärzteeinkommen, der Anzahl der zugelassenen Arzneimittel und den Arzneimittelausgaben zur Spitzengruppe zählt.

Die Interessenvertretung der *Krankenhäuser* durch die Deutsche Krankenhausgesellschaft, dem Zusammenschluss der Spitzen- und Landesverbände der Krankenhausträger, ist im Vergleich zu den Kassenärzten und der Pharmaindustrie relativ schwach. Die Deutsche Krankenhausgesellschaft hat gegenüber den einzelnen Krankenhausträgern keine Weisungskompetenz. Die verbandliche Organisation der Krankenhäuser wird vor allem durch die unterschiedlichen Eigentumsverhältnisse (Trägervielfalt) sowie durch die Verteilung rechtlicher Zuständigkeiten zwischen Bund,

Ländern und Gemeinden behindert. Die Krankenhäuser erfahren nicht selten eine parteiübergreifende politische Unterstützung seitens der Bundesländer, da die Landesregierungen zum „Prügelknaben" werden, wenn ein Krankenhaus geschlossen oder Krankenhausbetten abgebaut werden sollen. Geraten die Bundesländer, Landkreise oder Kommunen jedoch in eine anhaltende Finanzkrise, in der übergeordnete Gesichtspunkte sich durchsetzen, dann kommt es zur Schließung ganzer Krankenhäuser, zu Bettenabbau, Rationalisierungen, Auslagerungen oder Privatisierungen.

## 8.4 Krankenkassen

Bei den Krankenkassen, den ökonomischen Schaltstellen der sozialen Krankenversorgung, vermischen sich Interessen von Arbeitgebern, Arbeitnehmern und des Staates. Die wachsende Orientierung der Krankenkassen an Markt- und Wettbewerbsprinzipien seit dem Gesundheits-Strukturgesetz bei gleichzeitiger betriebswirtschaftlicher Umorganisation nach innen hat ihre Konkurrenz untereinander um Mitglieder aus höheren Einkommensgruppen mit geringeren Gesundheitsrisiken erhöht (Risikoselektion). Durch Konzentrationsprozesse ist ihre Position gegenüber den Leistungserbringern seit Beginn der 90er Jahre leicht gestärkt worden. Hinzu kommt in den Orts-, Betriebs- und Innungskrankenkassen die paritätische Besetzung der Entscheidungsgremien durch Arbeitgeber- und Arbeitnehmervertreter, so dass diese keineswegs als eindeutige Interessenvertreter ihrer Versicherten angesehen werden können.

## 8.5 Bund, Länder, politische Parteien

Aufgrund der föderalen Struktur der Bundesrepublik haben Bund und Länder Einfluss auf die Gestaltung und Finanzierung des Gesundheitssystems. Die Gesetzgebungskompetenz für die gesetzliche Krankenversicherung liegt bei der Bundesregierung. Sie reagiert vor allem dann, wenn Kostensteigerungen in der Krankenversorgung auftreten. Die Länderregierungen sind für die Krankenhauspolitik zuständig und nehmen über den Bundesrat auf die Krankenhausfinanzierung durch die gesetzliche Krankenversicherung Einfluss. Darüber hinaus haben sie aufgrund der Kulturhoheit der Länder ein Mitspracherecht beim ärztlichen Qualifikationsprozess (Ausbildung, Weiterbildung, Bedarfsplanung). Der Entscheidungsprozess von Bundes- und Landesregierungen ist wesentlich abhängig von ihren parteipolitischen Zusammensetzungen. Da es sich - insbesondere bei der Bundesregierung - fast immer um Koalitionsregierungen handelt, kommt es bei gesundheitspolitischen Entscheidungen meistens zu Kompromissregelungen.

## 9 Charakteristische Merkmale des deutschen Gesundheitssystems

Das deutsche Gesundheitssystem/Gesundheitswesen wurde nicht als ein umfassendes Modell geplant und eingeführt, sondern ist historisch gewachsen. Es ist Teil des *Sozialstaates* in einer *marktwirtschaftlichen* Gesellschaft. Der Sozialstaat ist im Grundgesetz der Bundesrepublik Deutschland verankert.

Der *Staat/die Politik steuert* die Finanzierung und Versorgung des Gesundheitssystems. Er bedient sich dabei interventionistischer Instrumente, allgemeiner Rahmenvorgaben und der Selbstverwaltung. Politik sollte nicht nur verwalten, sondern Orientierung geben.

Im deutschen Gesundheitssystem haben sich korporatistische Institutionen mit Gemeinwohlbindung herausgebildet. In ihnen werden gleiche und unterschiedliche Interessengruppen unter Staatsaufsicht zusammengeführt. Sie werden als Organe der *Selbstverwaltung* (gesetzliche Krankenversicherung, Landesärztekammern, Kassenärztliche Vereinigung, Bundesausschuß Ärzte und Krankenkassen) bezeichnet. Sie haben begrenzte Entscheidungsbefugnis und sind mit eigener Finanzhoheit ausgestattet.

Die *gesetzliche* oder *soziale Krankenversicherung* sichert knapp 90 Prozent der Bevölkerung gegen das gesellschaftliche Risiko Krankheit ab. Sie ist öffentlich-rechtlich als *non-profit* Institution organisiert und wird durch gewählte Vertreter von Kapital und Arbeit verwaltet. Die GKV beruht auf dem *Solidaritäts- und Sachleistungsprinzip*. Beide Prinzipien wurden in den letzten Jahren durch Einführung marktwirtschaftlicher Elemente eingeschränkt. Die Mitglieder sind freiwillig oder pflichtversichert. Sie können sich ihre Krankenkasse wählen und haben Anspruch auf eine umfassende und gleiche Krankenbehandlung. Die GKV darf keine eigenen medizinischen Versorgungseinrichtungen betreiben. Die Struktur der GKV ist aufgrund der spezifischen historischen Entwicklung heterogen gegliedert.

Die *Finanzierung* der gesetzlichen Krankenversicherung erfolgt kollektiv durch *Beiträge*. Diese werden jeweils zur Hälfte von Arbeitnehmern und Arbeitgebern bezahlt. Sie sind einkommensabhängig und ermöglichen eine begrenzte solidarische Umverteilung. Das Finanzierungssystem ist über die Einkommen direkt mit der wirtschaftlichen Entwicklung und dem

Arbeitsmarkt verbunden. Die gesetzliche Krankenversicherung erhält vom Staat keine finanziellen Zuschüsse oder Subventionen.

Die *Leistungen* der GKV müssen ausreichend, zweckmäßig und wirtschaftlich sein. Sie dürfen das Maß des Notwendigen nicht überschreiten. Leistungen werden also nach dem medizinische Bedarf der Versicherten gewährt. Leistungen, die nicht notwendig oder unwirtschaftlich sind, können Versicherte nicht beanspruchen, dürfen die Leistungserbringer nicht bewirken und die Krankenkassen nicht bewilligen. Mit Ausnahme des Krankenhaussektors werden die Leistungen weitgehend von privaten Anbietern erbracht. Sie werden zum größten Teil durch Kassenärzte definiert und veranlasst. Die Krankenkassen haben einen gleichen Leistungskatalog.

Generell gilt für die gesetzliche Krankenversicherung, dass ihre *Einnahmen* von der Lohnquote des Volkseinkommens abhängig sind (Tarifpolitik und Arbeitsmarkt), während der *Bedarf* der Patienten aus medizinischer Sicht unabhängig von der Wirtschaftsentwicklung ist. Das Morbiditätsrisiko wird bei Einhaltung der Beitragssatzstabilität auf die Leistungserbringer verlagert.

Die *Eigentumsstruktur* der *Leistungserbringer* ist öffentlich-privat gemischt. Die mit der Eigentumsstruktur verbundenen ökonomischen Interessen artikulieren sich in Verbänden, die auf die Gesundheitspolitik Einfluss nehmen.

Der *Zugang* zu dem deutschen Gesundheitssystem ist für Sozialversicherte relativ komplikationslos. In der ambulanten Versorgung gibt es seit 1913 eine *freie Arztwahl* unter den Vertragsärzten. Da Primärärzte und Gebietsärzte niedergelassen sind (im Verhältnis 40:60), können die Sozialversicherten den Arzt ihrer Wahl aufsuchen. Die finanzielle Beziehung zwischen Kassenarzt und sozialversichertem Patienten ist bargeldlos. Die Arztdichte ist hoch und die regionale Verteilung ist homogen.

Zwischen der *ambulanten und der stationären Krankenversorgung* gibt es eine grundsätzliche Trennung. Krankenhäuser dürfen nicht, bzw. nur in Ausnahmefällen sozialversicherte Patienten ambulant behandeln. Kassenärzte haben nur in Form von Belegärzten Zugang zum Krankenhaus.

Auch die *Kassenärztlichen Vereinigungen* sind Teil der Selbstverwaltung. Sie haben gemeinsam mit den Krankenkassen die kassenärztliche Versorgung *sicherzustellen* (Sicherstellungsauftrag) und die *Wirtschaftlichkeit* der Kassenärzte zu *kontrollieren*. Sie vertreten die Interessen ihrer Mitglieder in Honorarverhandlungen gegenüber den Krankenkassen. 98 Prozent der niedergelassenen Ärzte haben Verträge mit den Krankenkassen (Kassenärzte) und sind damit zur Versorgung der Versicherten zugelassen. Ohne Kassenzulassung ist das Betreiben einer Arztpraxis so gut wie nicht möglich.

# 10 Defizite und Probleme des deutschen Gesundheitssystems

Das deutsche Gesundheitssystem ist streng und traditionell auf die *Bewältigung von Krankheit* ausgerichtet. *Prävention bzw. Gesundheitsförderung* haben lediglich eine marginale Bedeutung. Erstmals wurden 1988 Leistungen zur Förderung der Gesundheit und zur Verhütung von Krankheiten in das Sozialgesetzbuch (V §20ff) aufgenommen, aber schon 1996 (Beitragsentlastungsgesetz) wieder von der paritätischen Beitragsfinanzierung ausgeschlossen und auf ein Minimalprogramm reduziert. Auch die Prävention gegenüber gesellschaftlichen Risiken aus Umwelt und Arbeit ist defizitär.[118] Die neue rot-grüne Regierungskoalition hat der Prävention und Gesundheitsförderung wieder erhöhte Priorität beigemessen (GKV-Gesundheitsreformgesetz 2000).

Gesundheitsrisiken, Morbidität, Versorgungsmöglichkeiten und Sterblichkeit sind in Deutschland - wie in allen vergleichbaren Industriestaaten - *sozial ungleich verteilt.* Sie variieren mit dem sozioökonomischen Status. Die Zusammenhänge sind in der Regel linear. Verfügbarkeit, Inanspruchnahme und Qualität medizinischer Leistungen haben bei der Erklärung lediglich nachgeordnete Bedeutung. Das Hauptgewicht liegt auf schichtenspezifischen Arbeits-, Lebens- und Umweltbedingungen, gesundheitsbezogenen Lebensstilen und daraus resultierenden Verhaltensmustern. Die Gesundheitspolitik vernachlässigt dieses Phänomen traditionell.

Die Ärzte haben eine starke Machtposition mit einem erheblichen Einfluss auf die Steuerung der Leistungen, so dass zu Recht von einer *Arztzentrierung* gesprochen wird. Die Medizin selbst ist trotz jahrzehntelanger Kritik einseitig naturwissenschaftlich und technologisch orientiert. Psychische und soziale Zusammenhänge als Voraussetzung von Krankheit und Gesundheit werden vernachlässigt. Die Arztzentrierung unter *naturwissenschaftlich-technologischen Prioritäten* sowie die damit einhergehende Anerkennung entsprechender behandlungsbedürftiger Gesundheitsstörungen führte zu einer *Medikalisierung* psychischer und sozialer Sachverhalte. Sie hat zu einer überproportionalen Zunahme ärztlicher Leistungen beigetragen. Diese Entwicklung begünstigte auch einen unübersichtlich hohen Einsatz von *Arzneimitteln.* Eine wiederholt geforderte *Positivliste* ließ sich gegen die Pharmaindustrie bisher nicht durchsetzen.

Bei den *Gesundheitsberufen* zeichnet sich innerhalb der Ärzte eine problematische Entwicklung ab. Hier ist eine zunehmende Überspezialisierung festzustellen. In der ambulanten Versorgung dominieren bereits die Fachärzte, was eine Zurückdrängung der primärärztlichen Versorgung bewirkte

---

118 R. Rosenbrock, H. Kühn, B.M. Köhler (Hrsg.), Präventionspolitik, Gesellschaftliche Strategien der Gesundheitssicherung, Berlin 1994.

und zu einer Überversorgung leichterer Erkrankungen führt. Die neue rot-grüne Regierung hat sich die Förderung der Allgemeinmedizin zur Aufgabe gemacht. Traditionell kritisiert wird auch die mangelnde Einbindung der nicht-ärztlichen Heil- und Pflegeberufe.

Die *Qualitätssicherung* - insbesondere hinsichtlich der Prozeß- und Ergebnisqualität - wird in nahezu allen Bereichen des Versorgungssystems als ungenügend angesehen.

Die *Entscheidungskompetenz* im deutschen Gesundheitssystem ist zersplittert. Sie verteilt sich auf verschiedene Ministerien, auf Bund, Länder und Kommunen sowie die Selbstverwaltung. Bedarfsplanung und Finanzierung sind nicht in einem Kompetenzbereich. Die politische Steuerung ist also fragmentiert. Das alles führt zu einer fehlenden Gesamtverantwortung und erschwert einheitliche oder in sich abgestimmte Zielorientierungen.

Am deutschen Gesundheitssystem fällt die *mangelnde Verflechtung und Kooperation* der Teilsysteme untereinander auf. Die Versorgungsbereiche sind in sich weitgehend abgeschottet. Hinzu kommt die defizitäre Koordination der Teilsysteme mit einem offiziell nicht formulierten medizinischen oder gesundheitspolitischen *Gesamtziel*[119]. Darin spiegelt sich u.a. die unterschiedliche Interessenlage der in Verbänden organisierten Akteure wider. Am offensichtlichsten äußert sich diese Situation in der mangelnden Verzahnung von ambulanter und stationärer Versorgung, die zu medizinisch unnötigen Untersuchungen und Verordnungen, Fehlbelegungen im Krankenhaus, einer unzureichenden Behandlungskontinuität, Unterauslastung teurer Geräte und Einrichtungen sowie schließlich zu vermeidbaren Kosten führt.

Im deutschen Gesundheitssystem wird medizinisches Handeln nicht unerheblich von erwerbswirtschaftlichen und *kommerziellen Interessen* geprägt. Das gilt besonders für die Herstellung von Arzneimitteln und technischen Apparaten. Auch die kassenärztliche Praxis ist diesen Determinanten ausgesetzt. Unter privatwirtschaftlichen und kommerziellen Gesichtspunkten nehmen Dienste und Leistungen den ökonomischen Charakter von Waren an und setzen sich über das Verständnis von Gesundheit als ein „soziales Gut" hinweg. Das begünstigt eine betriebswirtschaftlich ausgerichtete *Ökonomisierung* ärztlicher und ethischer Sachverhalte.

Im Zuge der *Kostendämpfungspolitik* ist es zu einer enormen Kostenumverteilung zu Gunsten der Unternehmen und zu Lasten der Versicherten gekommen. Die *direkten Zuzahlungen* („Selbstbeteiligung") im Krankheitsfall sind deutlich angestiegen. Diese liegen außerhalb der paritätischen Beitragsfinanzierung sowie außerhalb des Solidaritäts- und Sachlei-

---

[119] Vgl. hierzu: Arbeit und Sozialpolitik, H. 3/4, 1997 (Schwerpunktthema: Mehr Gesundheit durch Gesundheitsziele).

stungsprinzips der gesetzlichen Krankenversicherung. Die 1997 eingeführte Verschärfung der direkten Zuzahlungen der Versicherten wurde von der rot-grünen Bundesregierung kurz nach Amtsantritt (Vorschaltgesetz) zurückgenommen.

Die *Position der Krankenkassen* in den *Verhandlungen* mit den Leistungserbringern ist seit Ende der 80er Jahre leicht gestärkt worden. Es besteht aber noch keineswegs ein Gleichgewicht. Die privaten Leistungserbringer sind nach wie vor dominant. Das führt trotz der vorgeschriebenen Beitragsstabilität zwangsläufig zu Beitragserhöhungen, Leistungseinschränkungen oder Qualitätsverschlechterungen. Die Einnahmeunterschiede der Krankenkassen wurden zwar durch die Einführung des *Risikostrukturausgleichs* mit dem Gesundheitsstrukturgesetz ab 1994 einander angeglichen. Das ist aber noch keineswegs ausreichend, da wesentliche Morbiditätsdifferenzen weiterhin bestehen und nicht berücksichtigt werden. - Trotz der seit Ende der 80er Jahre durchgeführten Reformen, bestehen nach wie vor Unterschiede zwischen den Kassen hinsichtlich ihrer Finanzierungs- und Leistungsstruktur.

Die Defizite und Probleme des deutschen Gesundheitswesens sind bekannt. Ihre Kritik hat eine lange Tradition. Diese ist seit Ende der 60er Jahre mit der „kritischen Medizin", der Gesundheitsbewegung[120], den Gewerkschaften, aber auch mit Wissenschaftlern und Gesundheitspolitikern quer zu den politischen Parteien verbunden. 1988 wurde sie in der Debatte um das Gesundheits-Reformgesetz von der Enquete-Kommission „Strukturreform der gesetzlichen Krankenversicherung" des Deutschen Bundestages ausführlich formuliert und öffentlich vorgetragen.[121] Nach dem Regierungswechsel 1998 kam die Defizit-Debatte wieder auf die Tagesordnung und wurde in aktualisierter Form zur Grundlage der *GKV-Gesundheitsreform 2000* gemacht. Die regierungsoffizielle Begründung zu dem entsprechenden Gesetzentwurf[122] enthält einen umfangreichen Katalog detaillierter Defizite:

„Der spezifische Handlungsbedarf für die Maßnahmen des Gesetzes ergibt sich aus den seit langem bekannten Mängeln des Systems der gesundheitlichen Versorgung in der gesetzlichen Krankenversicherung. Hierzu zählen insbesondere

---

[120] Initiativkreis Medizin und gesellschaftlicher Fortschritt (Hrsg), Medizin und gesellschaftlicher Fortschritt, Köln 1973, besonders S. 18-28; H.-U. Deppe, Soziale Verantwortung und Transformation von Gesundheitssystemen, Frankfurt a.M., 1996, S. 33-66.

[121] Zwischenbericht der Enquete-Kommission „Strukturreform der gesetzlichen Krankenversicherung" vom 31. Oktober 1988, Deutscher Bundestag, Drucksache 11/3267, S.103-106.

[122] Deutscher Bundestag, Drucksache 14/1245 vom 23. Juni 1999, S. 6b- 8b.

- eine starre Aufgabenteilung zwischen der ambulanten und stationären Versorgung mit der Folge nicht abgestimmter Behandlungsverläufe und vermeidbarer Doppeluntersuchungen,
- Defizite in der hausärztlichen Versorgung, durch die die „Lotsenfunktion" des Hausarztes nicht in adäquater Weise genutzt und die Mehrfachinanspruchnahme von Hausärzten und Fachärzten gefördert werden,
- eine zahnmedizinische Versorgung, in der zahnerhaltende und prophylaktische Maßnahmen gegenüber Zahnersatz noch nicht den notwendigen Stellenwert erhalten und in der es an entsprechenden Anreizsystemen zur Vermeidung von Fehlsteuerung zahnmedizinischer Leistungserbringung mangelt,
- eine Arzneimittelversorgung, die durch eine übersichtliche Arzneimittelvielfalt gekennzeichnet ist und in der wichtige Voraussetzungen für eine an Qualität und Wirtschaftlichkeit orientierte rationale Arzneimitteltherapie fehlen,
- ein Krankenhausbereich, dem durch ein duales Finanzierungssystem und eine unzureichende Beteiligung der Krankenkassen an der Kapazitätsplanung entscheidende Voraussetzungen für bedarfsgerechte Investitionen fehlen und in dem das entscheidende Steuerungsinstrument für eine leistungsgerechte Mittelverteilung für den gesamten stationären Behandlungsablauf fehlt, solange kein durchgängig pauschaliertes Entgeltsystem existiert,
- das Fehlen qualitätssichernder Maßnahmen der Gesundheitsförderung und Prävention einschließlich Angeboten der Selbsthilfe, die bislang nicht den notwendigen Stellenwert als wichtige Ergänzung zum professionellen Medizinbetrieb haben,
- bisherige Beschränkung der Qualitätssicherung auf Berufsgruppen oder Versorgungsbereiche und fehlende Voraussetzungen für umfassendes systematisches Qualitätsmanagement im ambulanten und stationären Bereich, mit der Folge mangelhafter Information und Beratung der Patienten,
- die Einführung neuer medizinischer Diagnose- und Therapieverfahren in das medizinische Versorgungssystem ohne professionelle und unabhängige Technologiebewertung,
- eine mangelnde Nutzung der medizinisch-fachlichen Kompetenz des Medizinischen Dienstes,
- eine einseitige Ausrichtung unseres Gesundheitssystems auf Leistungserbringer und Kostenträger und Fehlen einer wirksamen Verankerung des Patientenschutzes sowie umfassender rechtlich abgesicherter Informationen und Aufklärung der Versicherten und Patienten,
- das Fehlen einer sektorübergreifenden Ausgabensteuerung, die die strikte sektorale Budgetierung ersetzt, Beitragsstabilität gewährleistet und zugleich die finanziellen Ressourcen dorthin steuert, wo eine bedarfsgerechte Leistungserbringung stattfindet („Geld folgt der Leistung"),
- eine ambulante Überversorgung durch eine weiter wachsende Zahl von Vertragsärzten mit der Folge einer nicht bedarfsgerechten Expansion ärztlich erbrachter und ärztlich veranlaßter Leistungen,
- Mängel in der Datentransparenz und den Datengrundlagen, die die Steuerung des Leistungsgeschehens in der GKV erheblich erschweren,
- Mängel in der vertragsärztlichen und der vertragszahnärztlichen Selbstverwaltung, in denen einerseits professionelle Organisationsstrukturen fehlen und andererseits Minderheitengruppierungen nicht den gebührenden Stellenwert erhalten,
- Wettbewerbsverzerrungen innerhalb des Systems der gesetzlichen Krankenversicherung, die insbesondere einem Teil der Betriebs- und Innungskrankenkassen ungerechtfertigte Wettbewerbsvorteile verschafft haben,
- Verzerrungen im Wettbewerb zwischen gesetzlicher und privater Krankenversicherung, die zu unvertretbaren Belastungen der GKV und Mißbrauchsmöglichkeiten an der Nahtstelle zwischen GKV und PKV beitragen und ihre Ursachen auch in unvertretbaren Prämienbelastungen älterer Privatversicherter haben,

- unvertretbare Beitragsbelastungen von freiwillig versicherten Rentnern mit einer geringen Rente und eine damit verbundene Benachteilgung gegenüber pflichtversicherten Rentnerinnen und Rentnern."

## 11 „Zufriedenheit" mit dem Gesundheitssystem

Der Begriff der „Zufriedenheit" ist äußerst amorph. Er wird nicht selten synonym oder im Dunstkreis anderer Begriffe wie Bedürfnis, Akzeptanz, Meinung, Einstellung, Bewertung oder Beurteilung verwendet. Zufriedenheit zielt auf kurzfristige Begünstigung ab. Der Grad der Zufriedenheit oder Unzufriedenheit wird durch Umfragen, die gleichsam eine Momentaufnahme darstellen, ermittelt. Diese sind eine verbreitete Methode, um die Legitimation von gesellschaftlichen Institutionen, öffentlichen Einrichtungen oder politischen Entscheidungen zu überprüfen.[123] In der Ökonomie werden sie in der Werbung und damit verbundener Absatzstrategien seit langem eingesetzt. Sie zielen darauf ab, die subjektive Orientierung des Kunden für Wettbewerbsvorteile zu nutzen.[124] Im Zuge der Diskussion um die Qualitätssicherung im deutschen Gesundheitswesen gewinnen auch Untersuchungen über die Zufriedenheit mit der gesundheitlichen Versorgung zunehmend an Bedeutung. 1988 wurden alle Versorgungseinrichtungen durch das GRG zur Qualitätssicherung verpflichtet. Die Beurteilung der Versorgungsqualität soll neben der professionellen auch die Sichtweise der Patienten berücksichtigen. Patientenzufriedenheit wird als ein Indikator für Versorgungsqualität und Unzufriedenheit als Indiz für Versorgungsmängel gesehen.

Die Patienten werden im Kontext von Wettbewerb und Wahlmöglichkeiten als Subjekte bei der Beurteilung der Krankenversorgung angesprochen und zur Partizipation aufgefordert. Dabei wird an Untersuchungen in den USA angeknüpft. Bereits in den 60er Jahren wurden hier Meinungen und Einstellungen im Rahmen der Compliance-Forschung ermittelt. Später, in den 80er Jahren, als Patienten immer mehr zu einer umworbenen „Kundschaft" wurden, entwickelte die sozialwissenschaftliche Gesundheitsforschung „patient satisfaction surveys", um herauszufinden, nach welchen Kriterien „Kunden" die medizinische Behandlung und persönliche Betreuung beurteilen und schließlich nachfragen. Damit werden Patienten zum

---

[123] B. Aust, Zufriedene Patienten? Eine kritische Diskussion von Zufriedenheitsuntersuchungen in der gesundheitlichen Versorgung, Veröffentlichungsreihe Wissenschaftszentrum Berlin, P94-201, Berlin 1994.

[124] I. Haase, „Patientenbedürfnisse" in der Diskussion, in: I. Haase, M.-L. Dierks, F.W. Schwartz (Hrsg.), Patientenbedürfnisse im Gesundheitswesen, Sankt Augustin 1995, S. 9-14.

Objekt von Marketing und beeinflussen als umworbene Konsumenten aus Laiensicht, was sich für die Anbieter betriebswirtschaftlich lohnt, als Qualität anzubieten bzw. vorzuhalten. Dies bestätigt auch eine in Deutschland durchgeführte Studie über Patientenzufriedenheit bei ambulanten Operationen. Hier heisst es abschliessend und zusammenfassend: „Eine Patientenbefragung zum ambulanten Operieren (ist) ein ausgezeichnetes Steuerungsinstrument zur Kundenorientierung des Leistungsangebots bzw. für eine patientenorientierte Qualitätssicherung. Mittels einer Patientenbefragung können ... die zentralen Einflussfaktoren der Kundenbindung ... bestimmt werden. Eine Patientenbefragung leistet insofern einen wichtigen Beitrag zu einer patientenorientierten Unternehmenskultur."[125]

Neben dieser Marktorientierung der Zufriedenheitsforschung im Gesundheitswesen gibt es allerdings auch zahlreiche Maßnahmen in der Krankenversorgung, die als scheinbar notwendig ausgegeben und der professionellen Entscheidung zugeordnet werden, obwohl sie einer wissenschaftlichen Überprüfung nicht standhalten. Es gibt inzwischen eine breite Diskussion über unnötige medizinische Eingriffe („overuse").[126] Hier kann eine wichtige Perspektive für die Forschung über Patientenzufriedenheit gesehen werden.

Die Einstellungen und Erwartungen der Bevölkerung gegenüber dem Gesundheitssystem in Deutschland sind bisher nur unzureichend untersucht. Es gibt zahlreiche Einzeluntersuchungen, die aber häufig methodologischen und wissenschaftlichen Standards nicht genügen. Eine erste Bestandsaufnahme wurde 1998 vorgelegt.[127]

Für das Qualitätsmanagement wird der Begriff der Patientenzufriedenheit wie folgt beschrieben: „Zufriedenheit kann als Übereinstimmung von Erwartungen und Erfahrungen, von Ziel und Ergebnis, von Wunsch und Realität, von prospektiver Vorstellung und vorhandener Wirklichkeit verstanden werden. Zufriedenheit ist abhängig von der Person und deren sozio-kulturellen Kontext. Auch kann sie sich situativ verändern. Ein hoher Grad an Patientenzufriedenheit ist ein wichtiger strategischer Erfolgsfaktor für die Anbieter und führt in einem System mit Marktmechanismen zu besseren Wettbewerbschancen. Zufriedenheit läßt sich aber auch als das Ergebnis einer Evaluation des Klienten bezüglich Struktur, Prozeß und Re-

---

[125] K. Blum, Patientenzufriedenheit bei ambulanten Operationen, Weinheim 1998, S. 233. Siehe hierzu auch Kap. D. Neoliberalismus und Arzt-Patient-Beziehung in diesem Buch.

[126] L.L. Leape, Unnecessary Surgery, in: Annual Reviews Publ. Health, H. 13, 1992, S. 363-383.

[127] J. Wasem, B. Güther, Das Gesundheitssystem in Deutschland: Einstellungen und Erwartungen der Bevölkerung, Eine Bestandsaufnahme, Neuss 1998.

sultaten der Versorgung auffassen und dabei die ökonomischen Möglichkeiten des Anbieters abwägen."[128]

Zufriedenheitsuntersuchungen *für Deutschland* mit dem System der sozialen Sicherung und dem Gesundheitssystem liegen seit 1987 vor:
In einer ersten Untersuchung über die Akzeptanz der Bevölkerung der BRD zeigte sich, dass 67,3 Prozent der Befragten insgesamt mit der sozialen Sicherung zufrieden waren. Bei der finanziellen Absicherung im Fall von Krankheit äußerten sich 61,7 Prozent mit sehr gut bis gut und auf die Frage der Angemessenheit der Krankenversicherungsbeiträge antworteten 55,4 Prozent „angemessen" und ein Drittel „zu hoch".[129] Die Ergebnisse wurden insgesamt als hohe Akzeptanz mit dem System der bestehenden sozialen Sicherung interpretiert. Ein generelles Phänomen solcher Untersuchungen scheint zu sein, dass allgemeinere Fragen eher positiv beantwortet werden, während es bei spezifischen Fragen zu einer stärkeren Kritik kommt.

Diese hohe Zufriedenheit mit dem System der sozialen Sicherheit insgesamt lässt sich auch für das deutsche Gesundheitssystem feststellen. Hierzu liegen Daten für die Jahre 1990 und 1994 vor (Tab. 3). Ein Grund für die Veränderungen zwischen den beiden Jahren könnte auch das 1993 in Kraft getretene Gesundheitsstrukturgesetz sein.

*Tab.3: Bewertung des Gesundheitssystems der BRD*

| Variables | 1990 | 1994 |
|---|---|---|
| System perceived as well - % of pop. surveyed | 41 | 30 |
| System perceived as good - % of pop. surveyed | 35 | 55 |
| System perceived as wrong - % of pop. surveyed | 13 | 11 |

Quelle: OECD Health Data 1997

Einer von Emnid im November 1996 im Auftrag des Verbandes Forschender Arzneimittelhersteller durchgeführten Befragung von 914 Personen ist zu entnehmend, dass das deutsche Gesundheitssystem insgesamt im Durchschnitt der Bevölkerung die Note „befriedigend" (3,0) erhielt. Hierbei wurden an einem Ende des Spektrums von 40 Prozent der Befragten die Noten „Sehr gut" oder „gut" vergeben, am anderen Ende des Spektrums

---

[128] B. Güntert, Ch.v. Relbnitz, U. Wagner, Patientenzufriedenheit - eine wichtige Dimension des Total Quality Management, in: Public Health Forum, H.11, 1996, S. 9.

[129] E. Dehlinger, R. Brennecke, Die Akzeptanz der sozialen Sicherung in der Bevölkerung der Bundesrepublik Deutschland, in: Das Gesundheitswesen, Nr. 54, 1992, S. 229-243.

von 12 Prozent der Befragten die Noten „mangelhaft" oder „ungenügend". Zwischen Ost- und Westdeutschland, den Geschlechtern und Altersgruppen finden sich hierbei nur geringfügige Unterschiede in der Bewertung. Die einzelnen Versorgungsbereiche „niedergelassene Ärzte", „Krankenhäuser" und „Arzneimittelversorgung" wurden jeweils etwas besser - patientengerechter - bewertet als das Gesundheitssystem insgesamt und lagen in der Bewertung dicht beieinander.[130]

Und die 1998 vom *emphasis*, einem Institut für Marktforschung im Gesundheitswesen, an 2.000 Bundesbürgern durchgeführte repräsentative Studie über ihre Einstellungen und Erwartungen gegenüber dem deutschen Gesundheitswesen kommt zu dem Ergebnis: „Die Bevölkerung ist mit dem deutschen Gesundheitswesen in hohem Maße zufrieden (9 Prozent: „voll und ganz", 65 Prozent: „eher zufrieden"). Es gilt als ein System, das medizinisch hochwertige Versorgung bereithält. Über die Hälfte der Befragten glaubt jedoch nicht, daß jeder Patient gleich behandelt wird, ebenso viele nicht, daß Patienten ausreichend über ihre Rechte informiert werden."[131]

Auch im *internationalen Vergleich* steht die Zufriedenheit der deutschen Bevölkerung mit ihrem Gesundheitssystem recht günstig dar (Tab. 4 und 5). Hier zeigt sich darüber hinaus, dass in den Staaten mit den höchsten Gesundheitsausgaben keineswegs auch die höchste Zufriedenheit existiert (z.B. USA).

*Tab. 4: Bewertung des Gesundheitssystems im internationalen Vergleich (1990)*

|  | France | Germany | Italy | Netherland | Sweden | United Kingdom | USA* |
|---|---|---|---|---|---|---|---|
| System perceived as well % of pop. surveyed | 41 | 41 | 12 | 47 | 32 | 27 | 18 |
| System perceived as good % of pop. surveyed | 42 | 35 | 46 | 46 | 58 | 52 | 53 |
| System perceived as wrong % of pop. surveyed | 10 | 13 | 40 | 5 | 6 | 17 | 28 |

Quelle: OECD Health Data 1997; *1994

---

[130] J. Wasem, B. Güther, a.a.O., S. 48.
[131] S. Rieser, Bloß keine Revolution im Gesundheitswesen, in: Deutsches Ärzteblatt, H. 12, 1999, S. 571.

*Tab.5: Public opinion survey on health services in 1992 (percentage of respondents)*

| Country | Quality Good[1] | Service inefficient[2] | Less good in future[3] | Willing to pay more[4] |
|---|---|---|---|---|
| Belgium | 92 | 37 | 54 | 47 |
| Germany | 91 | 27 | 53 | 32 |
| Denmark | 93 | 46 | 67 | 54 |
| Spain | 36 | 72 | 39 | 51 |
| France | 95 | 36 | 49 | 38 |
| Greece | 25 | 82 | 47 | 65 |
| Ireland | 74 | 58 | 65 | 37 |
| Italy | 34 | 82 | 55 | 52 |
| Luxembourg | 89 | 32 | 27 | 61 |
| Netherlands | 93 | 32 | 57 | 45 |
| United Kingdom | 81 | 43 | 64 | 54 |
| EU (12) | 71 | 50 | 53 | 45 |

1. "In general do you think that the quality of health care people receive is good?"
2. "Health Services available to the average citizen are infficient and patients are not treated as well as they should be".
3. "In the future the health care provided to the average citizen of this country will be less good because of rising costs".
4. "I am willing to pay more for health care benefits even if this means increased taxes".

Quelle: M. Ferrera, EC Citizens and Social Protection: main results from a Eurobarometer survey, Commission of the European Communities, Brüssel 1993.

Eine 1996 durchgeführte Untersuchung des *EUROBAROMETER* in den 15 EU-Mitgliedstaaten bestätigt diese Tendenz: Mit einem Anteil von 66 Prozent der Befragten, die mit ihrem Gesundheitssystem „very satisfied" oder doch zumindest „fairly satisfied" waren, lag die Bundesrepublik an sechster Stelle - nach Dänemark, Finnland, Schweden, Belgien, den Niederlanden und Luxemburg.[132]

---

132 E. Mossialos, Citizens´ Views on Health Care Systems in the 15 Member States of the European Union, in: Health Economics, H. 6, 1997, S. 109-116.

# 12 Europäische Integration: Zur internationalen Anpassung von Gesundheitssystemen

## 12.1 Unterschiedliche Gesundheitssysteme

In der Europäischen Union existieren nebeneinander zwei unterschiedliche Grundtypen der sozialen Sicherung gegen das gesellschaftliche Risiko Krankheit: die Nationalen Gesundheitsdienste und die sozialen/ gesetzlichen Krankenversicherungssysteme.

*Nationale Gesundheitsdienste:* Der erste Nationale Gesundheitsdienst in einer marktwirtschaftlichen Gesellschaftsordnung wurde 1948 in Großbritannien eingeführt. Kurz darauf folgte in den 50er Jahren Schweden. Von den derzeitigen EU-Staaten kamen als nächste 1970 Irland und teilweise Norwegen, 1972 Finnland, 1973 Dänemark, 1978 Italien, 1979 Portugal, 1983 Griechenland und als letzter 1986 Spanien. Die jüngeren Nationalen Gesundheitsdienste im Mittelmeerraum entstanden - mit Ausnahme Italiens - nach dem Übergang von faschistischen Regimen zu bürgerlichen Demokratien unter sozialdemokratisch geführten Regierungen. 1996 wurden in der EU rund 54 Prozent ihrer Bevölkerung durch Nationale Gesundheitsdienste versorgt.

Die Nationalen Gesundheitsdienste sind Teil des jeweiligen Staatsapparates. Ihre Einrichtungen sind öffentliches Eigentum und die Beschäftigten Staatsangestellte. Bis Mitte der 70er Jahre waren die meisten Nationalen Gesundheitsdienste zentralstaatlich ausgerichtet. Danach haben sich Reformen mit dezentralisierenden Tendenzen durchgesetzt. Die Finanzierung der Nationalen Gesundheitsdienste erfolgt grundsätzlich aus staatlichen Haushaltsmitteln - also aus Steuern. Die Krankenversorgung wird öffentlich geplant und reguliert. Der Staat hat direkten politischen und finanziellen Zugriff. Die Mittelzuweisung erfolgt nach demokratischen parlamentarischen Entscheidungen. In den letzten Jahren fanden in allen Nationalen Gesundheitsdiensten Reformen statt mit der Absicht, neoliberale Elemente zur Ausgabensenkung einzuführen. Allerdings deuten sich inzwischen auch gegenläufige Tendenzen an.[133]

*Soziale/Gesetzliche Krankenversicherungssysteme:* Krankenversicherungssysteme existieren in den Benelux-Ländern, Deutschland, Frankreich und Österreich - inzwischen auch in den meisten osteuropäischen Ländern.

---

[133] Vgl. z.B. Schweden: K. Michelsen, Schweden: Beispielhaft – auf die eine oder andere Weise, in: N. Schmacke (Hrsg), Gesundheit und Demokratie. Von der Utopie der sozialen Medizin, Frankfurt a.M. 1999, S. 325ff.

Die gesetzlichen Krankenversicherungen sind staatlich kontrollierte, aber sich selbstverwaltende non-profit Institutionen. Sie haben also vom Staat eine begrenzte relative Autonomie. Ihre Tradition ist älter, als die der Nationalen Gesundheitsdienste. Sie gehen zurück auf das obrigkeitsstaatliche Modell, das unter Bismarck in Deutschland eingeführt wurde. Ihre Finanzierung erfolgt durch Beiträge, die über die Löhne und Gehälter an die Wirtschaftsentwicklung gekoppelt sind. Die Beiträge werden von Arbeitgebern und Arbeitnehmern bezahlt. Während die Höhe des Krankenversicherungsbeitrages je nach Einkommenshöhe variiert, da sie ein Prozentsatz des Einkommens ist, sind die Leistungen für alle Mitglieder gleich. Dieser Umverteilungsmodus ist Teil des „Solidaritätsprinzips".

Im Unterschied zu den Nationalen Gesundheitsdiensten betreiben die Leistungserbringer - also die niedergelassenen Ärzte, Krankenhäuser und Apotheken - in den Krankenversicherungssystemen privatwirtschaftliche Einrichtungen mit kommerziellen Interessen. Lediglich im Krankenhaussektor dominiert die Form des öffentlichen Eigentums. Mit diesen Institutionen verhandeln die Krankenversicherungen um Preise für die jeweiligen Leistungen und schließen Verträge ab.

Während der Zugang zur medizinischen Versorgung in den Nationalen Gesundheitsdiensten generell bargeldlos geregelt wird, ist dies in den Krankenversicherungssystemen nicht immer der Fall. Zwar ist der bargeldlose Umgang zwischen Arzt und Patient gegen Vorlage eines/einer Krankenscheines/Chipkarte auch in Deutschland oder Österreich üblich, aber in Frankreich und Belgien besteht ein *Kostenerstattungssystem*. Das heißt, die Kosten für medizinische Leistungen werden hier zunächst von den Versicherten vorgelegt und dann von der Krankenversicherung zurückerstattet. Letzteres erleichtert die Ausweitung der finanziellen „Selbstbeteiligung" der Versicherten. Darüber hinaus macht es kassenärztliche Vereinigungen tendenziell überflüssig. In Deutschland können die Versicherten der gesetzlichen Krankenversicherung seit 1997 zwischen Kostenerstattung und Sachleistung wählen.

Die dritte Möglichkeit der Absicherung gegen das soziale Risiko Krankheit ist die *private Krankenversicherung*. Sie existiert in allen westeuropäischen Ländern. Als Vollversicherung hat sie lediglich in den Niederlanden größere Bedeutung. Hier sind etwa 30 Prozent der Bevölkerung privat versichert. Häufiger anzutreffen ist die private Krankenversicherung als Zusatzversicherung zur gesetzlichen Krankenversicherung z.B. für private Behandlung im Krankenhaus oder für ein Krankenhaustagegeld.

Insgesamt lässt sich also feststellen, dass die soziale Absicherung gegen das gesellschaftliche Risiko Krankheit in den marktwirtschaftlichen Sozialstaaten Westeuropas hinsichtlich Finanzierung, Organisation und Leistungen sehr unterschiedlich ist - sowohl zwischen den Grundtypen als auch innerhalb derselben. Das bestätigen auch ausgewählte Indikatoren der Gesundheitssysteme in der EU (Tab. 6). Darüber hinaus demonstriert die umfangreiche Erfahrung aller Länder, dass die staatliche Regulierung der Krankenversorgung Marktwirtschaft und Kapitalakkumulation nicht zwangsläufig und ernsthaft bedrohen müssen, sondern diese auf lange Sicht sogar politisch stabilisieren können. Dies hat sich nicht zuletzt in der Debatte um die Steigerung der Gesundheitsausgaben gezeigt. Nachweislich konnten Länder mit Nationalen Gesundheitsdiensten den Anstieg der Gesundheitsausgaben bei einer niedrigeren Ausgangslage stärker abbremsen als Länder mit Krankenversicherungssystemen. Es wird deshalb zu Recht die These vertreten, „daß die Chancen zur Steuerung des Gesundheitswesens mit dem Grad der staatlichen Penetration wachsen."[134]

## 12.2  Europäische Integration

Wie an der deutschen Entwicklung aufgezeigt werden konnte, werden Gesundheitssysteme generell von dem Sozialcharakter einer Gesellschaft und ihren nationalen Besonderheiten geprägt. In dem Maße wie allerdings *geopolitische Prozesse* und die wirtschaftliche *Globalisierung* traditionelle ökonomische und politische Strukturen von *Nationalstaaten* auflösen, verändern sich auch die jeweiligen Bedingungen der Gestaltung von Gesundheitssystemen. Letztere geraten dann unter einen internationalen Anpassungsdruck. Ein solcher Druck kann struktureller Art sein, der darauf abzielt, die institutionelle und rechtliche Verfaßtheit eines Gesundheitssystems wie Finanzierung, Planung, Steuerung und Leistungserbringung zur Disposition zu stellen. Er kann aber auch technokratischer Art sein, indem er unter Beibehaltung traditioneller Strukturen und Prinzipien auf die Anpassung einzelner Elemente und Indikatoren drängt.

*Geopolitische Prozesse in Europa*, die eine strukturelle Veränderung der Gesundheitssysteme nachsichzogen, sind der Zusammenbruch der sozialistischen Staaten in Osteuropa und die deutsche Vereinigung. Die ehemaligen sozialistischen Staaten, die ihre nationale Hoheit behalten haben, sind auf dem Weg, ihre Gesundheitssysteme marktwirtschaftlichen Bedingungen anzupassen. Das staatliche Gesundheitssystem der DDR wurde durch das sozialstaatliche Gesundheitssystem der BRD ersetzt. Die marktwirtschaftlichen Staaten Westeuropas, die alle Wohlfahrts- oder Sozialstaaten

---

[134] J. Alber, Die Gesundheitssysteme der OECD-Länder im Vergleich, in: M.G. Schmidt (Hrsg.), Staatstätigkeit. International und historisch vergleichende Analysen, Opladen 1988, S. 145.

*Tab.6: Ausgewählte Indikatoren zum Vergleich der Gesundheitssysteme in der Euopäischen Union (ca. 1996/97)*

| | 1 | 2 | 3 | 4 | 5 | 6 | 7 | 8 | 9 | 10 | 11 | 12 | 13 | 14 | 15 |
|---|---|---|---|---|---|---|---|---|---|---|---|---|---|---|---|
| Gesundheitsausgaben (a)[7] | D 10,7 | F 9,6 | GR 8,6 | S 8,6 | NL 8,5 | ÖST 8,3 | DK 8,0 | P 7,9 | B 7,6 | I 7,6 | SP 7,4 | FIN 7,4 | LUX 7,0 | GB 6,8 | IRL 6,3 |
| Gesundheitsausgaben pro Kopf in ECU KKP[7] | D 2.231 | LUX 2.183 | F 1.915 | S 1.865 | ÖST 1.767 | NL 1.753 | IRL 1.634 | S 1.616 | I 1.484 | FIN 1.412 | GB 1.291 | IRL 1.239 | GR 1.118 | POR 1.102 | P 1.051 |
| Öffentliche Gesundheitsausgaben (b)[7] | LUX 91,8 | B 87,6 | GB 84,6 | DK 83,8 | S 83,3 | D 77,1 | IRL 76,7 | SP 76,1 | FIN 76,6 | F 74,2 | ÖST 73,0 | NL 72,6 | I 69,9 | POR 60,0 | GR 57,7 |
| Erwerbstätige im Gesundheitswesen (c)[2] | S 9,4 | FIN 7,7 | F 6,7 | D 5,9 | B 5,6 | NL 5,3 | IRL 5,2 | GB 4,8 | - 4,8 | DK 4,2 | SP 3,7 | GR 3,4 | P 2,5 | LUX k.A. | ÖST k.A. |
| Bettendichte (d)[5] | NL 11,3 | D 9,6 | FIN 9,2 | ÖST 9,2 | F 8,7 | LUX 8,2 | B 7,2 | I 6,5 | S 5,6 | GR 5,0 | DK 4,7 | GB 4,5 | POR 4,1 | IRL 3,7 | SP k.A. |
| Arztdichte (d)[5] | I 5,5 | SP 4,2 | GR 4,0 | D 3,4 | B 3,4 | S 3,1 | P 3,0 | DK 2,9 | F 2,9 | FIN 2,8 | ÖST 2,8 | LUX 2,3 | IRL 2,1 | NL 1,7 | - k.A. |
| Arzteinkommen (e)[7] | D 4,09 | GB 2,28[1] | DK 2,02 | F 1,93 | FIN 1,75 | S 1,64 | B 1,32[3] | IRL k.A. | ÖST k.A. | GR k.A. | NL k.A. | P k.A. | LUX k.A. | SP k.A. | I k.A. |
| Arztkontakte (f)[5] | B 8,0[3] | I 6,6[4] | GB 6,5 | F 6,5 | ÖST 6,3 | GB 5,9 | DK 5,7 | NL 5,4 | FIN 4,3 | P 3,2 | S 2,9 | IRL k.A. | LUX k.A. | SP k.A. | GR k.A. |
| Krankenhausaufnahmen (g)[8] | FIN 25,7 | ÖST 25,2 | GB 23,1 | F 22,5 | D 20,9 | B 20,0 | DK 19,8 | LUX 19,4[*] | I 18,5 | S 18,1 | IRL 15,2 | GR 15,0[5] | P 11,4 | NL 11,1 | SP 10,0 |
| Verweildauer (h)[5] | NL 33 | LUX 15 | D 14 | FIN 12 | SP 11 | F 11 | ÖST 11 | B 11 | P 10 | GB 10 | I 9 | GR 8 | S 8 | IRL 7 | DK 7 |
| Säuglings- u. Kleinkindersterblichkeit (i)[6] | FIN 3,9 | S 4,0 | F 4,8 | LUX 4,9 | D 5,0 | ÖST 5,1 | IRL 5,5 | SP 5,5 | DK 5,6 | NL 5,7 | B 6,0 | GB 6,1 | I 6,2 | P 6,9 | GR 7,3 |
| Lebenserwartung der Frauen (k)[6] | F 82,0 | SP 81,8 | S 81,5 | I 81,3 | FIN 80,5 | NL 80,4 | GR 80,4 | ÖST 80,2 | B 80,2 | LUX 80,0 | D 79,9 | GB 79,5 | P 78,5 | IRL 78,5 | DK 78 |
| Lebenserwartung der Männer (k)[6] | S 76,5 | GR 75,1 | I 74,9 | NL 74,7 | SP 74,5 | UK 74,3 | F 74,2 | ÖST 73,9 | D 73,6 | B 73,5 | IRL 73,2 | LUX 73,0 | FIN 73,0 | DK 72,9 | P 71,2 |

Quelle: OECD-Daten 1999, eigene Berechnungen.

(a) in Prozent des Bruttoinlandsprodukts
(b) in Prozent aller Gesundheitsausgaben
(c) in Prozent aller Erwerbstätigen
(k) bei der Geburt

(d) pro 1 000 Einwohner
(e) als Vielfaches des durchschnittlichen Arbeitnehmereinkommens (h)
(f) pro Kopf
k.A. = nicht verfügbar

(g) in Prozent der Bevölkerung
Durchschnitt in Tagen
(i) pro 1 000 Lebendgeburten
1=1991; 2=1992; 3=1993; 4=1994; 5=1995; 6=1996; 7=1997

Die Angaben für Deutschland beziehen sich (bis 1993) auf das Gebiet der alten Bundesländer.

sind, aber gleichwohl sehr unterschiedliche Gesundheitssysteme entwickelt haben, stehen unter dem Druck der europäischen Vereinigung.

Der Prozeß der *westeuropäischen Vereinigung*[135] verläuft sehr langsam mit Phasen der Stagnation. Er folgt der Formel „Wirtschafts- und Währungsunion, politische Union, soziale Union". Die in diesem Integrationsprozeß auftretenden sozialen Probleme, zu denen auch die Anpassung der Gesundheitssysteme zählt, stehen am Ende. Die vorangeschrittene marktwirtschaftliche Angleichung hat inzwischen zu enormen sozialen Schwierigkeiten - insbesondere zu einer seit langem nicht mehr bekannten hohen unfreiwilligen Arbeitslosigkeit, verbunden mit Sozialabbau - in allen westeuropäischen Ländern geführt. Als Reaktion darauf kam es in den 90er Jahren des letzten Jahrhunderts u. a. zu nationalen Streiks und Regierungswechseln (Italien, Großbritannien, Frankreich und Deutschland).

Die *Harmonisierung* der Gesundheitssysteme war zunächst kaum Gegenstand supranationaler Regulierungen. Einzelne Entscheidungen über den Gesundheitsschutz am Arbeitsplatz, die Anerkennung medizinischer Diplome, die ärztliche Aus- und Weiterbildung, die Zulassung, Preisregulation und Kostenübernahme von Arzneimitteln, sowie Kampagnen gegen Alkoholmißbrauch und Tabakkonsum, Aktionen „Europa gegen Krebs" und „Europa gegen AIDS" waren zwar wichtige Aktivitäten, sie stellten aber noch kein gesundheitpolitisches Konzept dar, sondern allenfalls pragmatische Mosaiksteine.[136]

Die Regierungen hatten sich bereits 1988 darauf festgelegt - und das gilt bis heute, dass es zunächst nicht zu grundsätzlichen und strukturellen Veränderungen der nationalen Versicherungs- und Versorgungssysteme kommt. Als Begründung dafür erklärte die deutsche Bundesregierung:

„Angesichts der Unterschiedlichkeiten dieser Systeme und des erforderlichen enormen finanziellen Aufwandes (Schätzungen im europäischen Parlament: 1000 Mrd DM Mehrkosten jährlich) zur Harmonisierung auf dem in der Bundesrepublik Deutschland erreichten hohen Niveau ist eine Angleichung hier nur sehr langsam möglich und kann allenfalls am Ende des europäischen Integrationsprozesses stehen."[137]

1989 wurde die *„Gemeinschaftscharta der sozialen Grundrechte"* verabschiedet. Diese galt als eine flankierende Maßnahme zur Entwicklung des Europäischen Binnenmarktes mit dem verhaltenen Auftrag, die Harmonisierung des europäischen Sozialraums zu beginnen. Da Großbritannien unter der Thatcher-Regierung der Gemeinschaftscharta nicht zustimmte,

---

[135] H.-U. Deppe, U. Lenhardt, Westeuropäische Integration und Gesundheitspolitik, Marburg 1990.

[136] M. v. Schwanenflügel, Die Entwicklung der Kompetenzen der Europäischen Union im Gesundheitswesen, Berlin 1996.

[137] Deutscher Bundestag, Drucksache 11/4699 vom 6. Juni 1989, S. 3.

blieb sie rechtlich unverbindlich und wurde lediglich als „feierliche Erklärung" beschlossen.

Der *Maastricht-Vertrag* von 1992 führte einen eigenen Titel „Gesundheitswesen" neu ein. Damit wurde erstmals die Gesundheitskompetenz der EU geregelt und als ein eigenständiger Politikbereich festgelegt. Bis zu diesem Zeitpunkt war nämlich vertraglich lediglich fixiert, dass die Gemeinschaft einen Beitrag zur Erreichung eines „hohen Gesundheitsschutzes" leistet (Art. 3 und 100a EGV). Zusätzlich dazu hieß es nun im Maastricht-Vertrag:

„Die Tätigkeit der Gemeinschaft ist auf die Verhütung von Krankheiten, insbesondere der weitverbreiteten schwerwiegenden Krankheiten einschließlich der Drogenabhängigkeit, gerichtet; dabei werden die Erforschung der Ursachen und der Übertragung dieser Krankheiten sowie die Gesundheitsinformation und -erziehung gefördert. Die Erfordernisse im Bereich des Gesundheitsschutzes sind Bestandteil der übrigen Politiken der Gemeinschaft."(Art.129 EGV) Zur Verwirklichung der Ziele dieses Artikels wurde der Rat ermächtigt, mit qualifizierter Mehrheit auf Vorschlag der Kommission Empfehlungen zu erlassen.

1997 bestätigte der *Vertrag von Amsterdam*[138], der am 1. Mai 1999 in Kraft trat, die bisherigen Festlegungen des Umgangs der EU mit der Gesundheit, führte sie gesetzessystematisch zusammen und formulierte darüber hinaus:

„Bei der Festlegung und Durchführung aller Gemeinschaftspolitiken und -maßnahmen wird ein hohes Gesundheitsschutzniveau sichergestellt.
Die Tätigkeit der Gemeinschaft ergänzt die Politik der Mitgliedsstaaten und ist auf die Verbesserung der Gesundheit der Bevölkerung, die Verhütung von Humankrankheiten und die Beseitigung von Ursachen für die Gefährdung der menschlichen Gesundheit gerichtet. Sie umfaßt die Bekämpfung der weitverbreiteten schweren Krankheiten; dabei werden die Erforschung der Ursachen, der Übertragung und der Verhütung dieser Krankheiten sowie die Gesundheitsinformation und -erziehung gefördert." (Art.129 Abs.1 EVG)

„Die Gemeinschaft fördert die Zusammenarbeit zwischen den Mitgliedsstaaten in den in diesem Artikel genannten Bereichen und unterstützt erforderlichenfalls deren Tätigkeit. Die Mitgliedstaaten koordinieren untereinander im Benehmen mit der Kommission ihre Politiken und Programme in den in Absatz 1 genannten Bereichen."(Art.129 Abs.2 EVG)

„Zur Förderung der Interessen der Verbraucher und zur Gewährleistung eines hohen Verbraucherschutzniveaus leistet die Gemeinschaft einen Beitrag zum Schutz der Gesundheit ..." (Art.129a Abs.1 EGV)

Auch diese Ausführungen stellten noch keine umfassende gesundheitspolitische Konzeption dar. Einer solchen wurde sogar ausdrücklich entgegengewirkt. Heisst es doch seit dem Maastricht-Vertrag, dass die Institutionen der Union im Gesundheitswesen jegliche Harmonisierung der Rechts-

---

[138] Vertrag von Amsterdam, in: Presse- und Informationsamt der Bundesregierung, Bulletin, Nr. 94, 1997, S. 1089ff. Der Art.129 EGV entspricht Art.152 EGV in der Fassung des Vertrages von Amsterdam.

und Verwaltungsvorschriften auszuschließen haben. (Art.129 Abs.4 EGV) Obwohl inzwischen der expandierende Einfluß des Binnenmarktrechts auf die nationalen Versicherungssysteme nicht mehr zu verkennen ist und der Europäische Gerichtshof in diesem Kontext sich auch mit Gesundheitsleistungen befasst[139], wird immer noch davon ausgegangen, dass sich die *Dezentralisierung der Gesundheits- und Sozialsysteme* entsprechend dem Subsidiaritätsprinzip aufrecht erhalten lässt.

Befürchtet wird eine Harmonisierung insbesondere seitens nationaler Akteure im Gesundheitswesen, die dadurch Benachteiligungen erwarten. So befürchtet die deutsche Ärzteschaft, dass erprobte Interessenvertretungsorgane wie z.b. die Kassenärztliche Vereinigung in Frage gestellt werden oder dass sich Kassenpatienten umstandslos auch im europäischen Ausland behandeln lassen können. Die Krankenkassen gaben zu Bedenken, dass Leistungen der gesetzlichen Krankenversicherung (Pflegeversicherung, Zahnersatz, Brillen, Arznei- und Hilfsmittel, ambulante Behandlung) insbesondere bei Beibehaltung oder Ausweitung des Kostenerstattungsprinzips exportiert werden könnten. Gegenläufig dazu könnte es für Bürger eines anderen EU-Staates durchaus attraktiv sein, sich in einem deutschen Krankenhaus behandeln zu lassen, denn die deutschen Krankenhauspreise geben nur die laufenden Kosten (Dienstleistungen, Material) und nicht auch die Investitionskosten (Baukosten) an. Letztere werden von Bund und Ländern getragen. Die deutsche Bundesregierung versicherte immer wieder, dass es mit ihr keine Harmonisierung im Sinne einer Erweiterung bestehender Gemeinschaftskompetenzen geben werde.[140] Und auch die Neuformulierungen im Vertrag von Amsterdam, die den Fragen der Gesundheit ein höheres Gewicht in den Maßnahmen der Gemeinschaft einräumte, wurden in diese Richtung interpretiert. CDU-Abgeordnete des Europäischen Parlaments betonten, „dass es sich bei diesen Bestimmungen um eine Förderung der *Kooperation* zwischen den Mitgliedstaaten und der *Konvergenz* ihrer Gesundheitspolitik handelt, nicht um *Harmonisierung* der

---

[139] Der EuGH stellt in seinem Urteil vom 28. April 1998 fest, daß medizinische Erzeugnisse ebenso wie ärztliche Leistungen unter die gemeinsamen EU-Vorschriften über den freien Waren- und Dienstleistungsverkehr fallen. Das Bundesministerium für Gesundheit vertrat die Auffassung, daß diese Entscheidung lediglich für Gesundheitssysteme, die auf dem Kostenerstattungsprinzip beruhen, gelte. In Deutschland dagegen finde vornehmlich das Sachleistungsprinzip Anwendung. Zur Bedeutung des Europäischen Gerichtshofs für die Entwicklung der Sozialpolitik insgesamt siehe: St. Leibfried, P. Pierson, Halbsouveräne Wohlfahrtsstaaten, in: Blätter für deutsche und internationale Politik, H. 12, 1997, S. 1457-1467.

[140] S. Bergmann-Pohl, Eröffnung der Konferenz: Bestandsaufnahme und Perspektiven der EU-Politik im Bereich des Gesundheitswesens aus Sicht der Bundesregierung, in: Gesellschaft für Versicherungswissenschaft und -gestaltung (GVG) (Hrsg.), Auswirkungen der Politik der Europäischen Union auf das Gesundheitswesen und die Gesundheitspolitik in der Bundesrepublik Deutschland, Bonn 1997, S. 34.

Rechtsvorschriften, wie so oft befürchtet wird. Jegliche Harmonisierung ist ausdrücklich ausgeschlossen!!!"[141] Die Förderung der Kooperation schlug sich u.a. in fünf *gesundheitspolitischen Aktionsprogrammen* (1996-2000) nieder: zur Gesundheitsförderung, -aufklärung, -erziehung und -ausbildung, zur Suchtbekämpfung, zur Krebsbekämpfung, zur Prävention von AIDS und bestimmten anderen übertragbaren Krankheiten sowie zur Gesundheitsberichterstattung.

Die strikte Einhaltung einer proklamierten Nicht-Harmonisierung im Sinne des Subsidiaritätsprinzips wird sich jedoch auf längere Sicht nicht einhalten lassen, da sich die Fragen der Sicherung von Gesundheit bzw. Versorgung von Krankheit in nahezu allen Bereichen der Gesellschaft stellen. Die Aktivitäten der Europäischen Kommission gehen folglich auch schon weit über die engen Grenzen des Art.129/152 EVG hinaus. Angesprochen werden inzwischen bereits die Bereiche Sozialpolitik, Binnenmarkt, Landwirtschaft, Ernährung, Umwelt und Energie, Verkehr und internationale Beziehungen. Nur zwei Beispiele, die von besonderer Brisanz waren und den Sachverhalt verdeutlichen, sollen hier erwähnt werden: die Tabakproblematik und die BSE-Problematik (Creutzfeld-Jakob Krankheit). Tabak als kanzerogenes Genussgift steht ganz oben auf der Agenda der Gesundheitsförderung und ist als solches Gegenstand von Präventionsmaßnahmen im Programm „Europa gegen den Krebs". Gleichzeitig fördert die europäische Agrarpolitik - etwa in Griechenland - das Anpflanzen von Tabak. Die einschlägige Forschungspolitik befasst sich mit der Entwicklung „schadstoffarmer" Tabakerzeugnisse und die Fiskalpolitik schließlich befasst sich mit der indirekten Besteuerung von Tabakerzeugnissen.[142] Auch die BSE-Problematik war keineswegs auf die Gesundheitspolitik beschränkt. Sie tangierte vielmehr - und zwar nicht unerheblich - die Importpolitik, die Agrarpolitik und den Verbraucherschutz in der Gemeinschaft. Die besondere Tragweite dieses Phänomens, seine immensen politischen Auswirkungen auf andere Bereiche der Unionspolitik, haben auch auf seiten der europäischen Institutionen strukturelle Schwächen erkennen lassen, die sich aus einer zu engen Sicht von Gesundheitspolitik ergeben können.

Darüber hinaus gibt es bereits seit einiger Zeit manifeste *gegenläufige Entwicklungen* zur nationalstaatlichen Zuordnung von Gesundheitspolitik: Das ist der *Gesundheitsschutz am Arbeitsplatz*. Wenig bekannt ist, dass die Rechtsetzung im Arbeitsschutz sich schon seit einigen Jahren weitgehend von der nationalen Ebene nach Brüssel verlagert hat. Der Schwerpunkt

---

[141] R. Heinisch, Bestandsaufnahme und Perspektiven der EU-Politik im Bereich des Gesundheitswesens aus Sicht des Europäischen Parlaments, in: Gesellschaft für Versicherungswissenschaft und -gestaltung (GVG) (Hrsg.), a.a.O., S. 39.

[142] Ebenda, Anhang S. 21.

liegt auf der Festsetzung und Anerkennung gemeinsamer Arbeitsschutz-
normen (Mindeststandards). Diese können inzwischen mit qualifizierter
Mehrheit festgelegt werden.[143] Ein weiterer Bereich ist der *Arzneimittel-
sektor*, der bis zur Einführung des europäischen Binnenmarktes (1993) erhebliche nationale Preisdifferenzen hatte, unterschiedliche Verfahren der
Arzneimittelzulassung aufwies und national unterschiedlich öffentlich sub-
ventioniert wurde. Auf Grund der Grenzöffnungen kam es hier zu einer
schrittweisen Anpassung. 1995 nahm die Europäische Agentur für die Beurteilung von Arzneimitteln (EMEA) in London ihre Arbeit auf. Sie soll in
der EU die Bewertung, Zulassung und Überwachung von Arzneimitteln
zum Schutze der öffentlichen Gesundheit und des einzelnen Verbrauchers
regeln, ohne die Entwicklung der pharmazeutischen Industrie und den
Handel mit Arzneimitteln zu hemmen.[144] Es ist freilich kein Zufall, dass
gerade diese beiden Bereiche, der Gesundheitsschutz am Arbeitsplatz und
die Arzneimittel, am stärksten von der Wirtschaftsintegration Westeuropas
tangiert werden. Handelt es sich dabei doch um die Teile des Medizinsy-
stems, die einen direkten Bezug zur Produktion, dem Markt und damit zur
internationalen Konkurrenz haben.

Und schliesslich zeichnet sich seit einigen Jahren in allen Ländern der
EU, ob sie Nationale Gesundheitsdienste oder soziale Krankenversicherungssysteme haben, der *Einsatz neoliberaler Wirtschaftskonzepte* zur Um-
gestaltung des öffentlichen Sektors - und vor allem des Sozialstaates - ab.
Am weitesten fortgeschritten ist diese Entwicklung in Großbritannien, das
auch schon vor solchen einschneidenden Eingriffen eines der kostengün-
stigsten Gesundheitssysteme hatte, und den Niederlanden. Danach folgen
Deutschland und Frankreich. Mit unterschiedlichen Formen neoliberaler
Instrumente sollen traditionelle Strukturen der Solidarität im Sozial- und
Gesundheitswesen aufgeweicht werden. Dem liegt die zweifelhafte Vorstellung zugrunde, dass in Westeuropa mehr Markt und Wettbewerb Leistungen verbilligen, sie effizienter machen und nach sozialen Gesichtspunkten gerechter verteilen können. Angesichts der wachsenden Interna-
tionalisierung des Kapitals gewinnt Gesundheits- und Sozialpolitik unter
dem Aspekt von Lohnkosten immer größere Bedeutung für die Entscheidung über wirtschaftliche Standorte. Befürchtet wird ein zunehmendes „social dumping". Es bleibt abzuwarten, wie die inzwischen mehrheitlich sozi-

---

[143] Siehe hierzu auch: Th. Gerlinger, Arbeitsschutz und europäische Integration, Opladen 2000.
[144] Gesellschaft für Versicherungswissenschaft und –gestaltung (Hrsg.), a.a.O., Anhang
S. 79-82; S. Dauth, Arzneimittelzulassung in der EU, in: Deutsches Ärzteblatt, H.
12, 1996, S. 577f.

aldemokratisch geführten Länder darauf auf nationaler und europäischer Ebene reagieren werden.

Bisher lassen sich in den westeuropäischen Gesundheitssystemen trotz ihrer unterschiedlichen Strukturen folgende gemeinsame Entwicklungstendenzen feststellen: Privatisierung rentabler öffentlicher Einrichtungen, Ausgliederung von Leistungen aus der sozialen/öffentlichen Finanzierung, Ausweitung der zusätzlichen Kostenbeteiligung der Sozialversicherten, Rationalisierungen und Budgetierungen. Obwohl die politische Angleichung der Gesundheitssysteme in Westeuropa nicht auf der Tagesordnung steht, verändern sich diese unter dem Druck einer neoliberalen Wirtschaftspolitik und den politisch gesetzten Kriterien für die Einführung der Währungsunion 1999. Die bekannten Indikatoren der OECD-Statistik sind dafür ein Beleg (siehe Tab. 6). Wie weit die genannten Gemeinsamkeiten gehen werden, hängt nicht zuletzt von dem Grad der jeweiligen neoliberalen Penetration der Sozial- und Wohlfahrtsstaaten ab. *Fazit: Die Angleichung der Gesundheitssysteme in der Europäischen Union erfolgte zunächst weniger durch gesundheitspolitische Entscheidungen, als vielmehr durch die Kommerzialisierung der jeweiligen Gesundheitssysteme. Seit dem Vertrag von Amsterdam ist sie unter politischen und juristischen Druck geraten.*

# B „Gesundheitsreform" am Ende des 20. Jahrhunderts – ihre Gesetze von 1988 bis 2000

Die Gesundheitspolitik von Ende der 80er bis weit in die 90er Jahre war von heftigen politischen Auseinandersetzungen geprägt. Seit 1976 war eine Serie von „Kostendämpfungsgesetzen" verabschiedet worden. Allein Ende der 80er bis Mitte der 90er Jahre wurden 46 größere Gesetze und 6.800 Einzelbestimmungen für die gesetzliche Krankenversicherung in Kraft gesetzt.[145] Es wurden Ausgaben budgetiert, Leistungen eingeschränkt, Zuzahlungen und Finanzierungsgrundlagen ausgeweitet sowie eine zentrale Koordinierungsinstanz, die Konzertierte Aktion im Gesundheitswesen, geschaffen. Die Bilanz der Kostendämpfungspolitik blieb jedoch ernüchternd. Insgesamt kam es zu keiner Ausgabensenkung, sondern lediglich zu Ausgabenverschiebungen. Symptomatisch dafür war der steile Anstieg der „Selbstbeteiligung" der Versicherten im Krankheitsfall. Die zusätzliche Kostenbeteiligung der Versicherten und Leistungsausgrenzungen wurden als „Kostendämpfung" bezeichnet. Dabei verlagerten sich die Kosten lediglich von der Soldiargemeinschaft der Versicherten auf diejenigen, die Leistungen in Anspruch nahmen, also die Patienten. Das ursprüngliche Konzept der gesetzlichen Krankenversicherung als Vollversicherung wurde damit zunehmend ausgehöhlt. Diese Erkenntnis lenkte seit Mitte der 80er Jahre die Diskussion immer stärker auf Strukturveränderungen im historisch gewachsenen deutschen Gesundheitssystem.

Wenn auch zunächst vordergründig die unmittelbare Ausgabenentwicklung der gesetzlichen Krankenversicherung im Mittelpunkt der Gesundheitspolitik stand, so machten sich aber auch weltweite Veränderungen bemerkbar, die das Gesundheitssystem nicht ungeschoren ließen. Die Probleme der zunehmenden Globalisierung, des Wirtschaftsstandorts, der westeuropäischen Integration, geopolitische Veränderungen in Osteuropa sowie neoliberale Einflüsse aus den USA und Großbritannien, auf die das exportorientierte deutsche Kapital empfindlich reagierte, sickerten sehr schnell über die einkommensabhängige Finanzierung auch in das deutsche Gesundheitssystem. Bereits im Vorfeld der Gesundheitsreform zeigte sich allerdings, dass strukturelle Neuerungen gegen den Widerstand mächtiger privilegierter gesellschaftlicher Interessengruppen hätten durchgesetzt werden müssen, was offensichtlich politisch zunächst nicht opportun erschien. Es stellte sich sogar die Frage, ob das deutsche Gesundheitssystem ange-

---

[145] G. Eberle, Die Entwicklung der GKV zum heutigen Stand, in: Sozialer Fortschritt, H. 3, 1998, S. 53.

sichts eines verkrusteten reformblockierenden Potenzials überhaupt reformierbar ist.[146] Deshalb intendierten die Erneuerungskonzepte der konservativ-liberalen Bundesregierung zunächst, den Status quo mit seinen Grundprinzipien in der gesetzlichen Krankenversicherung (Solidarität, Subsidiarität, Selbstverwaltung, Gliederung und Sachleistung) beizubehalten und alle Beteiligten in einen Rationalisierungsprozess zur Erhöhung von Effizienz und Effektivität einzubinden. Eine rein marktwirtschaftlich orientierte Reform wurde zwar frühzeitig dementiert, aber gleichwohl bedeutete das keineswegs eine Absage an den verstärkten Einbau von Elementen des Marktes und des Wettbewerbs in die gesetzliche Krankenversicherung.[147] Diese ökonomischen Elemente sollten insbesondere dazu beitragen, die eigenverantwortliche Vorsorge der Versicherten für ihre Gesundheit zu stärken. Primär standen also nicht gesundheitspolitische, sondern ökonomische Ziele im Vordergrund. Es ging darum, die Ausgaben der gesetzlichen Krankenversicherung und damit der indirekten Lohnkosten durch Rationalisierungen zu senken oder mindestens zu stabilisieren. Der Preis für die Ware Arbeitskraft sollte verbilligt werden. Die Reform strebte eine langfristige Stabilisierung bzw. Senkung des Beitragssatzes der gesetzlichen Krankenversicherung an und versuchte zugleich eine *Selbststeuerung* zu initiieren, um so den Gesetzgeber dauerhaft von unangenehmen Regulierungsnotwendigkeiten zu entlasten. Die Idee, Beitragsstabilität als Regulierungsmechanismus zu implementieren, schloß an das sozialliberale Konzept der „einnahmeorientierten Ausgabenpolitik" an, das die Ausgaben der gesetzlichen Krankenversicherung schon Ende der 70er Jahre in Einklang mit der Entwicklung der Grundlohnsumme[148] zu halten versuchte.

# 1 Das Gesundheits-Reformgesetz

## 1.1 Grundsätze

Aus den Überlegungen und Diskussionen darüber ist das Gesundheits-Reformgesetz hervorgegangen. Nach der Bundestagswahl vom 25. Januar 1987, die die konservativ-liberale Koalition bestätigt hatte, einigten sich CDU, CSU und FDP in den Koalitionsvereinbarungen vom Februar /März

---

[146] V. Wanek, Machtverteilung im Gesundheitswesen, Frankfurt a.M. 1994, S. 306ff.

[147] Bundesministerium für Arbeit und Sozialordnung (Hrsg.), Übersicht über das Sozialrecht, Bonn 1994, S.127.

[148] Die Grundlohnsumme ist die Summe aller Einnahmen durch beitragspflichtige Mitglieder.

1987 auf die Grundzüge einer Gesundheitsreform. Der Bundesarbeitsminister (*Norbert Blüm*, CDU) erhielt den Auftrag, einen „Gesetzentwurf zur Strukturreform im Gesundheitswesen" vorzulegen und folgende politische Zielsetzungen zu beachten :

Für alle Beteiligten im System der GKV wirksame Anreize zu mehr Wirtschaftlichkeit, Sparsamkeit und Eigenverantwortlichkeit zu schaffen,

- die Finanzgrundlage der GKV zu stärken,
- die Orientierung von Leistungen und Ausgaben an gesundheitlichen Zielen und medizinischen Prioritäten bei Beachtung von Beitragsstabilität,
- die Erhaltung und Weiterentwicklung einer leistungsfähigen sozialen und gegliederten Krankenversicherung mit Subsidiarität, Solidarausgleich und Selbstverwaltung;
- Gewährleistung einer hochwertigen gesundheitlichen Versorgung mit Teilhabe am medizinischen Fortschritt,
- die Erhaltung und Weiterentwicklung unseres freiheitlichen Gesundheitswesens mit freier Arztwahl, Freiberuflichkeit der Gesundheitsberufe und einer Vielfalt von privaten, öffentlichen und freigemeinnützigen Trägern,
- die Schaffung und Stärkung von Elementen des Wettbewerbs und der sozialen Marktwirtschaft im Gesundheitswesen und in der GKV, und zwar im Verhältnis der Krankenkassen zu den Leistungserbringern, aber auch zwischen den Krankenkassen."[149]

Die weitere Chronologie der Gesetzgebung verlief wie folgt: Der Bundesarbeitsminister legte am 20. Januar 1988 den Referentenentwurf vor. Am 27. April 1988 wurde der Regierungsentwurf vom Kabinett beschlossen, und das Gesetz konnte am 25. November bzw. am 16. Dezember 1988 vom Bundestag und Bundesrat verabschiedet werden. Es trat schon kurz darauf am 1. Januar 1989 in Kraft.

Seitens der Bundesregierung wurde der *Beitragssatzstabilität* in der gesetzlichen Krankenversicherung höchste Priorität beigemessen. Allerdings sollte nicht nur die Konsolidierung der Beitragssätze gewährleistet werden, sondern zugleich sollte ein Selbststeuerungsmechanismus installiert werden, um die tieferliegenden Ursachen der angeblichen „Kostenexplosion"[150] zu beseitigen. In der medizinischen Versorgung sollte umgesteuert werden mit dem Ziel, Wirtschaftlichkeitsreserven zu mobilisieren. Diese wurden vor allem in dem Nebeneinander von Überversorgung (z.B. Zahnersatz, Arzneimittelkonsum, Bagatellleistungen) und Unterversorgung (z.B. Schwer-

---

[149] CDU-Dokumentation 9/87, vom 12. März 1987, S. 11f.
[150] Vgl. hierzu Teil D, Kap. 3.

pflegebedürftigkeit, Vorsorge und Früherkennung, Qualität) als Folge von Steuerungsmängeln gesehen. Deshalb sollten alle Akteure in den Prozess der Neuorientierung einbezogen und entsprechend begünstigt bzw. belastet werden:

- Die *Versicherten* sollten über erweiterte Präventionsangebote, die verbesserte soziale Absicherung des Pflegerisikos und die in Aussicht gestellte Beitragssatzsenkung mit den vorgesehenen Leistungskürzungen und erhöhten direkten Zuzahlungen versöhnt werden.

- Die *Krankenhäuser* sollten durch die Einführung der vor- und nachstationären Behandlung sowie durch die Entlastung von teuren Pflegefällen mittels der Absicherung der Pflegebedürftigkeit begünstigt werden. Zugleich wurden für sie aber auch verschärfte Kontrollen durch Preisvergleichslisten und Wirtschaftlichkeitsprüfungen erwogen, die bei nachhaltigen Verstößen sogar die Vertragskündigung durch die Krankenkassen vorsahen.

- Bei *Kassenärzten* und *Kassenzahnärzten* diente die Ausweitung ihres Aktionsradius´ in die Prävention (Gesundheits-Check-ups, zahnärztliche Prophylaxe) als Kompensation für neue Wirtschaftlichkeitsprüfungen nach Stichproben und Richtgrößen, die Umbildung des Vertrauensärztlichen Dienstes zum Medizinischen Dienst der Krankenversicherung und die geplante vor- und nachstationäre Krankenhausbehandlung.

- Der einzige Akteur, für den die Bundesregierung neben Belastungen keine kompensatorischen Vergünstigungen vorsah, war die *pharmazeutische Industrie*. Hier sollte es sogar zu einer Kumulation von Belastungen kommen wie: Festbeträge, „Solidarbeitrag", Richtgrößen, Erweiterung der Negativliste, Aufhebung des Aut-Simile-Verbots für Apotheken und verstärkte Anreize zur Verordnung von Generika. In diesem Sektor wurde auch das höchste Einsparpotenzial veranschlagt.[151]

- Die Unterschiede der *Krankenkassen* hinsichtlich des Beitragssatzes und des Leistungskatalogs waren beträchtlich. Insbesondere die Ortskrankenkassen verzeichneten gegenüber den Ersatzkassen hohe Beiträge und eine Anhäufung von schlechten Krankheitsrisiken. Aber auch innerhalb der Ortskrankenkassen gab es ein ausgeprägtes Nord-Süd-Gefälle, das bei den Ersatzkassen bundesweit ausgeglichen werden konnte. Daraus resultierte eine unterschiedliche Verhandlungsstärke mit den Leistungsanbietern. Die Gesundheitsreform sah vor, diese disparitären Ausgangsbedingungen zu homogenisieren, die Beitragssatzunterschiede abzusenken und das Leistungsrecht innerhalb einer Kassenart und zwischen denselben anzugleichen. Als Instrument dafür sollten Finanzausgleichsverfahren dienen.

---

151 V. Wanek, Machtverteilung im Gesundheitswesen, a.a.O., S. 338 ff.

Die Einbeziehung aller Akteure, die in der Serie der Kostendämpfungsgesetze neu war, bewirkte insbesondere unter den privaten Leistungsanbietern - also jenen, die von der sozialen Krankenversorgung am meisten profitierten - einen Erosionsprozess ihres gemeinschaftlichen strategischen Handelns. Die traditionelle Koalition von Ärzteschaft und Pharmaindustrie, die sich in der Vergangenheit als eine der Hauptblockaden erwiesen hatte, konnte damit ein Stück weit aufgeweicht werden. Allerdings stellten sie auch als Einzelkämpfer ein nach wie vor beträchtliches Widerstandspotenzial mit nachhaltigem Einfluß auf die geplante Reform dar. Insgesamt bestätigte die Strategie der Bundesregierung, dass in Zeiten struktureller Veränderungen und ökonomischer Krisen die Interessen des Gesamtkapitals - und insbesondere seiner stärksten Fraktionen - Vorrang vor den Interessen einzelner Akteure hat. Die „reinigende Kraft der Krise" betraf vor allem die kleineren und schwächeren Marktteilnehmer. Es fanden Konzentrationsprozesse statt. Absprachen wurden aufgelöst und Rücksichtnahmen zurückgenommen, weil jeder sein eigenes Terrain verteidigen und schließlich retten musste. Ökonomische Krisen sind generell „Kartellknacker".

Es ist schwierig, ein Hauptergebnis ausfindig zu machen, dass sozusagen als Charakteristikum des Gesundheits-Reformgesetzes bezeichnet werden kann. Eine grundlegende Veränderung war zweifellos die mit den Gesundheits-Reformgesetz eingeführte *neue Kodifizierung* des Rechts der Gesetzlichen Krankenversicherung. Das Zweite Buch der Reichsversicherungsordnung, gültig seit 1911, wurde durch das *Fünfte Buch des Sozialgesetzbuchs* abgelöst. Damit wurde das Recht der Krankenversicherung systematisch neu geordnet und neu geschrieben. Als weiteres Hauptziel wurde mit dem Gesetz - wie erwähnt - eine langfristige Finanzierungsstabilität der gesetzlichen Krankenversicherung angestrebt, allerdings ohne weitere Erhöhungen der Beitragssätze. Die Stabilität der Beitragssätze galt als wirtschaftspolitisch notwendig und gesundheitspolitisch verantwortbar. Diese Grundüberzeugung wurde - zumindest zu Beginn des Erneuerungsprozesses - von CDU/CSU, SPD, DGB, BDA und den Krankenkassen - insbesondere den Ortskrankenkassen - vertreten. Allen Beteiligten dieser großen Koalition ging es mit unterschiedlichen Interessen um eine Rationalisierung und Beschränkung der Ausgaben der gesetzlichen Krankenversicherung. Im Gesundheits-Reformgesetz hiess es deshalb: „Die Krankenkassen und die Leistungserbringer haben in den Vereinbarungen über die Vergütung der Leistungen den Grundsatz der Beitragssatzstabilität ... zu beachten".[152] Und der *„Grundsatz der Beitragssatzstabilität"* meinte, daß Beitragssatzerhöhungen zu vermeiden sind, „es sei denn, die notwendige me-

---

[152] §71 SGB V.

dizinische Versorgung ist auch unter Ausschöpfung von Wirtschaftlichkeitsreserven ohne Beitragssatzerhöhung nicht zu gewährleisten".[153]

Auffallend war ferner eine bisher unbekannte starke Konzentration auf den *Pharmasektor.* Offensichtlich spielten dabei auch die mehrfach fehlgeschlagenen Versuche der Regierung eine Rolle, die Pharmaindustrie in die Kostendämpfung einzubeziehen. Letztere verweigerte sich nämlich fortgesetzt einer Kooperation und war keineswegs bereit, unter übergeordneten Gesichtspunkten auch nur Teile ihrer Privilegien aufzugeben.[154] Die im Arzneimittelbereich, bei den Heil- und Hilfsmitteln sowie dem Zahnersatz angestrebten Einsparungen sollten neue notwendige Leistungen im Bereich der Prävention und der Pflege von Schwer-und Schwerstpflegebedürftigen finanzieren helfen.

## 1.2   Senkung der Ausgaben

Im einzelnen kam es dabei zu folgenden ausgabensenkenden Neuerungen: Für *Arznei-, Verband- und Hilfsmittel wurden Festbeträge* eingeführt. Bei den Arzneimitteln bestimmte der Bundesausschuß der Ärzte und Krankenkassen Gruppen von Arzneimitteln, für die Festbeträge festgesetzt werden können. Zu den meisten Festbeträgen kam es bei der Gruppe der „Arzneimittel mit denselben Wirkstoffen". Arzneimittel mit Festbeträgen waren frei von Zuzahlungen. Bei den übrigen Arzneimitteln wurde die Zuzahlung von zwei auf drei DM pro verordnetem Mittel erhöht. Darüber hinaus erhielten die Apotheker eine Substitutionsmöglichkeit für preisgünstigere Medikamente.[155] Mit der Festsetzung der Festbeträge für Hilfsmittel wurden die Spitzenverbände der Krankenkassen beauftragt und für *Heilmittel* mussten 10 Prozent von den Versicherten zugezahlt werden. Neu war auch, dass Heil- und Hilfsmittel „von geringerem oder umstrittenen Nutzen oder geringem Abgabepreis" durch Rechtsverordnung aus der Erstattungspflicht ausgeschlossen werden konnten.[156] Für Brillen bezahlte die Krankenkasse nur noch einen Zuschuß von 20 DM.

Die Versorgung mit *Zahnersatz* war der dritte Bereich, in dem nachhaltige Sparmaßnahmen geplant waren. Gleichzeitig sollte die in der Bundesrepublik vernachlässigte *Zahnprophylaxe* ausgebaut werden. Beide Intentionen wurden miteinander verknüpft. Für die medizinisch notwendige Versorgung mit Zahnersatz (zahntechnische und zahnärztliche Leistungen)

---

[153] Abs.2 §141 SGB V.
[154] V. Wanek, a.a.O., S. 339f.
[155] §129 SGB V.
[156] §34 SBG V.

wurden nur noch 50 Prozent erstattet. Bei Einhaltung von Prophylaxe-Maßnahmen stieg der Anteil auf maximal 65 Prozent. Gleichzeitig wurde beim Zahnersatz und bei kieferorthopädischen Leistungen anstelle des Sachleistungsprinzips die Kostenerstattung eingeführt.[157]

Zu weiteren *Zuzahlungserhöhungen* der Versicherten kam es beim Krankenhausaufenthalt und den Fahrkosten. Darüber hinaus wurde das Sterbegeld gekürzt. Die Zuschüsse für ambulante Kuren wurden reduziert und die Zuzahlungen bei stationären Kuraufenthalten erhöht. Sozial abgefedert werden sollte dieses Sparpaket durch Härte- und Überforderungsklauseln.[158] Damit wurde die Bedürftigkeitsprüfung auch in die gesetzliche Krankenversicherung eingeführt.

Den Ausgabenkürzungen standen neue Leistungen gegenüber, die aus den Einsparungen kostenneutral finanziert werden sollten. Es handelt sich dabei um die soziale Absicherung der Schwerpflegebedürftigkeit und die Ausweitung der Präventionsleistungen bis hin zur Gesundheitsförderung.

## 1.3 Neue Leistungen

Das Thema *Schwerpflegebedürftigkeit* war politisch brisant und zählte zu den dringendsten sozial- und gesundheitspolitischen Problemen. Angesichts der Entwicklung der Bevölkerungsstruktur, steigender Lebenserwartungen und einer veränderten Familienstruktur wurde mit einer massiven Zunahme pflegebedürftiger älterer Menschen gerechnet und zugleich die Gefahr gesehen, dass auf die Städte und Gemeinden eine Kostenlawine zurollt. Diese sollte von den Kommunen weg auf die gesetzliche Krankenversicherung gelenkt werden. Das Gesundheits-Reformgesetz definierte den Personenkreis, der schwerpflegebedürftig ist und häusliche Pflegehilfe als Leistung der Gesetzlichen Krankenversicherung beanspruchen kann. Es heißt: „Versicherte, die nach ärztlicher Feststellung wegen einer Krankheit oder Behinderung so hilflos sind, daß sie für die gewöhnlichen und regelmäßig wiederkehrenden Verrichtungen im Ablauf des täglichen Lebens auf Dauer in sehr hohem Maße der Hilfe bedürfen (Schwerpflegebedürftige), erhalten häusliche Pflegehilfe."[159] Die häusliche Pflegehilfe ist darauf ausgerichtet, dass Pflegebedürftige möglichst in ihrem Haushalt oder dem ihrer Familie verbleiben können und stationäre Pflege vermieden wird.[160] Darin wurde freilich auch eine Möglichkeit zur Kostenreduzierung im

---

[157] §30 SGB V.
[158] §§61, 62 SGB V.
[159] §53 SGB V.
[160] §55 SBG V.

Krankenhaus gesehen. Die Aufwendungen der Krankenkassen dafür durften im Einzelfall 750 DM je Kalendermonat nicht übersteigen. Auch wurde im Gesetz der Situation Rechnung getragen, dass die Pflegeperson ausfallen kann. Dann dürfen die Krankenkassen für maximal 4 Wochen bis zu 1800 DM für eine Ersatzpflegeperson aufwenden.[161] Diese Regelungen traten am 1. Januar 1991 in Kraft.

Eine weitere grundsätzliche Neuerung war die Einführung von Leistungen der *Gesundheitsförderung* und *Krankheitsverhütung*. Dieser Bereich, der für die Gesundheitspolitik eine prinzipielle Bedeutung hat, war bisher dem Finanzierungsspielraum der Krankenkassen verschlossen, da sich diese per definitionem mit Krankheit zu befassen hatten. Nun hieß es im GRG: „Die Krankenkassen haben ihre Versicherten allgemein über Gesundheitsgefährdungen und über die Verhütung von Krankheiten aufzuklären und darüber zu beraten, wie Gefährdungen vermieden und Krankheiten verhütet werden können. Sie sollen den Ursachen von Gesundheitsgefährdungen und Gesundheitsschäden nachgehen und auf ihre Beseitigung hinwirken."[162] Selbst bei der Verhütung arbeitsbedingter Gesundheitsgefahren sollten Krankenkassen mitwirken - eigentlich ein traditionelles Feld der Berufsgenossenschaften. Die Krankenkassen konnten nun in ihrer Satzung Ermessensleistungen zur Erhaltung und Förderung der Gesundheit und zur Verhütung von Krankheiten vorsehen.[163] Sie sollten dabei möglichst mit anderen zuständigen Stellen eng zusammenarbeiten. Eine weitere Neuerung in diesem Spektrum war der Anspruch auf eine ärztliche *Gesundheitsuntersuchung zur Früherkennung* von Krankheiten.[164] Mit dieser qualitativen Neuorientierung ging die Bundesregierung u.a. auf die jahrzehntelangen Forderungen der Weltgesundheitsorganisation, der Arbeiterbewegung, der Gesundheitsbewegung mit ihren vielfältigen Organisationen - bis hin zur Kritischen Medizin und den Demokratischen Ärztinnen und Ärzten ein.[165]

---

[161] §56 SGB V.
[162] §20 Abs.1 SGB V.
[163] §20 Abs.3 SBG V.
[164] §25 SGB V.
[165] H.-U. Deppe, Krankheit ist ohne Politik nicht heilbar, a.a.O., S. 153f und 156.

## 1.4 Qualitäts- und Wirtschaftlichkeitskontrolle

Das Gesundheits-Reformgesetz entwickelte erstmals weitergehende Anätze zur *Qualitätskontrolle* im kassenärztlichen Bereich[166] als Aufgabe der gemeinsamen Selbstverwaltung von Kassen und Kassenärzten und dehnte dieses System auf die Krankenhäuser[167] aus. Bei den Kassenärzten ging es vor allem um die Abrechnung neuer Untersuchungs- und Behandlungsmethoden, für deren Genehmigung der Bundesausschuß der Ärzte und Krankenkassen zuständig wurde, und um die Qualifikation der Ärzte, die sich an solchen Verfahren beteiligten. Im Krankenhaus sollten sich Maßnahmen der Qualitätssicherung auf die Behandlung, Versorgungsabläufe und Behandlungsergebnisse erstrecken und so gestaltet sein, dass vergleichende Prüfungen möglich sind.

Weiter befaßt sich das Gesetz mit der *Wirtschaftlichkeitskontrolle* der Kassenärzte und Krankenhäuser. An beide zusammen wurde immerhin mehr als die Hälfte der GKV-Einnahmen ausgegeben. Hinzu kommt, dass die Kassenärzte nicht nur den größten Teil ihres Einkommens aus der Behandlung von GKV-Versicherten erzielen, sondern darüber hinaus Ausgaben in anderen Versorgungsbereichen veranlassen, die ein Mehrfaches ihres Einkommensvolumens betragen. Die Einkommenssituation der Kassenärzte wurde durch die kontinuierliche Zunahme der Kassenärzte verschärft. Als wesentliche Neuerung ist zu sehen, dass nun auch die Krankenkassen mit den Kassenärztlichen Vereinigungen die Wirtschaftlichkeit der *kassenärztlichen Versorgung* überwachten.[168] Zuvor lag diese Kontrollmöglichkeit allein bei den Kassenärztlichen Vereinigungen. Die Wirtschaftlichkeit der Versorgung wird nach dem Gesetz geprüft durch:
- arztbezogene Prüfung ärztlicher und ärztlich verordneter Leistungen nach Durchschnittswerten,
- arztbezogene Prüfungen bei Überschreiten vereinbarter arztgruppenspezifischer Richtgrößen für das Volumen verordneter Leistungen, insbesondere von Arznei- und Heilmitteln[169] und
- arztbezogene Prüfung ärztlicher und ärztlich verordneter Leistungen auf von arztbezogenen und versichertenbeziehbarer Stichproben, die 2 Prozent der Ärzte je Quartal umfassen.[170]

---

166 §§135, 136 SGB V.
167 § 137 SBG V.
168 §106 Abs.1 SGB V.
169 §84 SGB V.
170 §106 Abs.2 SGB V.

Die Prüfungen umfassen auch Überweisungen, Krankenhauseinweisungen und die Feststellung der Arbeitsunfähigkeit. Krankenkassen und Kassenärztliche Vereinigung schließen Verträge ab, unter welchen Voraussetzungen Einzelfallprüfungen und pauschale Honorarkürzungen vorgenommen werden.[171]

Die neu eingeführte Wirtschaftlichkeitsprüfung betraf allerdings nicht nur die Kassenärzte, sondern auch die *Krankenhäuser*. Nach dem Gesetz konnten die Verbände der Krankenkassen nun „die Wirtschaftlichkeit, Leistungsfähigkeit und Qualität der Krankenhausbehandlung eines zugelassenen Krankenhauses durch einvernehmlich mit dem Krankenhausträger bestellte Prüfer untersuchen lassen."[172] Und war die Gewähr für eine wirtschaftliche Krankenhausbehandlung nicht gegeben, so wurde den Krankenkassen sogar die Möglichkeit eingeräumt, den Vertrag mit einem Krankenhaus mit einer Frist von einem Jahr ganz oder teilweise zu kündigen.[173]

Die zweite Erweiterung der Wirtschaftlichkeitskontrolle war die Umwandlung des Vertrauensärztlichen Dienstes in den nun neuen *Medizinischen Dienst der Krankenversicherung*, mit dem die medizinische Kompetenz auf Seiten der Krankenkassen ausgebaut wurde. Während der Vertrauensärztliche Dienst sich vornehmlich auf die Überprüfung der Arbeitsunfähigkeit beschränkte, erhielt der Medizinische Dienst zusätzliche Aufgaben. Diese betrafen u.a. die Feststellung der medizinischen Notwendigkeit von Leistungen, von Maßnahmen der Rehabilitation, der Schwerpflegebedürftigkeit und folgender häuslicher Krankenpflege, der kieferorthopädischen Behandlung, der Dialysebehandlung sowie Fragen der Qualitätssicherung im ambulanten und stationären Bereich.[174]

Zur weiteren Verbesserung der Wirtschaftlichkeit der Krankenversorgung wurde in dem Gesetz auch das *Verhältnis zwischen Krankenhäusern und Kassenärzten* thematisiert. Die strikte Trennung zwischen ambulanter und stationärer Versorgung, die für die Bundesrepublik Deutschland typisch ist und insbesondere durch Doppeluntersuchungen zu Verteuerungen führt, wurde wie folgt aufgegriffen: „Die Landesverbände der Krankenkassen und die Verbände der Ersatzkassen gemeinsam und die Kassenärztlichen Vereinigungen schließen mit den Vereinigungen der Krankenhausträger im Land gemeinsam Verträge mit dem Ziel, durch enge Zusammenarbeit zwischen Kassenärzten und zugelassenen Krankenhäusern eine nahtlo-

---

[171] §106 Abs.3 SGB V.
[172] §113 Abs.1 SGB V.
[173] §112 Abs.4 SGB V.
[174] §275 SGB V.

se ambulante und stationäre Behandlung der Versicherten zu gewährleisten."[175]

## 1.5 Struktur und Organisation der gesetzlichen Kranken-
versicherung

Als traditionelles und überholtes Problemfeld war bekannt, dass sich die
Risiken und Einnahmen zwischen den Kassen und Kassenarten ungleich
verteilten und dass deshalb die alten RVO-Kassen (Orts-, Betriebs- und Innungskrankenkassen) und die Ersatzkassen in Verhandlungen mit den Leistungsanbietern nicht gleichgestellt waren. So konnten sich Kassen mit
günstiger Risikostruktur und niedrigeren Beitragssätzen durch großzügige-
re Vergabe satzungsmäßiger Leistungen vor allem durch eine anbieter-
freundliche Honorar- und Vergütungspolitik gegenüber ihren Versicherten
profilieren. Dies zwang dann die übrigen Kassenarten ebenfalls zur Anpassung an den steigenden Leistungs- und Honorarstandard, um insbesondere
Verluste von Mitgliedern mit höheren Einkommen zu vermeiden. In diese
Konstellation sollte das Gesundheits-Reformgesetz eingreifen mit der Intention, das unterschiedliche Leistungs- und Beitragsrecht einander anzu-
nähern, ohne allerdings das gegliederte System der verschiedenen Kassenarten aufzuheben. Neu in diesem Kontext war der Finanzausgleich *innerhalb* einer Kassenart[176], der auf dem Hintergrund abweichender Bedarfs-
sätze und Risikostrukturen möglich wurde. Die Ersatzkassen wurden in den
Kreis der gesetzlichen Krankenkassen einbezogen, zur engeren Zusammenarbeit verpflichtet[177] und an den Bundesausschüssen beteiligt[178]. Es
kam zu einer *Harmonisierung des Leistungsrechts*. Angleichungen fanden
auch im Bereich des *Beitragsrechts* statt.[179] Insgesamt wurde mit der Anpassung des Leistungs- und Beitragsrechts sowie der Einführung der Qua-
litäts- und Wirtschaftlichkeitskontrollen die *Position der Krankenkassen*
gegenüber den Leistungsanbietern *gestärkt*. Die Kollektivverhandlungen
zwischen Leistungsfinanzierern und Leistungsanbietern sollten offensichtlich zum Kern der Steuerung gemacht werden.

Zusammengefasst läßt sich also festhalten, dass das Gesundheits-
Reformgesetz die Tendenz zur Stärkung der Kassenkompetenz und zur
verbandlichen Steuerung des Leistungsgeschehens unter zurückhaltender

---

[175] §115 Abs.1 SGB V.
[176] §§265, 267 SGB V.
[177] §4 SGB V.
[178] §91 SGB V.
[179] Ch. Perschke-Hartmann, Die doppelte Reform, Opladen 1994, S.156.

Staatsaufsicht fortsetzte. Es kam zu einer Umschichtung des Leistungskatalogs mit einer Kürzung kurativer Leistungen zugunsten langfristiger und präventiver Maßnahmen. Zusätzlich wurden Festbeträge für Arzneimittel sowie Seh- und Hörhilfen eingeführt. Die Mitwirkungsrechte der Kassen bei Wirtschaftlichkeitsprüfungen von Ärzten und Krankenhäusern wurde gestärkt. Auch die Kompetenz gemeinsamer Einrichtungen von Kassen und Leistungserbringern zum Erlass qualitätssichernder Richtlinien wurde ausgebaut. Der neu geschaffene Medizinische Dienst erhielt das Recht zur Prüfung verordneter Leistungen. Hinzu kamen weitere Maßnahmen zur administrativen Vereinheitlichung der Kassen wie z.B. die Erweiterung des Finanzausgleichs innerhalb einer Kassenart.[180]

Insgesamt konnten allerdings die ehrgeizigen Ziele des Gesundheits-Reformgesetzes nicht erreicht werden. Damit erwiesen sich nicht nur die Hoffnungen von Sozialminister *Blüm* (CDU) als ein Fehlschlag, sondern die konservativ-liberale Gesundheitspolitik insgesamt. Die klassischen Instrumente der „Kostendämpfungspolitik" - wie Budgetierung, Leistungskürzungen bzw. Ausgrenzungen, Umschichtungen innerhalb der Sozialversicherung, Zuzahlungen für Patienten - waren gescheitert, denn es kam nicht zu der mit höchster Priorität geplanten anhaltenden Beitragssatzstabilität. Die temporäre finanzielle Entlastung der Kassen wurde im wesentlichen durch erhöhte „Selbstbeteiligung" der Versicherten herbeigeführt. Das Verhandlungsgleichgewicht zwischen Kassen und Leistungserbringern konnte nicht hergestellt werden. Trotz der Angleichung der Krankenkassen aneinander kam es nicht zu der längst fälligen Organisationsreform. Auch lässt sich das Gesundheits-Reformgesetz keineswegs als sozial ausgewogen in dem Sinne bezeichnen, dass alle Beteiligten gleichermaßen belastet wurden. Dazu stellte sogar der Bundesarbeitsminister selbstkritisch fest: „Die Masse der Einsparungen ergab sich aus Leistungsbegrenzungen und der Erhöhung von Zuzahlungen. Das Ziel des Gesundheits-Reformgesetzes, die finanziellen Lasten der Gesundheitsreform gleichmäßig auf die Schultern von Leistungserbringern und Versicherten zu verteilen, scheiterte an der Blockadeposition einzelner Beteiligter. Am Ende hatten im wesentlichen nur die Versicherten ihren Beitrag erbracht."[181] Die zentralen Struktur-, Finanzierungs- und Versorgungsprobleme wurden weder in Angriff genommen und schon gar nicht gelöst.[182]

---

[180] Vgl. J. Alber, Das Gesundheitswesen der Bundesrepublik Deutschland, Frankfurt a.M. 1992, S. 47f.

[181] Bundesministerium für Arbeit und Sozialordnung (Hrsg.), Übersicht über das Sozialrecht, a.a.O., S. 130.

[182] K. Stegmüller, Wettbewerb im Gesundheitswesen, Frankfurt a.M. 1996, S. 66f.

# 2 Deutsche Vereinigung[183]

Die unbewältigten Reformen des Gesundheitswesens wurden durch kein geringeres Ereignis als den Prozess der deutschen Einigung von der politischen Tagesordnung verdrängt. Mit dem Einigungsvertrag vom 31. August 1990 kamen neue schwierige Aufgaben auf die GKV zu. Zum 1. Januar 1991 wurde das westdeutsche Krankenversicherungsgesetz mit Übergangsvorschriften auch in den neuen Bundesländern eingeführt - trotz vielfacher Bedenken, dass damit reformbedürftige Strukturen übernommen werden.

Dies ging freilich nicht ohne Probleme vonstatten. Immerhin handelte es sich um grundsätzlich verschiedene soziale Sicherungssysteme. Die Einheitsversicherung der DDR unterschied sich deutlich von der westlichen Krankenversicherung. Der Standard medizinischer Einrichtungen klaffte weit auseinander. Allein für den Krankenhaussektor wurde ein Bedarf an Investitionsmitteln in Höhe von 30 Mrd. DM ermittelt.

Obwohl aufgrund der geringen Einnahmen der GKV in den neuen Bundesländern als Übergangslösung vergleichsweise niedrige Preise und Honorare festgelegt worden waren, näherten sich die Ausgaben dem Westniveau weit schneller als die Einkommen.

Insgesamt vollzog sich der Einigungsprozess in der GKV und im Gesundheitswesen ohne spürbare Brüche und Einbußen im Versorgungsniveau. Dafür waren allerdings erhebliche Finanztransfers von West nach Ost notwendig. Sie wurden teilweise über eine Anschubfinanzierung aus Steuermitteln, teilweise von Versicherten und Arbeitgebern aus Beitragsmitteln getragen.

# 3 Das Gesundheits-Strukturgesetz

Nach der Bundestagswahl vom Oktober 1990, in der die konservativ-liberale Koalition vor dem Hintergrund der Wiedervereinigungseuphorie ihre Mehrheitsposition verteidigen konnte, ging die Zuständigkeit der gesetzlichen Krankenversicherung im Januar 1991 an ein neu gebildetes *Bundesgesundheitsministerium*. An dessen Spitze wurde die CSU-Politikerin *Gerda Hasselfeldt* gesetzt, die sich aber schon bald als von dieser Aufgabe überfordert erwies. Ihr Rücktritt erfolgte bereits Ende April 1992 nach der

---

[183] H.-U. Deppe, H. Friedrich, R. Müller (Hrsg.), Gesundheitssystem im Umbruch: Von der DDR zur BRD, Frankfurt a. M. 1993; Ph. Manow, Gesundheitspolitik im Einigungsprozess, Frankfurt a.M. 1994. J. Wasem, Vom staatlichen zum kassenärztlichen System. Eine Untersuchung des Transformationsprozesses der ambulanten ärztlichen Versorgung in Deutschland, Frankfurt a.M. 1997.

Landtagswahl in Baden-Württemberg. *Horst Seehofer* (CSU) wurde ihr Nachfolger. Vor seiner Amtsübernahme hatte er seit April 1989 die Stelle eines Parlamentarischen Staatssekretärs im Bundesministerium für Arbeit und Sozialordnung. Die Probleme der Gesundheitspolitik waren ihm also gut vertraut.

Unmittelbar nach seiner Vereidigung am 6. Mai 1992 begann Bundesgesundheitsminister *Seehofer* mit den Vorbereitungen einer Gesundheitsreform, die in turbulenten politischen und parlamentarischen Auseinandersetzungen noch bis zum Ende desselben Jahres in einem Gesetz verabschiedet wurde. Das Gesundheits-Strukturgesetz trat am 1. Januar 1993 in Kraft. Es knüpfte zunächst an den Ergebnissen und steckengebliebenen Vorstellungen des Gesundheits-Reformgesetzes an, ging jedoch am Ende deutlich darüber hinaus, so dass es zu tatsächlichen Strukturveränderungen im Gesundheitswesen kam. Schon bis September konnte Bundesgesundheitsminister *Seehofer* den Regierungsentwurf eines Gesundheits-Strukturgesetzes dem Bundesrat und Bundestag zuleiten, der allerdings in der Tradition der herkömmlichen „Kostendämpfungsgesetze" stand. Von strukturverändernden Maßnahmen war in diesem Stadium noch wenig zu spüren, und die SPD hatte bereits im Juni angekündigt, dass sie mit ihrer Mehrheit im Bundesrat das Gesetz ablehnen werde. Da das Gesetz jedoch auf die Zustimmung des Bundesrats angewiesen war, suchte *Seehofer* zunächst hinter den Kulissen das Gespräch mit der oppositionellen SPD-Bundestagsfraktion. Es ging ihm darum auszuloten, ob eine „große Sachkoalition" in der Gesundheitsrefrom herstellbar ist. Positive Rückmeldungen führten dann am 11. September in der Bundestagsdebatte zu einem Gesprächsangebot *Seehofers* an die SPD zur Zusammenarbeit und es kam zu Verhandlungen über einen gemeinsamen Gesetzentwurf vom 1. bis 4. Oktober 1992 in Lahnstein. Das Verhandlungsergebnis, bei dem der Einfluß des Koalitionspartners FDP mit seiner traditionellen Klientelpolitik für Ärzte und Pharmaindustrie weitgehend zurückgedrängt werden konnte, wurde als Eckpunktpapier zur Grundlage der Ausarbeitung eines neuen Entwurfs für ein Gesundheits-Strukturgesetz. Die *„Lahnsteiner Beschlüsse"* enthielten folgende Schwerpunkte:

- Organisationsreform der GKV mit freier Kassenwahl und kassenartenübergreifendem Risikostrukturausgleich;
- Positivliste der erstattungsfähigen Arzneimittel und Gründung eines Arzneimittelinstituts;
- gestaffelte, an Packungsgrößen orientierte Zuzahlungen der Versicherten bei Arzneimitteln;
- Neuordnung der kassenärztlichen Versorgung (Hausarztmodell, Leistungskomplexhonorar);

- Wirtschaftlichkeitsprüfungen bei Ärzten und Zahnärzten nach dem Zufallsprinzip;
- Neuordnung der Krankenhausfinanzierung (Aufhebung des Selbstkostendeckungsprinzips, schrittweises Ablösen der tagesgleichen Pflegesätze durch Fallpauschalen und Ausbau der Sonderentgelte, Einstieg in die monistische Finanzierung);
- stärkere Verzahnung von ambulanter und stationärer Versorgung (ambulantes Operieren sowie vor- und nachstationäre Behandlung im Krankenhaus);
- Beteiligung des Bundes an einem 10jährigen Investitionsprogramm für Krankenhäuser in den neuen Ländern;
- zeitlich befristete Begrenzung der Zuwächse in allen Ausgabenbereichen der gesetzlichen Krankenversicherung;
- Verschärfung der Zulassungsbegrenzung in der kassenärztlichen Versorgung sowie ab 1999 eine gesetzliche Regelung der Bedarfszahlen und Altersgrenze für Kassenärzte (68 Jahre).[184]

Diese Schwerpunkte wurden zwar nicht komplett realisiert, blieben aber Grundlage des Gesundheits-Strukturgesetzes, das der Bundesrat ohne gravierende Widerstände abschließend am 18. Dezember 1992 verabschiedete, so dass es mit Beginn des folgenden Jahres in Kraft treten konnte.

Das Gesetz konnte so schnell erstellt und parlamentarisch umgesetzt werden, da die Ausgaben der gesetzlichen Krankenversicherung durch das Gesundheits-Reformgesetz nicht - wie erwartet - nachhaltig gebremst worden waren, die Lohnquote sich wegen der wachsenden Massenarbeitslosigkeit und verhaltener Tarifabschlüsse weiter verringerte und folglich die Kassen ihre Beitragssätze schon 1992 wieder spürbar erhöhen mussten. Zusätzlich waren dem Staat und dem Sozialversicherungssystem erhebliche Kosten durch die deutsche Vereinigung und die Öffnung des europäischen Binnenmarktes entstanden. Der „Wirtschaftsstandort Deutschland", um den angesichts der weltwirtschaftlichen Entwicklung gefürchtet wurde, sollte für das Kapital attraktiver und in seiner Wettbewerbsfähigkeit nicht belastet werden. Insgesamt war die Zeit durch eine allgemeine gesellschaftliche Stimmung gekennzeichnet, die für die Sparappelle der Regierung noch Verständnis aufbrachte und den schnellen strukturverändernden politischen Schritt im Gesundheitswesen tolerierte. Die Politik konnte deshalb auch zu den reformblockierenden Kräften, den gruppenegoistische Interessen ver-

---

[184] Vgl. hierzu. H. Reiners, Das Gesundheitsstrukturgesetz - Ein „Hauch von Sozialgeschichte"? Werkstattbericht über eine gesundheitspolitische Weichenstellung, Veröffentlichungsreihe der Forschungsgruppe Gesundheitsrisiken und Präventionspolitik, Wissenschaftszentrum Berlin für Sozialforschung, P93-210, Berlin, November 1993, S. 19-26.

tretenden Verbänden - insbesondere der Ärzte und Zahnärzte - im Gegensatz zur Situation während der Entstehung des Gesundheits-Reformgesetzes konsequenter auf Distanz gehen. In dem Maße wie es gelang, die Sympathien der Versicherten für sich zu gewinnen, verlor das Drohpotenzial der Verbände, die Patienten als Protestwähler mobilisieren zu können, an Gewicht. Und der Widerstand der FDP schmolz in dem gleichen Maße dahin. *Seehofer* brauchte also - im Gegensatz noch zu Blüm - keine nachhaltigen Anstrengungen mehr zu unternehmen, um die Ärzteverbände für seine Reform als Verbündete zu gewinnen. Der Staat besann sich seines strukturellen hierarchischen Steuerungsvorteils und konnte diesen nutzen.

Das Gesundheits-Strukturgesetz verfolgte zwei Grundlinien, von denen die erste auf eine „Sofortbremsung" der Ausgaben und die zweite auf strukurelle Veränderungen der Gesetzlichen Krankenversicherung abzielte, mit der Perspektive, „das Zusammenwirken von Krankenkassen, Leistungserbringern, Versicherten und Gesetzgeber zu einer ... Selbststeuerung der Gesetzlichen Krankenversicherung (zu) führen".[185]

### 3.1 Stabilisierung der GKV-Ausgaben

Als „Sofortbremse" wurden die Ausgaben in nahezu allen Leistungsbereichen für die Zeit von 1993 bis 1995 budgetiert *(sektorale Budgetierung)*. Bei dieser Entscheidung konnte sich der Bundesgesundheitsminister auf den bereits im Gesundheits-Reformgesetz eingeführten - aber keineswegs realisierten - Grundsatz der Beitragssatzstabilität (§71) berufen. Die Budgetierung bezog sich u.a. auf die Krankenhausbehandlung, ambulante ärztliche und zahnärztliche Versorgung, stationäre Kuren, Arznei-, Heil- und Hilfsmittel sowie die Verwaltungsausgaben der Kassen. Der Anstieg der Ausgaben dafür hatte sich jeweils und verbindlich an den beitragspflichtigen Einnahmen der Mitglieder (Grundlohnsumme) auszurichten. Der Budgetierung lagen folgende reflexive Steuerungsüberlegungen zugrunde: Übersteigt die Mengenzunahme erbrachter oder verordneter Leistungen den gesetzlich vorgegebenen Budgetzuwachs, so sinkt entsprechend die Vergütung der einzelnen Leistung („Deckelung"). Die Budgetierung war lediglich als zeitlich befristetes Instrument gedacht. Sie sollte nach Einführung der ebenfalls im Gesundheits-Strukturgesetz vorgesehenen strukturellen Neuerungen in der gesetzlichen Krankenversicherung wieder aufgehoben und durch eine „Beitragsstabilität orientierte Selbststeuerung" ersetzt

---

[185] Deutscher Bundestag, Drucksache 12/3608 vom 5. Januar 1992, S. 69.

werden.[186] Als weitere Sofortmaßnahme zur Ausgabensenkung wurden für bestimmte Leistungen (Zahnersatz, Arzneien) die Vergütungen bzw. Preise abgesenkt. Und es kam zu einer sofortigen Erhöhung der *Zuzahlungen* beim Krankenhausaufenthalt und bei Arzneimitteln sowie zu *Leistungsausgrenzungen* beim Zahnersatz und in der kieferorthopädischen Versorgung.

## 3.2 Strukturelle Neuerungen: Wettbewerb

### 3.2.1 Organisationsveränderungen der gesetzlichen Krankenversicherung

Die wichtigsten strukurellen Neuerungen, die mit dem Gesetz zwar eingeführt aber erst zeitlich verzögert realisiert werden sollten, fanden zweifellos in der *Organisation der gesetzlichen Krankenversicherung* statt. Auf der Grundlage ihrer historisch überholten berufsständischen Gliederung (Arbeiter, Angestellte, Beamte) sowie des rechtlichen Zuweisungs- und Wahlsystems konnten sich zahlreiche strukturelle Verwerfungen herausbilden, die das Solidaritätsprinzip ausgehöhlt hatten. Die Kassenarten unterschieden sich deutlich nach Einnahme- und Ausgabefaktoren. Resultat waren erhebliche Beitragssatzunterschiede. Zu den dadurch benachteiligten Kassen zählten die Orts- und Innungskrankenkassen, zu den privilegierten die Betriebskrankenkassen und die Ersatzkassen für Arbeiter. Die Angestelltenersatzkassen konnten zwar wie die Betriebskrankenkassen und die Ersatzkassen für Arbeiter von einer hohen Grundlohnsumme und geringeren Leistungsausgaben ausgehen, aber ihr Beitragssatz lag nur knapp unter dem des GKV-Durchschnitts. Durch diese ungleichen Voraussetzungen wurde die politische Handlungsfähigkeit der Kassen gelähmt, was wiederum ihre Position in den Verhandlungen mit den Leistungserbringern deutlich schwächte.[187] Dieser Konstellation trug das Gesundheits-Strukturgesetz Rechnung mit der Einführung der individuellen *Kassenwahlfreiheit* in Kombination mit einem *Risikostrukturausgleich* und der *Vereinheitlichung der Vertragsbedingungen* der Krankenkassen mit den Leistungsanbietern. Wird der *Kontrahierungszwang* der Krankenkassen hinzugefügt, so haben wir es mit den Kernelementen der Reform des Krankenkassensystems zu tun. Sie stellten die grundsätzlichen Voraussetzungen für die Einführung einer neuen Wettbewerbsordnung dar.

---

[186] Die Problematik der Budgetierung besteht vor allem darin, daß bestehende Größenrelationen zwischen den einzelnen Ausgabenblöcken, ohne die Qualität und Wirtschaftlichkeit zu überprüfen, eingefroren werden und sich überdies auch nicht an gesundheitspolitischen Notwendigkeiten orientieren.

[187] Vgl. K. Stegmüller, Wettbewerb im Gesundheitswesen, a.a.O., S. 101f.

Zur Schaffung gleicher Startchancen wurde für die Einführung eines wettbewerbsorientierten Kassensystems mit Wahlfreiheit der Versicherten als erstes ab 1994 ein bundesweiter *Risikostrukturausgleich* in der Allgemeinen Krankenversicherung eingerichtet. Ab 1995 löste er auch den Finanzausgleich in der Krankenversicherung der Rentner ab. Der Risikostrukturausgleich war kassenartenübergreifend und einnahmeorientiert. Er bezog sich auf die Faktoren Grundlöhne, Zahl der mitversicherten Angehörigen sowie alters- und geschlechtsbedingte Belastungsunterschiede der Versicherten. Morbiditätsunterschiede wurden nicht berücksichtigt. Jede Kasse wurde auf der Einnahmeseite so gestellt, dass die Finanzierung der Durchschnittsausgaben eines Versicherten gesichert war und folglich kein Nachteil mehr aus einer ungünstigen Risikostruktur der Mitglieder entstand. Begünstigt wurden dadurch vor allem die Ortskrankenkassen. Der Ausgleich erfolgte bis zu dem Zeitpunkt, an dem die Einkommensstruktur der Versicherten in den neuen Bundesländern bei 90 Prozent der alten angelangt ist, nach Ost- und West-Ländern getrennt.[188]

Ab 1996 konnten dann alle Mitglieder der gesetzlichen Krankenversicherung ihre *Kasse frei wählen*. Der reale Wechsel war zum 1. Januar 1997 möglich. Für die Kassen bestand nun *Kontrahierungszwang*, d.h. sie mussten Versicherungspflichtige aufnehmen. Damit wurde die Unterscheidung zwischen Arbeitern und Angestellten sowie zwischen verschiedenen Kassenarten formal aufgehoben. Bei Kassenwechsel galt die Kündigung jeweils zum Jahresende. Orts- und Ersatzkassen standen allen offen. Betriebskrankenkassen und Innungskrankenkassen konnten ihren Mitgliederkreis für betriebs- bzw. innungsfremde Personen öffnen, mussten dies jedoch nicht. Die neu eingeführten Wahlmöglichkeiten der Versicherten sollten den Wettbewerb zwischen den Krankenkassen qualitativ erweitern. Aus Sicht der wirtschaftsliberalen Gesundheitsökonomen war gerade der Wettbewerb um die Mitglieder ein entscheidender Mechanismus, mit dessen Hilfe die Krankenkassen zu mehr Ausgabendisziplin gezwungen werden sollten. Da der Leistungskatalog der Krankenkassen weitgehend identisch und gesetzlich festgelegt war, beschränkte sich der durch die Wahlfreiheit initiierte Wettbewerb auf den Beitragssatz und Serviceleistungen. Der Beitragssatz indessen interessiert nicht nur die Versicherten, sondern auch die Unternehmen. Aufgrund der Wahlfreiheit bot sich den Arbeitge-

---

[188] §§ 266, 267. In die Einbeziehung der neuen Bundesländer kam Ende 1997 Bewegung. In der Frankfurter Allgemeinen Zeitung vom 4. Dezember 1997 hieß es: „Mit einem besonderen Gesetz, dessen Entwurf in der kommenden Woche vom Kabinett und von den Koalitionsfraktionen beschlossen werden soll, will Seehofer 1998 zunächst freiwillige Hilfen von West nach Ost und von 1999 an die erste Stufe eines gesamtdeutschen Risikostrukturausgleichs einführen."

bern die Möglichkeit, Druck auf die von ihnen Beschäftigten auszuüben, die Kassen mit den niedrigsten Beitragssätzen zu wählen.

Die freie Kassenwahl hat in den folgenden Jahren zu sichtbaren Veränderungen geführt. Es kam zu Mitgliederbewegungen zwischen den Kassen und zu Fusionsprozessen insbesondere bei den „Primärkassen". Im Zeitraum Dezember 1997 bis Januar 1998 verlor die gesetzliche Krankenversicherung insgesamt von ihren AKV-Pflichtmitgliedern im Westen 2,0% und im Osten 4,5%. Im einzelnen veränderte sich die Zahl der AKV-Pflichtmitglieder bei[189]

- den Allgemeinen Ortskrankenkassen im Westen um minus 9,1% und im Osten um minus 18,6%,
- den Angestellten-Ersatzkassen im Westen um plus 0,9% und im Osten um plus 7,4%
- den Arbeiter-Ersatzkassen im Westen um plus 10,2% und im Osten um plus 121,1%,
- den Innungskrankenkassen im Westen um plus 3,4,% und im Osten um plus 9,1%
- den Betriebskrankenkassen im Westen um plus 11,6% und im Osten um minus 2,3%.

Die Arbeiterersatzkassen und Betriebskrankenkassen hatten die höchsten Zuwächse. Die AOKen verzeichneten die größten Mitgliederverluste. Wanderungsgewinne konnten vor allem Kassen mit niedrigen Beitragssätzen verzeichnen. Der größte Schub des Mitgliederwechsels fand in der Anfangsphase 1997 statt.[190]

Von der durch das GSG erleichterten Möglichkeiten zur Vereinigungen von Krankenkassen wurde von den Orts-, Innungs- und Betriebskrankenkassen intensiv Gebrauch gemacht. In den ersten beiden Jahren nach dem 1. Januar 1995 sank allein in Westdeutschland die Zahl der Allgemeinen Ortskrankenkassen von 84 auf 12, die der Betriebskrankenkassen von 633 auf 424 und die der Innungskrankenkassen von 122 auf 28.[191] Insgesamt gab es 1998 in Deutschland 610 Krankenkassen, 1992 waren es dagegen noch mehr als doppelt so viele.

Mit der Einführung eines Kontrahierungszwangs und des Risikostrukturausgleichs war beabsichtigt, eine *Risikoselektion* zu verhindern. Der Kon-

---

[189] Presse- und Informationsamt der Bundesregierung, Sozialpolitische Umschau, Nr. 114, 16. März 1998.

[190] J. Müller, W. Schneider, Mitgliederbewegungen und Beitragssätze in Zeiten des Kassenwettbewerbs, in: Arbeit und Sozialpolitik, H. 3/4, 1997, S. 11-24 und H. 3/4, 1999, S. 20-39.

[191] Statistisches Bundesamt, Gesundheitsbericht für Deutschland, Wiesbaden 1998, S. 29.

trahierungszwang sollte ausschließen, dass Krankenkassen versicherungstechnisch „schlechten Risiken" die Aufnahme verweigern. Neben dieser Funktion sollte der Risikostrukturausgleich auch der Schaffung von Chancengleichheit im Wettbewerb dienen.

Der rechtliche Rahmen für freiwillige Zusammenschlüsse von Krankenkassen wurde erweitert. Für alle Kassen galten nun auf allen Ebenen die *gleichen Vertragsbedingungen*. Auch bei Wirtschaftlichkeitsprüfungen, dem Zulassungsrecht und den Schiedsämtern galten gleiche Rechtsbedingungen. Damit wurden die früheren Sonderrechte der Ersatzkassen, insbesondere im Kassenarztrecht, vollends aufgehoben.

Eine weitere Veränderung, die der technologischen Entwicklung Rechnung trug, war die Einführung einer elektronischen *Versicherungskarte*. Von 1995 an ersetzte sie den Krankenschein. Damit entfiel auch die Notwendigkeit einer ärztlich bestätigten Überweisung. Die Versicherten konnten nun Fachärzte direkt in Anspruch nehmen. Auf der Chip-Karte sind Nummer, Name und Anschrift des Versicherten gespeichert. Sie ist eine wichtige Voraussetzung dafür, dass versicherten- und arztbezogene Daten zusammengeführt werden können. Die Wirtschaftlichkeit der ärztlichen Behandlung lässt sich so genauer als bisher ermitteln.

Mit Einführung der Krankenversicherungskarte konnte eine deutlich stärkere Verschiebung bei der Inanspruchnahme zugunsten der Fachärzte beobachtet werden. Der seit Jahren anhaltende Trend wurde beschleunigt. Bei Schätzungen lag die Fallzahlinduktion (1995 bis 1998) durch verändertes Versichertenverhalten zwischen zwei und fünf Prozent. Werden zwei Prozent zugrunde gelegt, so errechnet sich ein zusätzliches Belastungsvolumen der kassenärztlichen Vereinigungen von 3,2 Milliarden DM.[192]

### 3.2.2 Krankenhäuser

Ein weiterer Bereich, in dem es zu strukturellen Neuerungen kam, war die *Finanzierung der Krankenhäuser*. Das GSG schaffte das Selbstkostendeckungsprinzip[193] mit tagesgleichen pauschalierten Pflegesätzen ab und und ersetzte es 1996 durch die Einführung von leistungsorientierten Vergütungen insbesondere von Fallpauschalen und Sonderentgelten. Der verbleibende Rest der Leistungen, der dadurch nicht erfasst werden konnte, wurde in einen abteilungsübergreifenden Basispflegesatz (Küche, Wäscherei, Transportdienste etc.) und Abteilungspflegesätze (Kosten für ärztliche und

---

[192] G. Brenner u.a., Mehr Fälle seit Einführung der Plastikkarte, in: Deutsches Ärzteblatt, H. 45, 1998, S. 2198f.
[193] §4 KHG.

pflegerische Tätigkeiten) aufgeteilt.[194] Mit den Sonderentgelten sollten im wesentlichen die Operationsleistungen während eines Krankenhausaufenthaltes pauschal vergütet werden. Fallpauschalen sollten die Vergütung aller Leistungen eines bestimmten Behandlungsfalls unabhängig vom individuellen Behandlungsbedarf und von der Verweildauer abdecken. Ab 1. Januar 1996 führte die Bundespflegesatzverordnung 73 Fallpauschalen und 147 Sonderentgelte ein. Mit diesen wurden etwa 20 Prozent (20 Mrd. DM) der Krankenhausumsätze abgerechnet. Fallpauschalen waren landesweit einheitlich, unabhängig von den Kosten des einzelnen Krankenhauses.[195] Darüber hinaus wurde festgelegt, dass pflegesatzentlastende Rationalisierungsinvestitionen über den Pflegesatz abgerechnet werden können.[196]

Die Festsetzung von Punktwerten für Sonderentgelte und Fallpauschalen auf Bundesebene intendierte seitens des Gesetzgebers eine Steuerungsabsicht, die mit dem neuen Entgeltsystem eine Vergleichbarkeit der Krankenhäuser und ihrer Leistungen ermöglichen und als Basis für die anzustrebende Konkurrenz zwischen den Krankenhäusern dienen sollte. Im Hintergrund stand dabei die Absicht, über die Verkürzung der Verweildauer den Abbau von Krankenhausbetten zu ermöglichen und weitere Kosten zu sparen.

Das Gesundheits-Strukturgesetz erweiterte ferner die *vor- und nachstationäre Behandlung*.[197] Die Krankenhäuser erhielten dafür vorstationär 3 Behandlungstage innerhalb von 5 Tagen und nachstationär 7 Behandlungstage innerhalb von 14 Tagen.[198] Die Krankenhäuser konnten so Maßnahmen zur Abklärung der Notwendigkeit eines stationären Aufenthalts ergreifen und vorstationäre diagnostische Leistungen erbringen. Nachstationär konnten notwendige Kontrolluntersuchungen ambulant durchgeführt werden. Für die Vergütung dieser Leistungen waren einheitliche landesweite Pauschalen vorgesehen, die dazu geeignet sein sollten, eine Verminderung der stationären Kosten herbeizuführen. Ebenfalls zur Stärkung von ambulanter vor stationärer Versorgung erhielten die Krankenhäuser erweiterte Kompetenzen beim *ambulanten Operieren*. Hierzu wurde ein bundesweit für Krankenkassen und Vertragsärzte einheitlicher Katalog von Operationen und Gebühren entwickelt. Im Zusammenhang mit der Ausweitung der ambulanten Versorgung durch die Krankenhäuser kam - angesichts der sich vollziehenden sozialen und demographischen Entwicklung mit der Zunahme älterer und allein lebender Menschen - der Pflegeversi-

---

[194] §17 KHG.
[195] Sozialbericht 1997, a.a.O., S. 65.
[196] §18b KHG.
[197] §115a SGB V.
[198] Abs.2 §115a SGB V.

cherung für die Leistungsfähigkeit der Krankenhäuser eine wichtige Bedeutung zu.

### 3.2.3 Ambulante ärztliche Versorgung

Die *ambulante kassenärztliche Versorgung* zählt traditionell zu den zentralen Bereichen gesundheitspolitischer Auseinandersetzungen. Sind die niedergelassenen Ärzte doch Eingangstür und Arbeitsverteilungsinstanz für das Gesundheitswesen. Die Maßnahmen des Gesundheits-Strukturgesetzes in diesem Sektor hatten insbesondere die Stärkung der hausärztlichen Versorgung, eine Reform der kassenärztlichen Vergütung sowie eine Neufassung der kassenärztlichen Bedarfsplanung zum Gegenstand.[199] Die Förderung der *Hausärzte* erfolgte unter qualitativen, finanziellen und organisatorischen Aspekten. So wurde als Voraussetzung für die allgemeinärztliche Tätigkeit ab 1994 eine dreijährige Weiterbildungszeit vorgeschrieben. Die vertragsärztliche Versorgung wurde in hausärztliche und fachärztliche gegliedert und die Inhalte der hausärztlichen Versorgung wurden definiert.[200] Nach dem Gesundheits-Strukturgesetz zählten Ärzte für Allgemeinmedizin und Ärzte ohne Gebietsbezeichnung zur hausärztlichen Versorgung. Kinderärzte und Internisten ohne Teilgebietsbezeichnung hatten bis zum 31. März 1995 zu wählen, ob sie an der hausärztlichen oder fachärztlichen Versorgung teilnehmen.[201] Damit sollte der Entwicklung gegengesteuert werden, dass immer mehr Fachärzte hausärztliche Funktionen wahrgenommen haben - insbesondere für die mittleren städtischen Sozialschichten. Es war die Absicht, die Koordinationsaufgaben des Hausarztes wieder zurückzugewinnen.

Für die Hausärzte wurde das kassenärztliche *Honorierungssystem* in der Weise verändert, dass eine auf den Behandlungsfall bezogene hausärztliche Grundvergütung eingeführt wurde.[202] Damit gab es erstmals in der kassenärztlichen Vergütung eine Fallpauschale. Darüber hinaus verpflichtete das GSG die Selbstverwaltung zu einer übergreifenden Reform des EBM mit folgender Vorgabe: „Die im einheitlichen Bewertungsmaßstab für die ärztlichen Leistungen aufgeführten Leistungen sind zu Leistungskomplexen zusammenzufassen. Soweit dies medizinisch erforderlich ist, können Ein-

---

[199] Vgl. hierzu: Th. Gerlinger, Wettbewerbsordnung und Honorarpolitik, Frankfurt a.M. 1997, S. 140-151.
[200] Abs.1 §73 SGB V.
[201] Abs.1a §73 SGB V.
[202] Abs.2a §87 SGB V.

zelleistungen vorgesehen werden.“[203] Die entsprechenden Regelungen waren spätestens bis 1995 zu treffen. Sie sollten dann die Budgetierung der Gesamtvergütung ablösen. Von der Budgetierung waren übrigens die als förderungswürdig anerkannten Leistungen der Prävention ausgenommen. Der Gesetzgeber versprach sich mit dieser Regelung, den der Einzelleistungshonorierung immanenten Drang nach Mengenausweitung eindämmen zu können.

Zusätzlich zur Reform der kassenärztlichen Versorgung und Vergütung ging es im Gesundheits-Strukturgesetz um die Neuordnung der *vertragsärztlichen Niederlassung*[204], die ebenfalls auf eine Reduzierung kassenärztlicher und kassenärztlich verordneter Leistungsmengen abzielte. Zwischen 1993 und 1999 verschärfte das GSG die bereits bestehenden „Überversorgungsregelungen“ für die Neuzulassung von Ärzten. Diese Regelung führte Anfang 1993 zu einem Niederlassungsschub von bisher im Krankenhaus tätigen Ärzten. Ab 1999 sollte die Zahl der zugelassenen Vertragsärzte dann auf der Basis von Verhältniszahlen (Arzt pro Versicherte) und unter Berücksichtigung des Verhältnisses von Haus- und Fachärzten begrenzt werden. Eine solche Regelung war 1960 vom Bundesverfassungsgericht für verfassungswidrig erklärt worden, da sie dem Grundrecht auf Berufsfreiheit [205] widerspreche. Mit den eingeführten Zulassungsrestriktionen kam das Gesetz sowohl der wachsenden Konkurrenzangst der bereits niedergelassenen Ärzte als auch den Vorstellungen entgegen, die davon ausgingen, dass mehr Ärzte zwangsläufig zu höheren Kosten führen.

Eine weitere Regelung, die allerdings nur die kassenärztliche Versorgung in den neuen Bundesländern betraf, da sie sich aus der deutschen Vereinigung ergeben hatte, betraf die noch bestehenden ehemaligen *Polikliniken* und Fachambulanzen aus der Zeit der DDR, deren Existenz laut Einigungsvertrag bis zum 31. Dezember 1995 befristet war.[206] Das Gesundheits-Strukturgesetz hob diese Befristung mit folgender Formulierung auf: „Zur Sicherstellung der vertragsärztlichen Versorgung werden bei Anwendung des §72 (Sicherstellung der kassenärztlichen Versorgung, d. Verf.) die im Beitrittsgebiet bestehenden ärztlich geleiteten kommunalen, staatlichen und freigemeinnützigen Gesundheitseinrichtungen einschließlich der Einrichtungen des Betriebsgesundheitswesens (Polikliniken, Ambulatorien, Arztpraxen) sowie diabetologische, nephrologische, onkologi-

---

[203] Abs.2a §87 SGB V.
[204] §§ 99-102 SGB V.
[205] Art. 12 GG.
[206] Vgl. hierzu: H.-U. Deppe, Gesundheitspolitik im Kontext der deutschen Vereinigung und europäischen Integration, in: H.-U. Deppe, H. Friedrich, R. Müller (Hrsg.), Gesundheitssystem im Umbruch: Von der DDR zur BRD, Frankfurt a.M. 1993, S. 27f.

sche und rheumatologische Fachambulanzen mit Dispensaireauftrag kraft Gesetzes zur ambulanten Versorgung zugelassen, soweit sie am 1. Oktober 1992 noch bestanden."[207]

### 3.2.4 Arzneimittelversorgung

Die Budgetierung im Arzneimittelbereich war an das Verordnungsverhalten der Kassenärzte gekoppelt. Das Arzneimittelbudget wurde zunächst auf dem niedrigeren Stand von 1991 eingefroren. Sollte es allerdings trotzdem zu Mehrausgaben kommen, so hafteten die Kassenärztlichen Vereinigungen für die ersten 280 Mio. DM und die Pharmaindustrie für die weiteren 280 Mio. DM. Ab 1994 sollte diese Regelung durch Richtgrößen für die Verordnung von Arzneimitteln ersetzt werden. Bei deutlicher Überschreitung der Richtgrößen waren dann Wirtschaftlichkeitsprüfungen und Regresse für die Arztpraxen vorgesehen. Diese Neuerung führte im Januar 1993 zu einem vorübergehenden drastischen Rückgang der verordneten Arzneimittel. Dies widersprach der traditionellen Argumentation der Kassenärzte drastisch, die immer wieder behauptet hatten, dass sie nur das medizinisch Notwendige verschrieben hätten.

Parallel zur sofortigen und einmaligen Senkung der Preise für rezeptpflichtige Arzneimittel um 5 Prozent und die der rezeptfreien Medikamente um 2 Prozent kam es zu einer Erhöhung und Ausweitung der Zuzahlungen durch die Patienten ab dem 1. Januar 1993: Festbetragsarzneimittel waren bis dahin von jeglicher Zuzahlung befreit. Sie wurden nun in die Zuzahlung einbezogen. Die Bildung von Festbetragsgruppen der Stufe 3 wurde erleichtert. Als Kriterium reichte nun die „therapeutisch vergleichbare Wirkung" aus. Die Höhe der Zuzahlungen richtete sich 1993 nach Preisgruppen und ab 1994 nach Packungsgrößen.[208]

Beim Bundesausschuß der Ärzte und Krankenkassen wurde ein *Arzneimittelinstitut*[209] neu errichtet. Dieses hatte zur Aufgabe, eine Liste der verordnungsfähigen Arzneimittel zu erstellen („*Positivliste*")[210], die ab 1996 gelten sollte.

---

[207] Abs.2 §311 SGB V.
[208] §31 SGB V.
[209] §92a SGB V.
[210] §34a SGB V.

*Zusammenfassende Einschätzung*

Insgesamt hat der Staat mit dem Gesundheits-Strukturgesetz eine „stärkere Rolle in der globalen Ausgabenverantwortung im Gesundheitswesen" demonstriert.[211] Er hat damit vorgeführt, dass er im Gegensatz zum Gesundheits-Reformgesetz die Interessengruppen und die Selbstverwaltung unter ordnungspolitischen Gesichtspunkten disziplinieren bzw. mobilisieren und damit zu steuern vermag. Unter spezifischen historischen Bedingungen war er in der Lage, traditionelle Reformblockaden zu überwinden. Die Hinnahmebereitschaft weiterer Beitragssatzsteigerungen war in der Bevölkerung vor dem Hintergrund der finanziellen Belastungen des deutschen Vereinigungsprozesses und der einsetzenden wirtschaftlichen Rezession im Westen an ihre Grenzen gestoßen. Die Leistungsanbieter und ihre Interessenverbände waren zunehmend in eine Begründungsdefensive geraten. Das Gesetz zielte auf die Behebung einiger Defizite in den Versorgungsstrukturen und stellte die Weichen zur Schaffung einer Wettbewerbsordnung im System der gesetzlichen Krankenversicherung.[212] Die Kernelemente der Organisationsreform - der kassenartenübergreifende Risikostrukturausgleich und die Wahlfreiheit der Versicherten - sowie die Reform der Krankenhausfinanzierung sollten die Voraussetzungen dafür schaffen, dass bei allen Akteuren ein Interesse an der Bereitstellung und Nutzung der wirtschaftlichsten Versorgungsformen freigesetzt wird. Aus der Sicht der marktliberalen Gesundheitsökonomen handelte es sich dabei um die elementare Voraussetzung einer Wettbewerbsordnung. Damit war eine Hürde für den konservativ-liberalen Umbau der gesetzlichen Krankenversicherung genommen, allerdings nicht in der Form des „Mehr Markt und weniger Staat", sondern des „Mehr von beidem". „Der teilweise zu konstatierende 'Rückzug des Staates' aus der prozeduralen Regulierung", heißt es bei *Stegmüller* hierzu, „wird überlagert von einer ordnungspolitischen Normen- und Regelsetzung, was im Ergebnis keineswegs eine Verringerung von Intensität und Reichweite staatlicher Regulierung, sondern letztlich deren Schwerpunktverlagerung im Prozeß der marktkonformen Reformulierung gesellschaftlicher Tätigkeitsfelder bedeutet."[213] Das Gesund-

---

[211] Bundesministerium für Arbeit und Sozialordnung, Übersicht über das Sozialrecht, a.a.O., S. 132.

[212] H. Kühn, Gesundheitspolitik ohne Ziele: Zum sozialen Gehalt der Wettbewerbskonzepte in der Reformdebatte, in: H.-U. Deppe, H. Friedrich, R. Müller (Hrsg.), Qualität und Qualifikation im Gesundheitswesen, Frankfurt a.M., S. 11-35.

[213] Vgl. hierzu auch die Ausführungen von Stegmüller, der das GSG im Zusammenhang des Übergangs zum postfordistischen Entwicklungsmodell und dem damit

heits-Strukturgesetz hat die Beziehungen zwischen Krankenkassen und Versicherten, zwischen den Krankenkassen untereinander sowie zwischen den Kassen und den Leistungsanbietern neu gestaltet. Es hat die Mischung von staatlicher Reglementierung, Steuerung durch die Selbstverwaltung und marktwirtschaftlichen Elementen zugunsten des Marktes verschoben. Das Gesetz stellte keineswegs den Endpunkt der Reform dar, sondern war lediglich eine Zwischenstation - allerdings eine wichtige und weichenstellende - in diesem Prozess.

Der „große Wurf" Gesundheits-Strukturgesetz entpuppte sich schon bald als ein Instrument, dass allerdings auch nur kurzfristig - in den Jahren 1993 und 1994 - Einsparungen zur Folge hatte. Diese wurden allein 1993 durch den Rückgang der Ausgaben für Zahnersatz und Arzneimittel hervorgerufen - also jenen Bereichen , in denen die höchsten Zuzahlungen der Versicherten vorgesehen waren. *Seehofer* kündigte deshalb schon frühzeitig die „Dritte Stufe" der Gesundheitsreform an. Zuvor kam es allerdings zur Einführung der sozialen Pflegeversicherung und einiger Änderungsgesetze.

## 4 Pflege-Versicherungsgesetz

Das Thema Pflegeversicherung war keineswegs neu. Über 25 Jahre wurde es in der Öffentlichkeit diskutiert, bis schließlich ein entsprechendes Gesetz 1994 verabschiedet werden konnte. Insgesamt waren in der Zeit 17 Gesetzentwürfe im Bundestag und Bundesrat eingebracht worden, die alle scheiterten. Der demographische Wandel mit der Zunahme der Alten - insbesondere der „Hochbetagten" - bei gleichzeitiger Veränderung der Familienstruktur sowie steigender Berufstätigkeit der Frauen hatten dazu geführt, dass Pflegebedürftige immer schwieriger in der Familie versorgt werden konnten. Der steigenden Zahl von Pflegebedürftigen stand also eine abnehmende Pflegefähigkeit und -bereitschaft gegenüber. 1994 wurde die Zahl der Pflegebedürftigen auf rund 1,65 Millionen geschätzt. Davon wurden rund 1,2 Millionen zuhause in den Familien - fast ausnahmslos von Frauen - aber auch von Nachbarn oder durch ambulante Pflegedienste betreut. Etwa 450.000 wurden stationär in Pflegeheimen versorgt.[214] Es wurde davon ausgegangen, dass sich diese Situation bis zum Jahre 2010 weiter verschärft. Die Plätze in Pflegeheimen waren rar und der Aufenthalt sehr teuer, so dass die meisten Heimbewohner von der Sozialhilfe abhängig

---

verbundenen Wandel im Regulationssystem interpretiert. K. Stegmüller, Wettbewerb im Gesundheitswesen, a.a.O., S. 119-126, besonders S. 125.

[214] Bundesministerium für Arbeit und Sozialordnung, Übersicht über das Sozialrecht, Bonn 1994, S. 438.

wurden, da ihre Renten nicht ausreichten. 1995 waren im stationären Bereich 80 Prozent der Heimbewohner sozialhilfeabhängig, und die Ausgaben der Sozialhilfe betrugen 16,4 Mrd. DM.[215] In den Krankenhäusern wurde darüber geklagt, dass teure Krankenhausbetten aus sozialen und humanitären Gründen von Alten belegt würden, die aus medizinischen Gründen eigentlich nicht hierher gehörten, sondern einer fachgerechten Krankenpflege bedürften. Die große Zahl der Pflegebedürftigen, die in der Familie betreut wurde, mußte die dafür notwendigen Kosten selbst aufbringen. Nur insoweit die finanziellen Kräfte der Betroffenen überfordert waren, trat die Sozialhilfe ein. Diese wiederum wurde von den Gemeinden getragen, die mit steigender Zahl der Sozialhilfeempfänger - freilich nicht nur durch die Zunahme der Alten, sondern zusätzlich durch den dramatischen Anstieg der Langzeitarbeitslosen - in erhebliche finanzielle Schwierigkeiten gerieten. Auf diesem Hintergrund hatte sich bereits das Gesundheits-Reformgesetz der Spitze des Eisbergs angenommen. Es definierte erstmals den Begriff der „Schwerpflegebedürftigkeit" und klärte die Finanzierung ihrer Betreuung im Rahmen der gesetzlichen Krankenversicherung. Auch das Gesundheits-Strukturgesetz befaßte sich mit dem Thema unter dem Aspekt der vor- und nachstationären Behandlung.

Bereits in der Regierungserklärung des Bundeskanzlers vom 30. Januar 1991 war vorgesehen, das „Gesetz zur sozialen Absicherung der Pflegebedürftigkeit" in der bevorstehenden Legislaturperiode zu verabschieden. Der Bundesminister für Arbeit und Sozialordnung wurde mit der Erarbeitung einer Gesetzesvorlage beauftragt. Nach großen politischen Auseinandersetzungen und zähen Verhandlungen kam es dann am 10. März 1994 zur Einigung zwischen Regierungskoalition, Opposition und Bundesrat im Vermittlungsausschuß. Der Bundestag nahm die Beschlußempfehlung des Vermittlungsausschusses am 22. April an, und der Bundesrat stimmte am 29. April 1994 dem Pflege-Versicherungsgesetz ohne Gegenstimme endgültig zu. Es wurde als Elftes Buch in das Sozialgesetzbuch eingefügt. Die soziale Pflegeversicherung trat am 1. Januar 1995 mit ihren wesentlichen Teilen in Kraft. Leistungen zur häuslichen Pflege wurden bereits ab dem 1. April 1995 und zur stationären Pflege ein Jahr später ab dem 1. Juni 1996 gewährt.

Mit dem Pflege-Versicherungsgesetz wurde die Pflegebedürftigkeit als allgemeines Lebensrisiko anerkannt. Die neue soziale Versicherung hat die Aufgabe, Pflegebedürftigen Hilfe zu leisten, die wegen der Schwere der Pflegebedürftigkeit auf solidarische Hilfe angewiesen sind.[216] Die Leistun-

---

[215] Erster Bericht über die Entwicklung der Pflegeversicherung, Deutscher Bundestag, Drucksache 13/9528 vom 19. Dezember 1997, S. 33.

[216] Abs.4 §1 SBG XI.

gen der Pflegeversicherung sollen den Pflegebedürftigen helfen, trotz ihres Hilfebedarfs ein „möglichst selbständiges und selbstbestimmtes Leben" zu führen, das der „Würde des Menschen" entspricht. Und im Gesetz heißt es: Die Hilfen sind darauf auszurichten, die körperlichen, geistigen und seelischen Kräfte der Pflegebedürftigen wiederzugewinnen oder zu erhalten.[217]

Mit der sozialen Pflegeversicherung wurde zur Absicherung des Risikos der Pflegebedürftigkeit eine eigenständige „fünfte Säule" der Sozialversicherung - neben der gesetzlichen Kranken-, Unfall-, Renten- und Arbeitslosenversicherung - geschaffen.[218] Ihre Träger sind die Pflegekassen. Diese sind selbständige Körperschaften des öffentlichen Rechts mit Selbstverwaltung[219] und unterliegen der staatlichen Aufsicht. Die Selbständigkeit umfasst eine eigene Rechtsfähigkeit, Verantwortung, Satzung, Haushaltsführung, Rechnungsprüfung, Geschäftsbericht und Statistiken. Die Pflegekassen wurden unter dem Dach der Krankenkassen errichtet. Die Organe der Krankenkassen sind gleichzeitig die Organe der Pflegekassen.[220] Die Pflegekassen haben kein eigenes Verwaltungspersonal, keinen gesonderten Medizinischen Dienst[221] und kein eigenes Verwaltungsvermögen. Die Krankenkassen handeln mit ihrem Personal zugleich für die Pflegekassen und stellen ihre räumliche, sächliche und personelle Infrastruktur für die bei ihnen errichteten Pflegekassen zur Verfügung. Dadurch sollen die Aufgaben der Krankenkassen und der Pflegekassen eng miteinander verknüpft werden.

Im einzelnen legte das Gesetz fest[222]:
Die soziale Pflegeversicherung ist eine *Pflichtversicherung*. Sie richtet sich nach dem Grundsatz „Die Pflegeversicherung folgt der Krankenversicherung". Das heißt, dass es eine *soziale* und eine *private* Versicherung gibt. Die soziale Pflegeversicherung umfasst alle Personen, die in der gesetzlichen Krankenversicherung pflicht- oder freiwillig versichert sind. Das sind rund 92 Prozent der Bevölkerung. Alle privat Krankenversicherten haben eine private Pflegeversicherung (rund 7 Prozent)[223] abzuschließen, und zwar grundsätzlich bei dem Versicherungsunternehmen, bei dem auch der Krankenversicherungsvertrag besteht. Damit erfaßt der Versicherungs-

---

[217] Abs.1 §2 SGB XI.
[218] Abs.1 §1 SGB XI.
[219] Abs.2 §42 SGB XI.
[220] Abs.2 §46 SGB XI.
[221] Abs.1 §18 SBG XI.
[222] Vgl. hierzu. R.J. Vollmer, Die neue Pflegeversicherung, Elftes Buch SGB, Textausgabe mit systematisch zugeordneten Amtlichen Begründungen, Remagen 1994.
[223] Bundesministerium für Arbeit und Sozialordnung (Hrsg.), Übersicht über das Sozialrecht, Bonn 1994, S. 440.

schutz nahezu die gesamte Bevölkerung. Auch die private Pflegeversicherung unterliegt einem Kontrahierungszwang und hat zu gewährleisten, dass ihre Leistungen denen der sozialen Pflegeversicherung entsprechen und die Beiträge sozial tragbar sind.

Die Pflegeversicherung begann am 1. Januar 1995. Ihre Leistungen wurden zeitlich gestuft eingeführt: Seit dem 1. April 1995 hatten Pflegebedürftige, die zu Hause gepflegt wurden, Ansprüche auf Leistungen der häuslichen Pflege; seit dem 1. Juli 1996 bestanden auch für Pflegebedürftige, die in stationärer Pflege untergebracht waren, Leistungsansprüche gegenüber der Pflegeversicherung.

Die *Finanzierung* der Pflegeversicherung erfolgt im Umlageverfahren durch Beiträge der Versicherten und der Arbeitgeber. Ab dem 1. Januar 1995 galt für die Leistungen der häuslichen Pflege ein bundeseinheitlicher Beitragssatz von 1 Prozent. Zur Finanzierung der stationären Pflege wurde der Beitragssatz ab dem 1. Juli 1996 auf insgesamt 1,7 Prozent angehoben. Die Höhe der Beiträge richtet sich nach den beitragspflichtigen Einnahmen des einzelnen Mitglieds und der Beitragsbemessungsgrenze der gesetzlichen Krankenversicherung. Unterhaltspflichtige Kinder und Ehegatten sind beitragsfrei mitversichert. Die Beiträge werden von den Versicherten und den Arbeitgebern jeweils zur Hälfte aufgebracht. Bei Rentnern trägt die Rentenversicherung die Hälfte des Beitrags. Die Beiträge für Arbeitslose bezahlt die Bundesanstalt für Arbeit.

Die *Arbeitgeber* erhielten als *Kompensation* für ihren paritätischen Beitragsanteil die Streichung eines Feiertages, der stets auf einen Werktag fällt. Die Bundesländer - mit Ausnahme von Sachsen - haben im Zusammenhang mit der 1. Stufe der Pflegeversicherung (häusliche Pflege) den Buß- und Bettag als gesetzlichen Feiertag gestrichen. Die Arbeitnehmer in Sachsen mussten den Beitragssatz von einem Prozent in voller Höhe selbst tragen. Erst die Erhöhung des Beitragssatzes um 0,7 Prozent mit Einführung der zweiten Stufe wurde jeweils zur Hälfte von Arbeitgebern und Arbeitnehmern aufgebracht. Außerdem waren in dem Gesetz weitere Entlastungen der Arbeitgeber vorgesehen:
- der Wegfall der Pflegeleistungen in der gesetzlichen Krankenversicherung,
- der Abbau von fehlbelegten Krankenhausbetten und
- die Senkung der Ausgaben für die Lohnfortzahlung im Krankheitsfall durch stärkere Kontrollen der Arbeitsunfähigkeit.

„Mit diesen Entlastungen und dem Wegfall eines Feiertages werden die Beitragszahlungen der Arbeitgeber für die 1. Stufe der Pflegeversicherung nicht nur kompensiert, sondern es entsteht eine Überkompensation."[224] Nach einem Gutachten des „Sachverständigenrates für die Begutachtung der gesamtwirtschaftlichen Entwicklung" vom 1. Juli 1995, das dem Inkraftsetzen der 2. Stufe der Pflegeversicherung vorgeschaltet wurde, waren die Erhöhung des Beitragssatzes auf 1,7 Prozent und die daraus resultierenden Belastungen der Arbeitgeber nicht mehr durch die bisherigen Kompensationsmaßnahmen gedeckt. Es wurde von einem zusätzlichen Kompensationsbedarf in Höhe von 2,5 Mrd. DM ausgegangen. Diesen hat die Regierungskoalition durch entsprechende Maßnahmen im Rahmen der Wachstums- und Beschäftigungsförderungsgesetze ausgeglichen.[225]

Das Gesetz definierte den *Begriff der Pflegebedürftigkeit* wie folgt:
„(1) Pflegebedürftig im Sinne dieses Buches sind Personen, die wegen einer körperlichen, geistigen oder seelischen Krankheit oder Behinderung für die gewöhnlichen und regelmäßig wiederkehrenden Verrichtungen im Ablauf des täglichen Lebens auf Dauer, voraussichtlich für mindestens sechs Monate, in erheblichem oder höherem Maße (§15) der Hilfe bedürfen.
(2) Krankheiten oder Behinderungen im Sinne des Absatz 1 sind:
1. Verluste, Lähmungen oder andere Funktionsstörungen am Stütz- und Bewegungsapparat,
2. Funktionsstörungen der inneren Organe oder der Sinnesorgane,
3. Störungen des Zentralnervensystems wie Antriebs-, Gedächtnis- oder Orientierungsstörungen sowie endogene Psychosen, Neurosen oder geistige Behinderung."[226]

Personen mit geistigen oder seelischen Krankheiten wurden also solchen gleichgestellt, die an körperlichen Erkrankungen oder Behinderungen litten.

Die Hilfe besteht in der Unterstützung, in der teilweisen oder vollständigen Übernahme der Verrichtungen im Ablauf des täglichen Lebens oder in der Beaufsichtigung oder Anleitung mit dem Ziel der eigenständigen Übernahme dieser Verrichtungen durch den Pflegebedürftigen.

Die *Leistungen* richten sich nach dem Grad der Pflegebedürftigkeit. Nach der Höhe des Hilfebedarfs wurden die pflegebedürftigen Personen in drei Stufen eingeteilt: erheblich Pflegebedürftige (Pflegestufe I), Schwerpflegebedürftige (Pflegestufe II) und Schwerstpflegebedürftige (Pflegestufe III).[227] Voraussetzung für den Anspruch auf Leistungen ist eine Begutachtung durch den *Medizinischen Dienst der Krankenversicherung*.

---

[224] Ebenda, S. 444.
[225] Erster Bericht über die Entwicklung der Pflegeversicherung, a.a.O., S. 12f.
[226] §14 SGB XI.
[227] §15 SGB XI.

Grundsätzlich hat die *ambulante Pflege* Vorrang vor der stationären Versorgung.[228] Rehabilitation hat außerdem Vorrang vor Pflegeleistungen.[229] Die Pflegebedürftigen sollen, solange das möglich ist, in ihrer Familie und ihrer vertrauten Umgebung bleiben. Im Falle *häuslicher Pflege* kann der Pflegebedürftige zwischen einem *Pflegegeld* bei Pflege und hauswirtschaftlicher Versorgung durch Familienangehörige, Freunde oder Nachbarn sowie einer Versorgung durch eine Sozialstation oder durch einen geeigneten Pflegedienst wählen *(Sachleistung)*.[230] Es können auch Kombinationen von beiden Formen stattfinden. Darüber hinaus ist eine *teilstationäre Pflege* möglich, wenn die häusliche Pflege allein nicht ausreicht. Die Höhe des Pflegegeldes bzw. der Aufwendungen für Sachleistungen richten sich nach der Pflegestufe und sind gestaffelt. Die oberste Grenze lag mit Einführung der Pflegeversicherung bei 2.800 DM im Monat (ohne Härtefälle). Die Pflegeversicherung übernimmt ferner die Kosten für *Pflegehilfsmittel* und technische Hilfen im Haushalt, die der Erleichterung der häuslichen Pflege dienen oder eine selbständige Lebensführung der Pflegebedürftigen ermöglichen (z.B. Pflegebetten, Rollstühle, Gehwagen, Hebegeräte). Pflegebedürftige haben weiter Anspruch auf *vollstationäre Pflege*, wenn häusliche oder teilstationäre Pflege nicht möglich ist oder wegen der Besonderheit des einzelnen Falles nicht in Betracht kommt.[231] Bei stationärer Pflege trägt die Pflegeversicherung die Kosten ebenfalls bis zu einem Betrag von 2.800 DM im Monat. Angesichts der hohen Kosten insbesondere im Fall der Heimunterbringung[232] verbleibt ein beträchtlicher Teil bei der Sozialhilfe.

Die Finanzierung der *Investitionskosten*, die jährlich auf 3,6 Mrd. DM geschätzt wurden, liegt bei den Bundesländern. Nach dem Gesetz sind die Länder verantwortlich für die Vorhaltung einer leistungsfähigen, zahlenmäßig ausreichenden und wirtschaftlichen pflegerischen Versorgungsstruktur. Zur finanziellen Förderung der Investitionskosten der Pflegeeinrichtungen sollen Einsparungen eingesetzt werden, die den Trägern der Sozialhilfe durch die Einführung der Pflegeversicherung entstehen.[233] Da-

---

228 §3 SGB XI.

229 §5 SGB XI.

230 §36 SBG XI.

231 Abs.1 §43 SGB XI.

232 Die durchschnittlichen Heimentgelte lagen bundesweit für die Pflegeklasse I zwischen 3250 DM und 4070 DM, für die Pflegeklasse II zwischen 3900 DM und 4880 DM und für die Pflegeklasse III zwischen 5050 DM und 6300 DM. Nach: Erster Bericht über die Entwicklung der Pflegeversicherung, a.a.O., S. 32.

233 §9 SGB XI. Den neuen Bundesländern sollen durch ein Investitionshilfeprogramm (1995-2002) Bundesmittel von insgesamt 6,4 Mrd. DM für Investitionen in Pflegeeinrichtungen zur Verfügung stehen.

durch sollten die Pflegesätze erheblich verringert werden, so dass die Möglichkeit gegeben war, mit den Leistungen der Pflegeversicherung und einer durchschnittlichen Rente die Kosten im Pflegeheim ohne Inanspruchnahme der Sozialhilfe von rund 80 Prozent der Pflegebedürftigen zu bestreiten. Die *Kosten des laufenden Betriebes* der Pflegeeinrichtungen tragen die Pflegekassen (duales Finanzierungssystem).

Die Pflegekassen erhielten den *Sicherstellungsauftrag*[234] für eine bedarfsgerechte und gleichmäßige, dem allgemein anerkannten Stand medizinisch-wissenschaftlicher Erkenntnisse entsprechenden Pflege.[235] Sie haben zu diesem Zweck Versorgungsverträge und Vergütungsvereinbarungen mit den Trägern von ambulanten und stationären Pflegeeinrichtungen - wie Pflegeheimen, Sozialstationen und ambulanten Pflegediensten - abzuschließen. Durch den Versorgungsvertrag wurden die Pflegeeinrichtungen zur pflegerischen Versorgung der Versicherten zugelassen und verpflichtet. Als Gegenleistung dafür erhielten sie einen Vergütungsanspruch gegenüber den Pflegekassen. Art, Höhe und Laufzeit der Pflegesätze bei Heimpflege und der ambulanten Pflegevergütung werden zwischen den Pflegekassen und den Trägern der einzelnen Pflegeeinrichtungen vereinbart.

Am 19. Dezember 1997 wurde der *„Erste Bericht über die Entwicklung der Pflegeversicherung"* dem Bundestag vorgelegt.[236] Danach gab es 1997 in der sozialen und privaten Pflegeversicherung 1,24 Millionen Empfänger von ambulanten und 0,45 Millionen Empfänger von stationären Leistungen der Pflegeversicherung. Darin enthalten waren 30.000 Personen mit stationären Leistungen der Behindertenhilfe. Insgesamt erhielten also 1,7 Millionen Pflegebedürftige die ambulanten und stationären Leistungen der Pflegeversicherung.[237] In den beiden ersten Jahren mußten vom Medizinischen Dienst der Krankenversicherung über 3 Millionen Begutachtungen im Bereich der ambulanten Pflege, 0,75 Millionen im Bereich der stationären und 0,08 Millionen im Bereich der stationären Pflege in Behinderteneinrichtungen durchgeführt werden.[238]

Die Leistungen der sozialen Pflegeversicherung bei häuslicher Pflege hatten ein Finanzvolumen von rund 15 Mrd. DM jährlich. Für die Leistun-

---

[234] Abs.1 §12 SGB XI.

[235] Abs.1 §11 SGB XI.

[236] Erster Bericht über die Entwicklung der Pflegeversicherung, Deutscher Bundestag, Drucksache 13/9528 vom 19. Dezember 1997; Vgl. hierzu auch: K. Jung, Zwei Jahre Erfahrungen mit der Pflegeversicherung - Zum Stand der Umsetzung des SGB XI, in: Die Krankenversicherung, März 1997, S. 65-70; Sozialbericht 1997, Deutscher Bundestag, Drucksache 13/10142 vom 17. März 1998, S. 75-79; G. Kukla, Erster Bericht über die Entwicklung der Pflegeversicherung, in: Die Krankenversicherung, Februar 1998, S. 45-46.

[237] Erster Bericht über die Entwicklung der Pflegeversicherung, a.a.O., S. 20.

[238] Ebenda, S. 23.

gen der stationären Pflege wurden jährlich rund 13 Mrd. DM ausgegeben.[239] Von den Leistungsarten hatte das Pflegegeld, das von 56 Prozent der Leistungsempfänger gewählt wurde, die größte Bedeutung. Es folgten die vollstationäre Pflege mit 25 Prozent, Kombinationsleistungen mit 10 Prozent und Pflegesachleistungen mit 7 Prozent. 5 Prozent der Gesamtausgaben entfielen auf die Verwaltungskosten einschließlich der Kosten des Medizinischen Dienstes der Krankenversicherung.[240]

1995 hatte die soziale Pflegeversicherung einen Einnahmeüberschuß von 6,72 Mrd. DM und 1996 von 2,3 Mrd. DM.[241] Der Überschuß wurde vor allem zum Aufbau der gesetzlich vorgeschriebenen Finanzreserve verwendet. Die Einführung der Pflegeversicherung hatte – wie erwartet - zu einer Verringerung der Inanspruchnahme der Sozialhilfe geführt. Es wurde davon ausgegangen, dass 1997 in der Sozialhilfe durch die Pflegeversicherung 10,4 Mrd. DM eingespart werden konnten.[242] Angesichts des Einnahmeüberschusses forderte Anfang 1998 die FDP gemeinsam mit dem Bundesverband der Deutschen Arbeitgeberverbände den Beitragssatz in der Pflegeversicherung zu senken und drohte sogar bei Nichterfüllung mit dem Bruch der Regierungskoalition.[243]

Die Feststellung der Pflegebedürftigkeit und die Zuordnung zu den Pflegestufen richtet sich in der privaten Pflegeversicherung und in der sozialen Pflegeversicherung nach denselben Kriterien. Sie wird für die *private Pflegeversicherung* von der Gesellschaft für medizinische Gutachten „MEDICPROOF" durchgeführt. Auffallend war, dass in der privaten Pflegeversicherung nicht nur weniger Leistungsanträge abgelehnt, sondern auch höhere Einstufungen bewilligt wurden als in der sozialen Pflegeversicherung.[244]

Im Gegensatz zu den anderen Säulen der Sozialversicherung zeichnet sich die neue soziale Pflegeversicherung dadurch aus, dass sie alleine von den versicherten Arbeitnehmern und Rentnern finanziert wird.[245] Zwar werden die Beiträge zur Pflegeversicherung formell zu gleichen Teilen von Arbeitgebern und Arbeitnehmern bezahlt, aber die Unternehmen haben dafür erhebliche Kompensationen erhalten. Unabhängig davon bedeuten Sozialversicherungsbeiträge für Beschäftigte und Unternehmen nicht das glei-

---

[239] Ebenda, S. 11.

[240] Ebenda, S. 21 und 22.

[241] Ebenda, S. 21f.

[242] Ebenda, S. 33.

[243] FDP verlangt Beitragssenkung in der Pflegeversicherung, in: FAZ vom 30. Januar 1998, S. 17.

[244] Ebenda, S. 27.

[245] Vgl. hierzu auch: K. Priester, Lean Welfare - Mit Pflegeversicherung und Karenztagen zum Umbau des Sozialstaats, in: Blätter für deutsche und internationale Politik, Heft 9, 1993, S. 1090 und 1097.

che. Der für die Unternehmen kostenneutralen Einführung der Pflegeversicherung liegt die auch für andere Sozialbereiche seit Jahren geltende Rechtfertigung der konservativ-liberalen Regierung zugrunde, „daß die Arbeitgeberbeiträge zur Pflegeversicherung nicht zu einer Erhöhung der Lohnnebenkosten führen dürfen. Die Betriebe müssen im Interesse der Wettbewerbsfähigkeit der deutschen Wirtschaft sowie zur Sicherung der Arbeitsplätze entlastet werden."[246] Diese generelle Zielsetzung der Bundesregierung ließ sich jedoch keineswegs realisieren. Trotz der Gewinnexplosionen – insbesondere exportierender Unternehmen und der Banken – kam es infolge des dramatischen weiteren Anstiegs der Massenarbeitslosigkeit zu Kaufkraftverlusten und Steuerausfällen.

## 5 „Dritte Stufe der Gesundheitsreform"

Zur Vorbereitung der 3. Stufe der Gesundheitsreform lud Bundesgesundheitsminister *Seehofer* (CSU) die „Spitzen des deutschen Gesundheitswesens" im Mai und Juni 1995 auf dem Petersberg bei Bonn zu Gesprächen ein. Für die *„Petersberger Gespräche"* wurden von den Verbänden der gesetzlichen Krankenversicherung, den Ministerien, den Regierungs- und Oppositionsparteien, Gewerkschaften und Arbeitgebervertretern Konzepte vorgelegt. Die Strategien und Zielvorstellungen der einzelnen Verbände sind für die Entwicklung und Regulierung der Krankenversorgung von nicht unerheblicher Bedeutung, da die korporatistischen Strukturen des deutschen Gesundheitssystems für diese Akteure einen beträchtlichen Handlungsspielraum vorsehen. Zunächst bestand der Eindruck, dass in allen Lagern der Wille zu einer gemeinsamen Lösung vorhanden sei. Kernpunkte waren die Globalbudgetierung zur Stabilisierung der Ausgaben in der gesetzlichen Krankenversicherung, ein flexibles Vertragsrecht zur Verbesserung von Wirtschaftlichkeit und die Qualität der Versorgung.[247] Insbesondere ging es darum, die jeweiligen Positionen der Verbände zur Gestaltung einer zukünftigen Wettbewerbsordnung der gesetzlichen Krankenversicherung auszuloten.[248] Die „Petersberger Gespräche" wurden am 27. Juni 1995 abgeschlossen. Der angestrebte Konsens über die geplante 3. Stufe der Gesundheitsreform konnte nicht erreicht werden. Offensichtlich war es nicht möglich, die Verbände der Krankenhäuser in die Formel der

---

246 Erster Bericht über die Entwicklung der Pflegeversicherung, a.a.O., S. 12.

247 B. am Orde, Gesundheitspolitik vor dem „Aus"? Die 3. Stufe der Gesundheitsreform, das Beitragsentlastungsgesetz, in: Soziale Sicherheit, Heft 8/9, 1996, S. 292.

248 K. Stegmüller, Wettbewerb im Gesundheitswesen, a.a.O., S. 135ff.

Beitragsstabilität einzubinden, was vor allem von den Vertretern der Kassenärzte gefordert wurde.

Noch vor Beginn der 3. Stufe der Gesundheitsreform wurden auf Druck der FDP von Ende 1995 bis März 1996 eine Reihe von „Klientelgesetzen" mit Detailfragen erlassen:

- So durchbrach das 4. SGB V-Änderungsgesetz die Budegtierung des Gesundheits-Strukturgesetzes, indem zur Stärkung der hausärztlichen Versorgung die gesetzlich limitierte Gesamtvergütung um 0,6 Mrd. DM angehoben wurde.
- Mit dem 5. SGB V-Änderungsgesetz wurde die im Gesundheits-Strukturgesetz vorgesehene Liste verordnungsfähiger Arzneimittel in der Krankenversicherung *(„Positivliste")* auf Druck der Pharmaindustrie gestrichen und das eigens dafür eingerichtete *Institut* wieder aufgelöst.
- Das 6. und 7. SGB V-Änderungsgesetz läßt die Festbetragsregelung für Arzneimittel mit patentgeschützten Wirkstoffen wegfallen. Ebenso entfällt die Abgabe preisgünstiger importierter bzw. reimportierter Arzneimittel durch Apotheken.

Parallel dazu kam es nach den „Petersberger Gesprächen" zu einer Vielzahl von Gesetzentwürfen[249], darunter auch zum GKV-Weiterentwicklungsgesetz[250] und dem Krankenhaus-Neuordnungsgesetz, die in der ersten Hälfte des Jahres 1996 im Bundesrat, in dem die SPD-geführten Länder die Mehrheit hatten, scheiterten. In das kaum zu überschauende Konglomerat der unterschiedlichen Gesetzgebungsverfahren zur 3. Stufe der Gesundheitsreform platzte dann das Beitragsentlastungsgesetz, das Bestandteil des *„Sparpakets"* der Bundesregierung ( „Programm für mehr Wachstum und Beschäftigung") vom 25. April 1996 war. Das „Sparpaket" beinhaltete sozialpolitische Gesetze mit Maßnahmen zur Reduzierung der Lohnfortzahlung im Krankheitsfall, zur Befristung der Arbeitsverträge auf höchstens 2 Jahre, zur Aufhebung des Kündigungsschutzgesetzes für Betriebe von bisher unter 5 jetzt auf unter 10 Beschäftigten[251], zur Anhebung der Altersgrenze von 60 auf 65 Jahre für Frauen in der Rentenversicherung und zur Verringerung der Ausbildungszeit bei der Rentenberechnung, zur Begrenzung der Ausgaben für Rehabilitationsmaßnahmen unter dem Niveau des Jahres 1993, zur Entkoppelung der Lohnersatzleistungen der Bundesanstalt für Arbeit (Arbeitslosengeld, Unterhaltsgeld,

---

[249] B. am Orde, a.a.O., S. 292.

[250] T. Gerlinger, Th. Schönwälder, Die dritte Stufe der Gesundheitsreform - das GKV-Weiterentwicklungsgesetz, in: Soziale Sicherheit, Heft 4, 1996, S. 125-130.

[251] Arbeitsrechtliches Gesetz zur Förderung von Wachstum und Beschäftigung (Arbeitsrechtliches Beschäftigungsförderungsgesetz) v. 25. September 1996, in: Bundesgesetzblatt, Teil I, Nr. 48 v. 27. September 1996, S. 1476-1479.

Übergangsgeld und Altersübergangsgeld) von der Lohnentwicklung. Und schließlich gehörte dazu auch das Beitragsentlastungsgesetz. Das Sparpaket wurde am 13. September 1996 im Bundestag gegen die Stimmen der Opposition abschließend verabschiedet. Die meisten dieser Gesetze waren so formuliert, dass sie der Zustimmung des Bundesrates nicht mehr bedurften. Sie konnten allein im Bundestag mit den Stimmen der Regierungskoalition, der so genannten Kanzlermehrheit, beschlossen werden. Gegen das Sparpaket hatten die Gewerkschaften am 15. Juni 1996 zu einer Großdemonstration in Bonn aufgerufen, an der sich mehr als 350.000 Personen beteiligten.[252] Die beiden Gesetze, die für die Gesundheitspolitik die größte Bedeutung hatten, waren das Beitragsentlastungsgesetz und das Entgeltfortzahlungsgesetz.

## 5.1    Beitragsentlastungsgesetz[253]

Das *Gesetz zur Entlastung der Beiträge in der gesetzlichen Krankenversicherung* (Beitragsentlastungsgesetz), mit dem ein Einspareffekt von ca. 7,5 Mrd. DM geplant war, setzte wieder nahtlos an den bekannten Kostendämpfungsmechanismen an:

- Die *Beitragssätze* der gesetzlichen Krankenversicherung für 1996 wurden kurzfristig festgeschrieben und mit Wirkung vom 1. Januar 1997 um 0,4 Beitragssatzpunkte *vermindert*, obwohl bei den Krankenkassen bereits 1996 wieder ein Defizit von ca. 7 Mrd. DM aufgetreten war. Ausgenommen davon waren Beitragssatzerhöhungen, die allein aus Verpflichtungen und Ansprüchen im Risikostrukturausgleich resultierten.[254] Davon machten die Ersatzkassen umgehend Gebrauch. Bei dieser Maßnahme handelte es sich um den bisher einmaligen Eingriff in die Beitragssatzautonomie der Krankenkassen.
- Die Zuzahlungen für Arzneimittel wurden um jeweils 1 DM erhöht.
- Der Kassenanteil für Brillenfassungen entfiel.
- Das *Krankengeld* wurde von 80 auf 70 Prozent des regelmäßigen Bruttoarbeitsentgelts, aber nicht mehr als 90 Prozent des Nettoarbeitsentgelts abgesenkt. Bei den Krankengeldempfängern handelt es sich um eine

---

[252] Vgl. Frankfurter Rundschau vom 17. Juni 1996; am 27. Juni 1996 folgten weitere dezentrale Protestaktionen der Gewerkschaften mit rund 250 000 Teilnehmern (Frankfurter Rundschau vom 28. Juni 1996).

[253] Gesetz zur Entlastung der Beiträge in der gesetzlichen Krankenversicherung (Beitragsentlastungsgesetz - BeitrEntlG) v. 1. November 1996, in: Bundesgesetzblatt, Teil I, Nr. 55 v. 7. November 1996, S. 1631-1633. Vgl. hierzu ausführlich: B. am Orde, a.a.O., S. 292-298.

[254] Beitragsentlastungsgesetz, a.a.O., Art. 1 §§1, 2.

Gruppe fast ausschließlich chronisch kranker Personen, deren Situation sich über eine Kette schwerer Erkrankungsepisoden und unterschiedlicher Versorgungs-Inanspruchnahmen aufgebaut hat.[255] Die Kürzung des Krankengeldes ist in engem Zusammenhang mit dem Entgeltfortzahlungsgesetz zu sehen. Bei beidem geht es um die Einkommensreduzierung abhängig Beschäftigter.

- Der Zuschuß zum *Zahnersatz* für nach dem 1. Januar 1979 geborene Versicherte wurde gestrichen.
- Implantatgetragener bzw. -gestützter Zahnersatz entfiel als Kassenleistung.
- *Kuren* wurden von 4 auf 3 Wochen gekürzt, das Wiederholungsintervall von 3 auf 4 Jahre erhöht. Die Zuzahlung stieg von 12 auf 25 DM pro Tag, zusätzlich müssen 2 Urlaubstage pro Kurwoche angerechnet werden.[256]
- Die *Gesundheitsförderung*, die mit dem Gesundheits-Reformgesetz (§20 SGB V) eingeführt worden war und als eine strukturelle Neuerung in der Krankenversicherung galt[257], wurde gestrichen bzw. aus der hälftigen Beitragsfinanzierung herausgenommen. Gesundheitsfördernde Leistungen konnten nun zwar als Satzungsleistungen angeboten werden, waren aber alleine von den Versicherten zu finanzieren.
- Das Krankenhausbudget wurde für 3 Jahre (1997-1999) um 1 Prozent jährlich gesenkt. Die Begründung dafür war die Entlastung der Krankenhäuser durch die Pflegeversicherung (Abbau von „Fehlbelegungen"). Die mittels globaler Abschöpfung mobilisierbaren Wirtschaftlichkeitsreserven galten damit allerdings als erschöpft.[258]

Das Beitragsentlastungsgesetz trat am 1. Januar 1997 in Kraft. Rückwirkend - zum 10. Mai 1996 - war das bereits für die Festschreibung des Beitragssatzes der Fall.

---

[255] Vgl. hierzu: B. Braun, R. Müller, Die Kürzung des Krankengeldes, in: Jb. f. Krit. Medizin, Bd. 28, Hamburg 1997, S. 80-98.

[256] Siehe auch: Arbeitsrechtliches Gesetz zur Förderung von Wachstum und Beschäftigung, a.a.O., Art. 2, Abs. 1.

[257] Die AOK bezeichnet sich seitdem als „Gesundheitskasse".

[258] Sozialbericht 1997, a.a.O., S. 65.

## 5.2 Änderung des Entgeltfortzahlungsgesetzes[259]

Ein weiteres Gesetz, das zwar nicht direkt zur 3. Stufe der Gesundheitsreform gerechnet wird, das aber wie das Beitragsentlastungsgesetz zum Ziel hatte, „die Betriebe von den hohen Lohnzusatzkosten zu entlasten"[260], ist das *Gesetz zur Änderung des Entgeltfortzahlungsgesetzes und des Fünften Buches Sozialgesetzbuch*, das am 27. September 1996 in Kraft trat. U. a. waren darin folgende Maßnahmen vorgesehen:
- Die Höhe der *Entgeltfortzahlung* im Krankheitsfall wird von 100 auf 80 Prozent des Arbeitsentgelts festgelegt. Um einen Entgeltsausfall zu vermeiden, kann der Arbeitnehmer für fünf Krankheitstage die Anrechnung eines Urlaubstages verlangen. Liegt ein Arbeitsunfall oder eine anerkannte Berufskrankheit vor, so bleibt es beim bisher geltenden Recht. Letzteres gilt auch für Erkrankungen während der Schwangerschaft.
- Krankheitsbedingte Fehlzeiten können bei der Bemessung der Höhe von Sondervergütungen berücksichtigt werden.
- Bei der Höhe des *Urlaubsentgelts* werden Überstundenvergütungen nicht berücksichtigt.
- Für jede Woche, die ein Arbeitnehmer an einer Maßnahme der medizinischen Vorsorge oder Rehabilitation teilnimmt, können bei einer Fünf-Tage-Arbeitswoche zwei Tage auf den *Erholungsurlaub angerechnet* werden.

Durch die Änderungen des Entgeltfortzahlungsgesetzes im Krankheitsfall sollten bereits ohne Änderung der geltenden Tarifverträge Entlastungen bei den Arbeitgebern in Höhe von rund 1,87 Mrd. DM eintreten. Demgegenüber wurden Mindereinnahmen der Sozialversicherungsträger durch geringere Beiträge von rund 0,76 Mrd. DM erwartet. Für die Senkung des Krankengeldes (nach dem Beitragsentlastungsgesetz) wurden zur finanziellen Entlastung der gesetzlichen Krankenversicherung 1,82 Mrd. DM veranschlagt.[261]

Gegen dieses Gesetz gab es heftige Proteste der Gewerkschaften, die darin nicht nur einen weiteren Sozialabbau, sondern auch einen Eingriff in die Tarifautonomie sahen. Darüber hinaus hat die Lohnfortzahlung im

---

[259] Arbeitsrechtliches Gesetz zur Förderung von Wachstum und Beschäftigung, Art. 3, Änderung des Entgeltfortzahlungsgesetzes, a.a.O., S. 1477f.

[260] Entwurf eines Gesetzes zur Änderung des Entgeltfortzahlungsgesetzes und des Fünften Buches Sozialgesetzbuch, Deutscher Bundesrat, Drucksache 519/96 vom 5.7.1996, S. 1.

[261] Ebenda, S. 3.

Krankheitsfall für die Gewerkschaften einen hohen politischen Stellenwert. Konnte sie doch im längsten Streik der Metallarbeiter - vom 24. Oktober 1956 bis zum 14. Februar 1957 in Schleswig-Holstein - als Hauptforderung durchgesetzt werden, obwohl sie sich erst 1970 voll realisieren ließ. Auch im Zusammenhang mit der Einführung der Pflegeversicherung stand die Lohnfortzahlung im Krankheitsfall zur Debatte. Es wurde erwogen, durch die Wiedereinführung der „Karenztage"[262] den Beitrag der Arbeitgeber zur Pflegeversicherung zu kompensieren.[263] Diese Vorstellungen wurden jedoch wieder fallen gelassen, da sie politisch nicht durchsetzbar waren.

Bereits mit Beginn der ersten Tarifverhandlungen im Herbst 1996, die von der *Industriegewerkschaft Metall* angeführt wurden, stand das Thema Lohnfortzahlung im Krankheitsfall im Mittelpunkt der Auseinandersetzungen. Die IG Metall beharrte auf dem vollen Lohnausgleich. Warnstreiks bei Mercedes Benz, Opel und Ford begleiteten die Verhandlungen. Im Fall des Scheiterns der Lohnfortzahlung im Krankheitsfall drohte die IG Metall sogar mit Streik. Am 5. Dezember 1996 kam es dann u.a. zu folgender Einigung:

- Die Lohnfortzahlung beträgt auch in Zukunft 100 Prozent und wird als eigenständige tarifvertragliche Regelung anerkannt. Die Laufzeit dieser Vereinbarung beträgt fünf Jahre und ist erstmals kündbar zum 31. Dezember 2001. Mehrarbeit und Mehrarbeitszuschläge werden für die Berechnung der Lohnfortzahlung nicht mehr zugrunde gelegt. Als zusätzliche Kompensation wird das Weihnachtsgeld um fünf Prozentpunkte gesenkt.
- Langzeitkranke erhalten ab der siebten Woche für drei Monate einen Zuschuß zum Krankengeld, der die gesetzliche Kürzung von 80 auf 70 Prozent nahezu wieder ausgleicht.[264]

Damit hatte sich die IG Metall mit ihren diesbezüglichen Forderungen erfolgreich durchgesetzt. Die Arbeitgeber mußten sich aufgrund der Mobilisierung der Beschäftigten zurückziehen. Das von der konservativ-liberalen Bundesregierung beschlossene Entgeltfortzahlungsgesetz konnte nicht umgesetzt werden. Der Tarifabschluß der IG Metall hatte auch für die anderen Gewerkschaften Signalfunktion. In den folgenden Tarifverhandlungen der IG Chemie und der IG Bau stand ebenfalls die Lohnfortzahlung an oberster Stelle der Tagesordnung. Allerdings besaßen diese Gewerkschaften nicht die Kraft, das volle Ergebnis der IG Metall zu wiederholen.

---

[262] Dabei handelt es sich um die ersten Tage einer Krankheit mit Arbeitsunfähigkeit, an denen die betroffenen Beschäftigten vollständig oder teilweise auf ihr Arbeitsentgelt verzichten müssen.

[263] K. Priester, a.a.O., S. 1096.

[264] dpa-Basisdienst vom 5. Dezember 1996.

Die IG Bau akzeptierte am 17. Mai 1997 eine Reduzierung der Lohnfortzahlung im Krankheitsfall in den ersten drei Tagen auf 80 Prozent, das danach bis zum Ende der 6. Woche wieder auf 100 Prozent angehoben wird.
Darüber hinaus mußte die IG Bau einer Absenkung des 13. Monatsgehalts
von 100 auf 77 Prozent und des Urlaubsgelds von 30 auf 25 Prozent hinnehmen.[265]


### 5.3 Erstes und Zweites GKV-Neuordnungsgesetz

Als Kern der 3. Stufe der Gesundheitsreform gelten das *Erste und Zweite*
*„Gesetz zur Neuordnung von Selbstverwaltung und Eigenverantwortung in*
*der gesetzlichen Krankenversicherung"(1. und 2. NOG)*. Ausgang dieser
Gesetzesinitiative waren die „Eckpunkte zur Fortführung der 3. Stufe der
Gesundheitsreform", auf die sich die Regierungskoalition am 24. Septem-
ber 1996 geeinigt hatte.[266] Beide Gesetze wurden am 12. Juni 1997 vom
Bundestag endgültig verabschiedet und die darin vorgesehenen Änderun-
gen traten, abgesehen von wenigen Ausnahmen, bereits am 1. Juli 1997 in
Kraft.

Schon 1996 hatte sich abgezeichnet, dass trotz Gesundheits-
Strukturgesetz - aufgrund der weiter steigenden Massenarbeitslosigkeit und
der damit einhergehenden Einnahmeverluste der Sozialversicherung insgesamt - bei den Krankenkassen inzwischen wieder erhebliche Defizite aufgelaufen waren, und folglich der Druck auf die Beitragssätze wuchs, wenn
nicht weitere Rationalisierungen, Leistungsausgliederungen oder Zuzahlungen ergriffen würden. Bereits das Beitragsentlastungsgesetz beabsich-
tigte mit seiner Vorgabe, die Beitragssätze um 0,4 Prozentpunkte zum 1.
Januar 1997 zu senken, der absehbaren Entwicklung am Ende der Reakti-
onskette entgegenzuwirken. In diese Richtung zielten auch die beiden Neuordnungsgesetze mit folgender Grundorientierung:
- Der Erhöhung des Beitragssatzes durch eine Kasse sollte dadurch begeg-
  net werden, dass ihre Wettbewerbsposition in diesem Fall durch Sanktionen erheblich verschlechtert wird.
- Die Spielräume der Kassen zur Differenzierung ihres Leistungsangebots
  und dessen Finanzierung sollten erweitert werden.
- Und die Kassen sollten in begrenztem Umfang die Möglichkeit erhalten,
  effizientere Versorgungsformen zu erproben.

---

[265] Frankfurter Rundschau vom 18. Mai 1997.
[266] Vgl. hierzu: Frankfurter Rundschau und Frankfurter Allgemeine Zeitung vom 25.
September 1996.

Die durch das Gesundheits-Strukturgesetz geschaffene Wettbewerbssituation zwischen den Kassen sollte mittels eines sich selbst steuernden Regulierungsmechanismus, der die Stabilität des Beitragssatzes sichert, ausgebaut werden. Dazu wurde Druck auf die Kassen ausgeübt und zugleich ihr Spielraum erweitert, Rationalisierungen durchführen zu können. Der entscheidende Gedanke wurde im *1. NOG* ausformuliert. Rückwirkend zum 11. März 1997 wurde die *Erhöhung des Kassenbeitrags* an die Erhöhung der bestehenden Zuzahlungen gekoppelt. Erhöht danach eine Krankenkasse ihren Beitragssatz, so muß sie je 0,1 Beitragssatzpunkte die gesetzlichen Zuzahlungen bei Arznei- und Hilfsmittel, Kuren und im Krankenhaus automatisch um jeweils 1 DM (bei Zahnersatz und Heilmittel um jeweils 1 Prozentpunkt) heraufsetzen. Die Versicherten sollten also im Krankheitsfall bei einer Beitragssatzerhöhung doppelt belastet werden. Das Umgekehrte galt für Beitragssatzsenkungen. Die Erhöhung der Zuzahlungen sollte jeweils einen Monat nach dem Wirksamwerden der Beitragssatzerhöhung eintreten.[267] Absicht der Verknüpfung von Beitragssatzanhebung mit der Erhöhung der Zuzahlungen war, die Krankenkassen dazu zu bewegen, alle Wirtschaftlichkeitsreserven auszuschöpfen, bevor sie zu Beitragserhöhungen greifen. Gleichzeitig räumte das Gesetz den Versicherten für diesen Fall die Kündigungsfrist von nur einem Monat ein.[268] Unter solchen Umständen war jede Beitragssatzerhöhung für die Kassen mit der Gefahr deutlicher Mitgliederabwanderungen verbunden. Ausgenommen von dieser Automatik waren lediglich Beitragserhöhungen, die sich allein durch Veränderungen der Verpflichtungen im Risikostrukturausgleich zwingend ergeben hätten.[269] Diese Regelung wäre insbesondere Ersatzkassen zugute gekommen.

Das *2. NOG* befaßte sich vor allem mit der Umwandlung von Leistungen des gesetzlichen Leistungskatalogs in „Gestaltungsleistungen", die nicht mehr paritätisch finanziert werden durften, der Erweiterung der Kostenerstattung sowie der Beitragsrückerstattung in Kombination mit Selbstbehalt. Es handelt sich dabei also um die Einführung von Elementen, die bereits aus der privaten Krankenversicherung bekannt waren.

Insgesamt erschlossen die beiden NOGs das Prinzip der Zuzahlung, das den Versicherten im Krankheitsfall direkte Kosten auferlegt, als eine zusätzliche relevante Finanzierungsquelle für die Krankenversorgung außerhalb des Solidaritätsprinzips und benutzten es zugleich als Disziplinie-

---

[267] §221 SGB V; Erstes Gestz zur Neuordnung von Selbstverwaltung und Eigenverantwortung in der gesetzlichen Krankenversicherung (1. GKV-Neuordnungsgesetz - 1. NOG) v. 23. Juni 1997, in: Bundesgesetzblatt, Teil I, Nr. 42 vom 30. Juni 1997, S. 1517-1519, Art 1, S. 1518.

[268] §175 SGB V.

[269] Abs.4 §221 SGB V.

rungsinstrument gegenüber den Krankenkassen. Im einzelnen kam es durch die beiden Gesetze zu folgenden Veränderungen[270] - zunächst im Bereich der *Zuzahlungen*:

- Die Zuzahlungen bei Arzneimitteln (pro Packung), beim Krankenhausaufenthalt (pro Tag), bei Fahrkosten (pro Fahrt), Vorsorgekuren für Mütter und Müttergenesungskuren (pro Tag) wurden um 5 DM erhöht.[271] Zusätzlich war der erwähnte Automatismus bei Erhöhung der Beitragssätze vorgesehen.
- Die prozentualen Zuschüsse beim Zahnersatz wurden in Festbeträge umgewandelt.[272] Die Höhe der Festzuschüsse wurden vom Bundesausschuß der Zahnärzte und Krankenkassen festgesetzt.
- Die Mitglieder der gesetzlichen Krankenversicherung sollten befristet auf 3 Jahre ein „Notopfer" in Höhe von 20 DM pro Jahr für die Instandhaltung von Krankenhäusern bezahlen. Damit reagierte die Bundesregierung auf ein Urteil des Bundessozialgerichts vom 21. Januar 1993, das die Kosten „großer" Instandhaltungsmaßnahmen für pflegesatzfähig erklärte und die Länder - mit Ausnahme Bayerns - zur Einstellung ihrer Finanzierung veranlaßte.
- Die Zuzahlung für Heilmittel (Massagen, Bäder und Krankengymnastik) stieg von 10 auf 15 Prozent.[273]
- Für einige Hilfsmittel (Bandagen, Einlagen und Hilfsmittel zur Kompressionstherapie) wurde eine Zuzahlung von 20 Prozent eingeführt.[274]
- Diese Zuzahlungen sollten durch eine Verbesserung der *Härtefallregelung* „sozial verträglich" gestaltet werden. Die geltende Belastungsgrenze bei freiwillig Versicherten wurde von 4 auf 2 Prozent des Bruttojahreseinkommens und bei chronisch Kranken, die wegen derselben Krankheit länger als 1 Jahr in Dauerbehandlung sind, von 2 auf 1 Prozent gesenkt.
- Die einzelnen Krankenkassen konnten per Satzung - jetzt selbst - Zuzahlungen, die im Fünften Buch des SGB vorgesehen waren, für ihre Versicherten erhöhen.[275]

Neben diesen quantitativen Veränderungen bereits bestehender Regelungen, die sich in der Kontinuität der Kostendämpfungsgesetze bewegten,

---

[270] Vgl. hierzu auch: Sozialbericht 1997, Deutscher Bundestag, Drucksache 13/10142 vom 17. März 1998, S. 63-69.
[271] §§13, 39, 60 SGB V.
[272] §30 SGB V.
[273] §32 SGB V.
[274] §33 SGB V.
[275] §55 SGB V.

138

kam es mit dem 2. NOG[276] aber auch zu Neuerungen, die ebenfalls die Finanzierung der gesetzlichen Krankenversicherung betreffen und strukturellen Charakter haben. Es handelte sich dabei um *Elemente*, die bislang der *privaten Krankenversicherung* vorbehalten waren. Insofern ist davon auszugehen, dass sie die generelle Tendenz, die gesetzliche Krankenversicherung an privatwirtschaftliche Bedingungen mit ihren Regulierungsinstrumenten *Markt und Wettbewerb* anzupassen, verstärken sollten. Es handelte sich dabei um:

- Die Einführung von *„erweiterten Leistungen"* („Gestaltungsleistungen", „satzungsmäßige Mehrleistungen"), die Krankenkassen per Satzung zwar in ihren Leistungskatalog aufnehmen können, die aber von den Arbeitgebern nicht mehr paritätisch mitfinanziert werden.[277] Es könnte sich dabei z.B. um die Erhöhung des Zuschusses für ambulante Kuren handeln. Da die Kassen solche Mehrleistungen selbst festlegen, war damit zu rechnen, dass sich der seit dem Gesundheits-Reformgesetz bestehende einheitliche Leistungskatalog der gesetzlichen Krankenversicherung wieder stärker diversifiziert. Ausgenommen von einer Erweiterung waren allerdings die meisten und grundlegenden Leistungsbereiche wie ärztliche und zahnärztliche Behandlung, Zahnersatz, Krankenhausbehandlung, Kranken- oder Sterbegeld.[278]
- Die Krankenkassen konnten nun allen Versicherten die *Kostenerstattung* anbieten, die bisher nur den freiwillig Versicherten[279] offenstand. Der Anspruch auf Erstattung bestand höchstens in Höhe der Vergütung, die die Krankenkassen bei Erbringung als Sachleistung zu tragen hatten.[280] Bei der Wahl der Kostenerstattung musste der Patient nun in Vorlage treten und bekam dann von seiner Krankenkasse den Betrag ganz oder teilweise erstattet. Da die Kassen nur das „medizinisch Notwendige"[281] bezahlen dürfen, war daraus eine weitere Zuzahlung für den kranken Versicherten absehbar. Auf jeden Fall hätte sich die Konfliktlinie über Preis und Notwendigkeit von Leistungen, die beim Sachleistungsprinzip zwischen den Leistungsanbietern und der Krankenkasse verläuft, beim Prinzip der Kostenerstattung zwischen Krankenkasse und Versicherten verschoben. Die kassenärztlichen Vereinigungen hätten eine wichtige

---

[276] Zweites Gesetz zur Neuordnung von Selbstverwaltung und Eigenverantwortung in der gesetzlichen Krankenversicherung (2. GKV-Neuordnungsgesetz - 2. GKV-NOG) v. 23. Juni 1997, in: Bundesgesetzblatt, Teil I, Nr. 42 v. 30. Juni 1997, S. 1520-1536.

[277] §56 SGB V.

[278] Abs.3 §56 SGB V.

[279] Personen mit einer Einkommenshöhe über der Pflichtversicherungsgrenze.

[280] §13 SGB V.

[281] §12 SGB V.

Funktion verloren. Darüber hinaus wäre das *Morbiditätsrisiko*, das mit der sektoralen Budgetierung bei den Kassenärzten lag, wieder den Krankenkassen auferlegt worden.

- Neu war weiter, dass Versicherte, die die Kostenerstattung wählen, einen Teil der von den Krankenkassen zu tragenden Kosten selbst übernehmen können *(Selbstbehalt)*, wenn die Satzung der Krankenkasse das vorsieht. In diesem Fall sind die Versichertenanteile an den Beiträgen entsprechend zu ermäßigen.[282] Das begünstigte Versicherte mit niedrigem Krankheitsrisiko und solche mit hohem Einkommen. Durch die Verringerung der Kasseneinnahmen aus diesen Versichertengruppen kommt es zu einer Aushöhlung des Solidaritätsprinzips. Die Einführung der Selbstbehaltsregelung verstärkt die Tendenz der Kostenverlagerung von den gesunden Reichen auf die armen Kranken.
- Ein ähnlicher Mechanismus galt auch für die neu vorgesehene *Beitragsrückzahlung*. Teile des Kassenbeitrags konnten danach an die Versicherten zurückgezahlt werden, wenn diese innerhalb eines Jahres keine Leistungen der Krankenkasse in Anspruch genommen haben. Leistungen zur Verhütung und Früherkennung von Krankheiten waren davon ausgenommen.[283] Auch diese Regelung begünstigte die Gesunden zu Lasten der Kranken. Darüber hinaus erhöhte sie die Hürde für die Inanspruchnahme medizinischer Leistungen. Sie bedeutete also gemeinsam mit dem Selbstbehalt eine Verschärfung der Lage unterprivilegierter Sozialschichten.
- In diesem Zusammenhang ist auch noch einmal das *Sonderkündigungsrecht* im Fall der Erhöhung des Beitragssatzes zu erwähnen, das Versicherten die Möglichkeit einräumte, nach einer Frist von einem Monat zu einer Krankenkasse mit günstigerem Tarif zu wechseln.[284]

Die Einführung von Kostenerstattung, Selbstbehalt und Beitragsrückerstattung waren bisher typische Elemente der *privaten Krankenversicherung*. Allerdings haben sie sich hier als unwirksam erwiesen, Wirtschaftlichkeitsreserven zu erschließen. Es ist deshalb davon auszugehen, dass ihre Implementierung in der gesetzlichen Krankenversicherung weniger der Kostensenkung als vielmehr dem Wettbewerb um „gute Risiken" dient. Zusätzliche Verwaltungskosten waren also absehbar. Zusammen mit dem Sonderkündigungsrecht erhöhten sie den Wettbewerbsdruck zwischen den Kassen.

---

[282] §53 SGB V.
[283] §53 SGB V.
[284] §175 SGB V.

Die Neuordnungsgesetze nahmen über die Erweiterung der Zuzahlungen und wettbewerbsstimulierender Elemente hinaus auch auf das *Versorgungssystem* Einfluß. Hervorzuheben sind:
- Die Krankenkassen, ihre Verbände und die kassenärztlichen Vereinigungen konnten zur Verbesserung der Qualität und der Wirtschaftlichkeit der Versorgung *Modellvorhaben* durchführen und vereinbaren, die der Weiterentwicklung von Verfahrens-, Organisations-, Finanzierungs- und Vergütungsformen der Leistungserbringung dienten und sie konnten neue Leistungen der Krankenbehandlung, Rehabilitation und Prävention befristet erproben.[285] Diese Modellvorhaben waren wissenschaftlich zu begleiten und die Teilnahme der Versicherten war freiwillig. Die Kassenärztlichen Vereinigungen konnten mit den Krankenkassen in Strukturverträgen Versorgungs- und Vergütungsstrukturen vereinbaren, die dem Hausarzt oder dem Verbund haus- und fachärztlich tätiger Vertragsärzte („vernetzte Praxen") die Verantwortung für Qualität, Wirtschaftlichkeit und veranlaßte Leistungen übertragen.[286] Damit bekamen die bereits in dieser Richtung laufenden Modellversuche von Orts- und Betriebskrankenkassen eine gesetzlich abgesicherte Vertragsgrundlage. Darüber hinaus konnten bestehende Modellversuche in langfristige Vereinbarungen umgewandelt werden.
- Das *Arznei- und Heilmittelbudget* wurde aufgehoben und durch einheitliche, arztgruppenspezifische Richtgrößen für das Volumen der je Arzt verordneten Leistungen ersetzt. Für jede Arztgruppe sollte ein Wert ermittelt werden, der dem durchschnittlichen Bedarf der Patienten entspricht. Dieser Wert sollte die Höchstgrenze der verordnbaren Leistungen bilden.
- Die Gesamtvergütung für die *Honorare der Vertragsärzte*[287] wurde durch ein „arztgruppenbezogenes Regelleistungsvolumen" mit festem Punktwert ersetzt. Kassen und kassenärztliche Vereinigungen vereinbarten u.a. auf der Grundlage von Fallwerten, Fallzahlen, Zahl und Altersstruktur der Versicherten arztgruppenspezifische Praxisvergütungen für das Volumen der vertragsärztlichen Leistungen. Den Kassenärzten wurden also feste Punktwerte für die von ihnen erbrachten Leistungen zugesichert, soweit diese Leistungen eine für ihre jeweilige Fachgruppe festzulegende Höchstgrenze nicht überschreiten. Erst bei Überschreitung sank der Wert pro Punkt.
- Die Pflegepersonalregelung, die den Personalbedarf der *Krankenhäuser* regeln sollte, wurde ausgesetzt.

---

[285] Abs.1 §63 SGB V.
[286] §73a SGB V.
[287] Abs.2 §85 SGB V.

- Das Gesamtbudget für die *Krankenhäuser* wurde in die Bereiche Fallpauschale und Sonderentgelt sowie ein „Rest-Budget" aufgeteilt. Das Restbudget wurde an die Entwicklung der Grundlohnsumme gekoppelt.
- Für die *Krankenhäuser* sah das 2. Neuordnungsgesetz rückwirkend vor, dass die Phase der Deckelung der Krankenhausbudgets zum 31. Dezember 1996 ausläuft. Die Budgets waren durch das Beitragsentlastungsgesetz zwar für die Jahre 1997 bis 1999 pauschal um 1 Prozent gekürzt worden, die Neuregelung liess jedoch Spielraum für darüber hinausgehende Budgetzuwächse (z.b. durch die Berücksichtigung von Veränderungen der Fallzahl oder des Leistungsspektrums).
- Die *Großgeräteplanung* entfiel, mit der Folge einer unregulierten und unkontrollierten Aufstellung solcher Geräte. Der Technikeinsatz und damit die Abrechnung teurer Technik konnte damit zusätzlich steigen.

Seit Ende des vergangenen Jahrhunderts war die solidarische Umverteilung die tragende Säule der gesetzlichen Krankenversicherung und hat ihr anhaltende Kontinuität und Stabilität trotz großer gesellschaftlicher Krisen verliehen. Die „3. Stufe der Gesundheitsreform" mit ihren Hauptgesetzen - Beitragsentlastungsgesetz, 1. und 2. Neuordnungsgesetz – war der bisher schärfste Angriff auf das *Solidaritätsprinzip*. Diese Entwicklung korrespondierte mit der generellen Tendenz, Deutschland von einem Sozialstaat in einen Wettbewerbsstaat umzugestalten. Seit nunmehr 15 Jahren fanden umfangreiche Privatisierungen statt. Diese sollten dazu dienen, den Wirtschaftsstandort Deutschland für die globale Konkurrenz fit zu machen. Zu denken ist dabei vor allem an die Privatisierung der Bundesbahn, der Bundespost, des öffentlichen Rundfunks und Fernsehens, von Bildungs- und Sozialeinrichtungen, der öffentlichen Sicherheit - ja des öffentlichen Sektors insgesamt. Markt und Wettbewerb indessen widersprechen dem Prinzip der Solidarität, denn sie folgen den privaten Interessen der einzelnen Wirtschaftssubjekte.

Mit der „3. Stufe der Gesundheitsreform" wurde das Solidaritätsprinzip auf unterschiedlichen Ebenen erodiert.[288] Der damit verbundene Schub an *Zuzahlungen* oder angedrohter Zuzahlungen im Krankheitsfall reichte in eine Dimension, die die „Selbstbeteiligung" der Versicherten[289] zu einem relevanten Finanzierungsfaktor für das gesellschaftliche Risiko Krankheit machte. Zusätzlich wurden „erweiterte Leistungen", die u.a. die Gesundheitsförderung und Prävention betrafen und das „Notopfer Krankenhaus" eingeführt. Dieser wachsende Teil der Finanzierung des Gesundheitswe-

---

[288] R. Rosenbrock, PKV und Armenkasse? Die GKV nach der „Dritten Stufe der Gesundheitsreform", in: Die Krankenversicherung, September 1997, S. 242ff.

[289] Zur Diskussion um die „Selbstbeteiligung" vgl. auch H.-U. Deppe, Krankheit ist ohne Politik nicht heilbar, a.a.O., S. 94-123.

sens wurde im Gegensatz zu den Kassenbeiträgen nicht von *Unternehmen und Beschäftigten* paritätisch bezahlt. Er wurde allein von den Versicherten aufgebracht. Damit wurden die Unternehmen nicht nur finanziell begünstigt, sondern es schwand auch das bisher paritätische Interesse beider Seiten an niedrigen Kosten. Der Arbeitgeberanteil an den Gesundheitsausgaben war in den letzten Jahren schon erheblich zurückgegangen. Das Gesundheitssystem bekam zunehmend den Charakter einer wirtschaftlichen Wachstumsbranche. In diese Richtung paßte auch das Lohnfortzahlungsgesetz, das die Entgeltfortzahlung von 100 auf 80 Prozent reduzierte. Es handelt sich dabei insgesamt um die Verschlechterung der Verteilungsposition der abhängig Beschäftigten, also um Einkommenssenkung. Zuzahlungen im Krankheitsfall „entsolidarisieren" aber nicht nur die gleichsam klassenübergreifende Funktion von Unternehmen und Beschäftigten, sondern auch das Verhältnis von *Gesunden und Kranken*, denn die Kranken haben - wie erwähnt - die Zuzahlungen allein zu tragen. Auch Härtefallregelungen und Überforderungsklauseln können diesen Entsolidarisierungseffekt für große Teile der Versicherten nicht kompensieren.

Im Gegensatz zur privaten Krankenversicherung besteht der Grundgedanke der gesetzlichen Krankenversicherung darin, dass die Beiträge nicht nach dem individuellen Risiko, sondern nach der wirtschaftlichen Leistungsfähigkeit der Versicherten in Form eines festen Prozentsatzes vom Einkommen erhoben werden. Dadurch entsteht ein solidarischer Ausgleich *zwischen den Versicherten*: Jungen und Alten, hohen und niederen Einkommen, großen und kleinen Familien sowie zwischen Frauen und Männern. Beitragsrückerstattung, Selbstbehalt und Kostenerstattung bedeuten einen Bruch der Solidarität zwischen den Versicherten und benachteiligen vor allem ärmere, die in der Regel zusätzlich noch höhere Gesundheitsrisiken aufweisen. Der mit dem Gesundheits-Strukturgesetz eingeführte Wettbewerb zwischen den Kassen und die mit dem Beitragsentlastungsgesetz gekoppelte Beitragssatzerhöhung an die Zuzahlungen hoben endgültig die Solidarität *zwischen den Kassen* auf. Es wurden Anreize freigesetzt, die aggressiv in Richtung Versichertenselektion drängten. Die Jagd auf „gute Risiken" war damit strukturell installiert. Chronisch Kranke und alte Versicherte wurden mehr und mehr zu einem wirtschaftlichen Risiko für die einzelne Kasse. Um Beitragssatzerhöhungen zu vermeiden, wuchs der Druck auf die Kassen derartige Versichertengruppen von sich fernzuhalten, also zum Austritt zu bewegen oder sie vom Beitritt - trotz gegebenem Kontrahierungszwang - über „informelle" Strategien abzuschrecken. Es bestand die Gefahr, dass solche Gruppen Stigmatisierungs- und Diskriminierungskampagnen ausgesetzt werden. So wurde in Presseberichten bestätigt, dass

„alle Kassenarten ein überaus trickreiches Verhalten bei der Steuerung von Zu- und Abgängen der Versicherten" an den Tag legten.[290]
Die „3. Stufe der Gesundheitsreform" verschärfte eine selektiv und entsolidarisierend wirkende Politik. Die soziale Krankenversicherung rückte näher an die private Krankenversicherung. Zugleich stand die 3. Stufe aber auch in der Tradition der seit Mitte der 70er Jahre gescheiterten Kostendämpfungsgesetze. Insgesamt fand eine weitere Verlagerung der Ausgabe für Gesundheit bzw. Krankheit von den Unternehmen auf die Beschäftigten/Versicherten, den Gesunden auf die Kranken und den Einkommensstarken auf die Einkommensschwachen statt. Tendenziell geschont wurden die Pharmaindustrie (Rücknahme der „Positivliste") und die Kassenärzte, handelt es sich dabei doch um eine traditionelle politische Klientel von CDU/CSU und FDP. Die liberalkonservative Gesundheitspolitik schützte gegen ihr angebliches Ziel der wirtschaftlichen Standortsicherung diese Klientelinteressen. In ihrem Zusammenwirken wurden Beitragssatzstabilität, Wettbewerb und Klientelpolitik zum Katalysator für den Umbau des sozialstaatlichen Gesundheitssystems.[291]

In der zweiten Hälfte des Jahres 1997 ging es vor allem um die konkreten Auswirkungen der „3. Stufe". Im Mittelpunkt standen dabei die Beitragssatzstabilität, die neu eingeführte Möglichkeit der Kostenerstattung und Beitragsrückerstattung sowie das „Notopfer" für die Krankenhäuser. Schon unmittelbar nach dem Inkrafttreten der beiden Neuordnungsgesetze wurden erhebliche Defizite der Krankenkassen für die erste Hälfte 1997 bekannt, so dass die Debatte um Beitragssatzsteigerungen mit der Folge von Zuzahlungserhöhungen erst gar nicht zum Verstummen kam - und dies, obwohl durch die Neuordnungsgesetze den Versicherten gerade erst deutliche Zuzahlungen zugemutet worden waren. Nach dem Gesetz konnten Beitragssatzerhöhungen nur mit den Verpflichtungen aus dem Risikostrukturausgleich begründet werden. Die Höhe der RSA-Zahlungen wurde aber vom Bundesversicherungsamt endgültig im nachhinein festgelegt. Es wirkte deshalb ernüchternd, als bekannt wurde, dass die Zahlen des Risikostrukturausgleichs für das Jahr 1997 erst im Februar 1998 vorliegen werden und dass Zuzahlungserhöhungen nicht vor Sommer 1998 möglich waren - also kurz vor den bayerischen Landtagswahlen und den für September angesetzten Bundestagswahlen. Es lag freilich nicht im Interesse von CDU und CSU, die Debatte um Zuzahlungserhöhungen in den beiden Wahl-

---

[290] F. Knieps, Herausforderungen und Handlungsmöglichkeiten für die AOK, in: Die Ortskrankenkasse, H. 5-6, 1998, S. 157.
[291] Th. Gerlinger, L. Giovanella, K. Michelsen, Von der Kostendämpfung zum Systemwandel. Zur „Dritten Stufe" der Gesundheitsreform, in: Z, Heft 29, 1997, S. 118-130.

kämpfen zu führen.[292] Deshalb wurden schon früh Stimmen laut, das gerade in Kraft getretene „Herzstück" der „3. Stufe" bis Ende 1998 auszusetzten. Besonders dramatisch war der Anstieg der Defizite in den neuen Bundesländern. Der Risikostrukturausgleich war nämlich nach alten und neuen Bundesländern getrennt. Auf Drängen der Krankenkassen kam es dann Ende 1997 zu einem Gesetzentwurf, der diese mit dem Einigungsvertrag festgelegte Trennung aufheben sollte.

## 5.4 Zur Finanzsituation der Krankenkassen nach den GKV-Neuordnungsgesetzen

Anfang 1998 lagen die ersten Zahlen über die finanziellen Auswirkungen der „3. Stufe" vor.[293] Während die Krankenkassen im 1. Halbjahr 1997 noch ein Defizit von knapp 4 Mrd. DM verzeichneten, erzielten sie im 2. Halbjahr - also nach der Einführung der 3. Stufe am 1. Juli 1997 - einen Überschuß von rund 5 Mrd. DM, so dass für das gesamte Jahr 1997 ein bundesweiter Überschuß von 1,1 Mrd. DM erreicht wurde. Da die Einnahmen weitgehend stagnierten wird der Überschuß auf Einsparungen zurückgeführt. Allein die Zuzahlungen in der 2. Jahreshälfte 1997 machten 50 Prozent (2,5 Mrd. DM) der Ersparnisse aus. Darüber hinaus kam es aufgrund der 3. Stufe zu erheblichen Ausgabenrückgängen bei den Krankenkassen: Krankengeld um 21,5%, Kuren um 16,5%, Sehhilfen um 30,5%, soziale Dienste/Gesundheitsförderung um 38,1%, häusliche Krankenpflege um 17%.[294] Die Ortskrankenkassen hatten den höchsten Rückgang beim Krankengeld und den geringsten bei den sozialen Diensten/Gesundheitsförderung. Die dramatische finanzielle Situation der Ostkassen konnte auch durch die 3. Stufe nicht wesentlich verbessert werden. Hier gab es für das gesamte Jahr 1997 trotz erheblicher Einsparungen immer noch ein Defizit von 0,3 Mrd. DM.

---

[292] B. Walter, Gesundheitsreform in der Sackgasse, in: Stuttgarter Nachrichten v. 16. Juli 1977, S. 2; H. Schmitz, Die Spar-Krallen von Gesundheitsminister Seehofer greifen vorerst nicht, in: Handelsblatt v. 17. Juli 1997, S. 2.
[293] Bundesministerium für Gesundheit, Pressemitteilung, Nr. 14 v. 26. Februar 1998.
[294] Ebenda, Anlage 2.

## 5.5 Elemente der privaten Krankenversicherung: Kostenerstattung, gespaltener Leistungskatalog (IGEL-Liste) und Privatliquidation

Ebenfalls noch im Juli 1997 nach dem Inkrafttreten des 2. GKV-Neuordnungsgesetzes begann die Diskussion um die *Kostenerstattung*. Alle Mitglieder der gesetzlichen Krankenversicherung hatten nämlich nun die Möglichkeit, zwischen Chip-Karte und Kostenerstattung zu wählen. Die Debatte darüber ging vor allem von Kassenärzten aus. Deren Honorierung war auf der Grundlage des 2. NOG an „Regelleistungsvolumina" mit einem festen Punktwert und einer Punktzahlobergrenze gebunden. Das heißt, dass Leistungen, die über das limitierte Praxisbudget hinaus gingen, nicht mehr oder nur abgestaffelt von der Krankenkasse bezahlt wurden. Die Kassenärzte sahen deshalb in der Kostenerstattung für Kassenleistungen Spielräume zur Ausweitung der Privatliquidation, um ihre Einkommen über das Praxisbudget hinaus erhöhen zu können.[295] Sie übten deshalb bisweilen nicht unerheblichen Druck auf die Patienten aus. Im Fall der Kostenerstattung, erstatten die Krankenkassen lediglich den Betrag, der *„medizinisch notwendig"* (§12 SGB V) ist, und die darüber hinausgehende Differenz mußte von den Versicherten selbst bezahlt werden. Auch die KBV dachte über Möglichkeiten der Erhöhung der Arzthonorare trotz Budgetierung nach. Schon in der Diskussion und die „Dritte Stufe" der Gesundheitsreform unterbreitete sie Vorschläge zur umfangreichen Ausgliederung von Leistungen aus der Erstattungspflicht der Krankenkassen.[296] Die Unterstützung der Kostenerstattung war für die kassenärztlichen Vereinigungen durchaus ambivalent: Wurde darin einerseits eine Möglichkeit gesehen, die Ressourcen für ärztliche Honorare zu vergrößern, so erodierten sie damit zugleich ihre eigene institutionelle Existenzberechtigung. Durch die Kostenerstattung haben die kassenärztlichen Vereinigungen um so weniger zu verteilen, je mehr Patienten direkt mit ihrer Kasse abrechnen. Das reduziert nicht nur ihre Einnahmen, sondern auch ihre Verhandlungsstärke um die Gesamtvergütung infolge mangelnder Information und Transparenz. Sie verlieren also tendenziell an Bedeutung. Hinzu kam, dass die Kostenerstattung von den Versicherten nur sehr begrenzt angenommen wurde. Auch die Kassen machten dagegen Widerstand. Die Diskussion um die Kostenerstattung problematisierte allerdings wieder die Frage, was eigentlich „medizinisch notwendig" ist und folglich von den Krankenkassen bezahlt wer-

---

[295] Th. Gerlinger, Punktlandung im Hamsterrad, in: Jb. f. Krit. Medizin, Bd. 28, Hamburg 1997, S. 113-115.

[296] Ärzte-Zeitung vom 5. November 1996.

den muß. Letztlich dafür zuständig ist der *Bundesausschuß für Ärzte und Krankenkassen*, zu dessen Aufgaben es gehört, dafür entsprechende Richtlinien zu erlassen und Entscheidungen zu treffen, die auf der Grundlage wissenschaftlicher Erkenntnisse in der Medizin beruhen sollen. Damit hat die Debatte um die Kostenerstattung zu einer deutlichen Aufwertung des Bundesausschusses geführt. Dieser könnte in der Tat den GKV-Leistungskatalog nachhaltig verändern.[297]

Im Zusammenhang mit der Debatte über die Kostenerstattung wurde erneut die Diskussion über die Gestaltung des *Leistungskatalogs* der gesetzlichen Krankenversicherung nach *Grund- und Wahlleistungen* eröffnet. Dahinter stand der Gedanke, dass Grundleistungen solidarisch von der GKV getragen werden, während Wahlleistungen nach Wahl des Versicherten auch individuell bezahlt werden. Mit der Einführung solcher Strukturen wäre gleichsam ein Teil der „medizinisch notwendigen Leistungen" aus der GKV herausgebrochen und nach dem Prinzip privater Krankenversicherungen geregelt worden. Solche Überlegungen hatte bereits der Sachverständigenrat in der Konzertierten Aktion in seinem Sachstandsbericht 1994 modellhaft durchgespielt.[298] Das war in einer Zeit, als die Weltbank mit ihrer neoliberalen Strategie auch für die Gestaltung der Gesundheitssysteme auf internationaler Ebene ähnliche Vorschläge machte. Sie plädierte in ihrem Weltentwicklungsbericht 1993 für die „Gewährleistung einer elementaren Gesundheitsfürsorge und einer klinischen Grundversorgung, bei gleichzeitiger Umstellung des sonstigen Gesundheitswesens auf Selbstfinanzierung".[299] Bei dem Versuch, den Leistungskatalog der GKV in Grund- und Wahlleistungen aufzuspalten, stießen Politiker und Gesundheitsökonomen immer wieder an die Grenze ihrer fachlichen Kompetenz. Hinzu kommt, dass es sich bei dem gesellschaftlichen und politischen Umgang mit Krankheit um einen öffentlich hoch sensiblen Bereich handelt. Die Zuordnung von Krankheiten sowie die Methoden und Verfahren ihrer Erkennung und Behandlung sind ohne den „medizinischen Sachverstand" nicht möglich. Dieser hatte sich allerdings zu Recht lange Zeit in dieser Frage zurückgehalten, da die praktische Medizin aufgrund ihrer begrenzten Wissenschaftlichkeit und Einzelfallorientierung, ihrem großen Ermessensspielraum und ihrer sozialen Verpflichtung dazu so gut wie nicht in der La-

---

[297] K. Kamke, Bundesausschuß gewinnt an Bedeutung, in: Deutsches Ärzteblatt, Heft 1/2, 1998, S. 21; R. Busse, F.W. Schwartz, Herausforderungen an den Bundesausschuß der Ärzte und Krankenkassen, in: Arbeit und Sozialpolitik, Heft 11/12, 1997, S. 51ff.

[298] SVRKAiG, Gesundheitsversorgung und Krankenversicherung 2000, Sachstandsbericht 1994, Baden-Baden 1994, S. 171-189.

[299] Weltbank, Weltentwicklungsbericht 1993, Investitionen in die Gesundheit, Washington 1993, S. 14.

ge ist. Dennoch gab es auch innerhalb der Ärzteschaft immer wieder Stimmen, sich dieses Themas anzunehmen. Und sie verstärkten sich mit zunehmendem Druck auf ihre Vergütung und der Diskussion um die Kostenerstattung, die durch das 2. GKV-Neuordnungsgesetz für alle Sozialversicherten ermöglicht wurde. In dieser Situation legten die Kassenärztliche Bundesvereinigung und die ärztlichen Berufsverbände im Frühjahr 1998 eine Liste von 70 Leistungen vor, „die - privat liquidiert - von Kassenärzten außerhalb der GKV erbracht werden sollen". Nach den Vorstellungen der Initiatoren zielte das Konzept der *„individuellen Gesundheitsleistungen"* *(IGEL)* darauf ab,

„eine leistungsrechtliche Klarstellung in bezug auf diejenigen ärztlichen Maßnahmen zu treffen, die nicht Gegenstand der Gesetzlichen Krankenversicherung sind und damit auch nicht zur kassenärztlichen Versorgung gehören. Angesichts der enormen Dynamik des medizinischen Fortschritts sowie der gleichzeitig wachsenden gesundheitlichen Bedürfnisse ist es erforderlich, die ärztlichen Leistungsangebote jenseits der GKV-Zuständigkeit zu ordnen und aus der ´leistungsrechtlichen Grauzone´ herauszuholen. Auf diese Weise wird es dem mündigen Bürger und Patienten besser als zuvor möglich sein, gezielte Wahlentscheidungen zur Realisierung individueller Gesundheitsbedürfnisse zu treffen." Darüber hinaus könne das Konzept der individuellen Gesundheitsleistungen dazu beitragen, „die für eine engagierte Patientenbetreuung erforderliche Berufszufriedenheit bei den Ärzten zurückzugewinnen."[300]

Seitens der Verbände der Krankenkassen gab es gegen die *IGEL-Liste* heftige Proteste. Die Spitzenverbände der gesetzlichen Krankenkassen sahen darin eine gefährliche Mischung „von einerseits ungefährlichen und andererseits medizinisch nicht notwendigen ärztlichen Leistungen". Sie warnten davor, „den gesetzlich Krankenversicherten medizinisch unnötige oder medizinisch umstrittene Leistungen gegen Privatrechnung aufzudrängen". Offensichtlich habe sie nur den Sinn, „zusätzliche Einnahmequellen für die Ärzteschaft (zu) erschließen".[301] Darüber hinaus sahen sie in der IGEL-Liste eine erhebliche Belastung für die Arbeit des gemeinsamen Bundesausschusses Ärzte und Krankenkassen, der allein dafür zuständig sei zu definieren, welche Leistungen in den Leistungskatalog der GKV gehörten und von ihr folglich auch finanziert werden müßten. Mit der IGEL-Liste würde dafür eine systematische Hürde aufgebaut, da unter restriktiven Vergütungsbedingungen „für die Ärzteschaft überhaupt kein Anreiz mehr (besteht, d.V.), neue Leistungen und Verfahren in den GKV-Katalog aufzunehmen. Die Privatliquidation wäre immer lukrativer. Für die Krankenkassen wäre eine solche Entwicklung untragbar. Deshalb werden wir ein

---

[300] L. Krimmel, Mit dem „IGEL" aus der Grauzone, in: Deutsches Ärzteblatt, H. 11, 1998, S. 479 und 483.

[301] GKV-Spitzenverbände: Leistungskatalog ist vollständig - IGEL-Liste gefährlich, in: DOK: Politik, Praxis, Recht, H. 8/9, 1998, S. 253.

von der Ärzteschaft 'auf Umwegen' herbeigeführtes Grund- und Wahllei-stungsmodell in der GKV nicht zulassen".[302]

## 6 GKV-Finanzstärkungsgesetz: Zum Ausgleich der Finanzen zwischen Ost- und Westkassen

Bereits über einen längeren Zeitraum hatte sich schon abgezeichnet, was die Finanzergebnisse der GKV im Laufe des Jahres 1997 endgültig offen-barten: Die gesetzliche Krankenversicherung in den neuen Bundesländern stand kurz vor dem Kollaps. Die Ursachen für die dramatische Finanzent-wicklung wurden vor allem in dem medizinischen Nachholbedarf einzelner Sektoren, der anhaltenden Abwärtsdynamik am Arbeitsmarkt und dem Grundlohnrückgang gesehen. Diese Defizite konnten auf Grund des zwi-schen Ost und West bestehenden getrennten Finanz- und Risikostruktur-ausgleichs auch nicht von außen kompensiert werden. Die Beitragssätze der GKV in Ostdeutschland lagen deutlich über denen des Westens. Es drohte die Entstehung einer neuen „sozialen Mauer".[303] Angesichts dieser Situation legte der Gesundheitsminister am 9. Dezember 1997 den Entwurf des „Gesetzes zur Stärkung der Finanzgrundlagen der gesetzlichen Kran-kenversicherung in den neuen Ländern" (GKV-Finanzstärkungsgesetz) vor. Er ging davon aus, dass die „gesamtwirtschaftlich bedingten Beitragsaus-fälle der Krankenkassen in den neuen Bundesländern ... aus eigener Kraft alleine nicht ausgeglichen werden" können und dass „aus wirtschafts- und beschäftigungspolitischen Gründen ... weitere Beitragserhöhungen schwerwiegende Folgen für die ostdeutschen Länder" hätten.[304] Das GKV-Finanzstärkungsgesetz, das am 12. Februar 1998 vom Bundestag verab-schiedet wurde, hob deshalb die Trennung des Risikostrukturausgleichs zwischen den alten und neuen Ländern auf. Das unterschiedliche Niveau der beitragspflichtigen Einnahmen sollte ausgeglichen werden. Da aus parlamentarischen, administrativen und technischen Gründen ein *gesamt-deutscher Risikostrukturausgleich* frühestens ab 1999 verwirklicht werden konnte, lag dem Gesetz ein Konzept mit einem zeitlich abgestuften Bündel

---

[302] H. Rebscher, Der IGEL ist ein stacheliges Tier ..., in: die Ersatzkasse, H.4, 1998, S. 152. Siehe auch: H.-H. Abholz, Warum so viel Geschrei um den IGEL-Katalog?, in: die Ersatzkasse, H. 4, 1998, S. 153; W. Beck, Mit dem IGEL ans Portemonnaie, in: Mabuse, Nr. 113, 1998, S. 13-14.

[303] P. Kirch, Stabilisierung der Krankenversicherung in den neuen Ländern, in: Soziale Sicherheit, H. 3, 1998, S. 82.

[304] Entwurf eines Gesetzes zur Stärkung der Finanzgrundlagen der gesetzlichen Kran-kenversicherung in den neuen Ländern (GKV-Finanzstärkungsgesetz-GKVFG), Deutscher Bundestag, Drucksache 13/9377 vom 9.12.1997, S. 1.

an Maßnahmen zugrunde. Es handelte sich dabei um Sofortmaßnahmen, insbesondere solche, die alle Leistungsbereiche der Ostkassen, in denen die Ausgaben über dem Westniveau lagen, auf die entprechenden Werte in den alten Ländern zurückführten. Die bestehenden Möglichkeiten freiwilliger kassenarteninterner Finanzausgleiche und finanzieller Hilfen wurden erleichtert.[305] Obwohl sich die Krankenkassen grundsätzlich durch Beiträge finanzieren, erhielten die Ost-Krankenkassen zum Ausgleich ihres Defizits Sonderregelungen für Darlehensaufnahmen. Dies galt bis zur Einführung des gesamtdeutschen Risikostrukturausgleichs am 1. Januar 1999. Er wurde nach dem Gesetz zunächst bis Ende 2001 begrenzt. 1999 sollte der finanzielle Transfer, der von den Beitragszahlern der alten zugunsten der Beitragszahler in den neuen Ländern zu leisten ist, höchstens 1,2 Mrd. DM betragen. *Mit der Vorlage des Gesetzentwurfs hatte Bundesminister Seehofer offiziell die Koppelung von Zuzahlungen an Beitragssatzerhöhungen bis Ende 1998 nach den Wahlen verschoben.*[306]

## 7 Bilanz: 16 Jahre konservativ-liberale Gesundheitspolitik

Die konservativ-liberale Regierung von CDU/CSU und FDP setzte nach ihrer Machtübernahme 1982 die „einkommensorientierte Ausgabenpolitik" der sozialliberalen Koalition im Gesundheitswesen unter dem Etikett der „Beitragssatzstabilisierung" fort. Während die sozialliberale Koalition noch den Anspruch hatte, die ansteigenden Ausgaben der Krankenkassen gleich auf Arbeitgeber und Arbeitnehmer zu verteilen, bezog die CDU/CSU/FDP-Regierung eindeutig Stellung zugunsten der Arbeitgeber. Sie verlagerte die wachsenden Ausgaben für Gesundheit unter dem Stichwort „*Subsidiarität"* zunehmend auf die Sozialversicherten - insbesondere auf die Patienten durch die Einführung neuer und die deutliche Ausweitung bestehender *Zuzahlungen.*[307] Darüber hinaus wurden Leistungen ausgegrenzt und erhebliche Rationalisierungsreserven im Gesundheitswesen mobilisiert. Insgesamt war für gesundheitspolitische Konzepte der konservativ-liberalen Regierung charakteristisch, dass sie die anstehenden Probleme durch die Übertragung zentraler Grundsätze der neoklassischen oder neoliberalen Wirt-

---

[305] Ebenda, S. 11-13.
[306] P. Ziller, Seehofer wechselt Kurs bei Zuzahlungen, in: Frankfurter Rundschau v. 27. November 1997.
[307] H.-U. Deppe, Krankheit ist ohne Politik nicht heilbar, Frankfurt a.M. 1987, S. 76-123.

schaftstheorie auf das Gesundheitswesen lösen wollte.[308] Sie gab *neolibe-ralen Regulierungsinstrumenten* wie Markt und Wettbewerb, betriebswirtschaftlem Management, Leistungsverkürzungen und erhöhter „Selbstbeteiligungen" mit der Absicht, durch verstärkte ökonomische Anreize das Verhalten von Institutionen und Patienten zu steuern, den Vorzug vor politischen Entscheidungen.[309] Sie folgte damit der seitens der Unternehmen vertretenen These, dass die Steigerung der so genannten Lohnnebenkosten durch sozialstaatliche Maßnahmen die Stellung des deutschen Kapitals im internationalen Wettbewerb vehement verschlechtert habe und folglich dessen führende Marktposition in Frage stellte. Die wichtigsten Gesetze, mit denen die konservativ-liberale Koalition die Beitragssätze stabilisieren wollte, waren das Gesundheits-Reformgesetz (1988), das Gesundheits-Strukturgesetz (1992) und die „Dritte Stufe der Gesundheitsreform" (1997). Sie wurden mit unterschiedlichen Strategien durchgesetzt. Während man beim Gesundheits-Reformgesetz noch von einem Gesetzespaket sprechen kann, das in der Tradition der Kostendämpfungsgesetze bis zurück in die sozialliberale Koalition stand, so gilt das nicht mehr für die in den 90er Jahren verabschiedeten Gesetze. In diesem Zusammenhang ist auch die notwendige Einführung der Pflegeversicherung zu sehen.

Die Anhebung der *Zuzahlungen*, die keineswegs als vorübergehende Maßnahme, sondern als durchlaufendes Prinzip betrachtet wurde, erreichte mit dem Beitragsentlastungsgesetz (1996) und dem 1. GKV-Neuordnungsgesetz (1997), von denen letzteres auch noch deren Dynamisierung vorsah, ihren Höhepunkt. Diese beitragsunabhängigen Ausgaben für die Krankenversorgung sollten „mehr Geld ins Gesundheitswesen pumpen" (Seehofer), ohne die Arbeitgeber mehr zu belasten und damit den Wirtschaftsstandort Deutschland stärken. Allerdings stellte sich bald heraus, dass das Instrument der direkten Zuzahlung im Krankheitsfall sich nicht eignete, den *Beitragssatz in der GKV zu stabilisieren*. Ebenfalls zur Entlastung der Unternehmen war das Entgeltfortzahlungsgesetz (1996) gedacht, das die Lohnfortzahlung im Krankheitsfall von 100 auf 80 Prozent senkte. Die traditionelle Parität der Arbeitgeber und Arbeitnehmer bei der Finanzierung der GKV wurde in der Ära Kohl zugunsten der Arbeitgeber verschoben. Ihren Ausdruck fand diese angebotsorientierte Wirtschaftspolitik in dem nachhaltigen Anstieg der Gewinnquote des Volkseinkommens.

Der Versuch, den Einfluß der *pharmazeutischen Industrie* zurückzudrängen und damit die Ausgaben für Arzneimittel zu reduzieren, muß als

---

[308] Zum Begriff des Neoliberalismus siehe: J. Bischoff, F. Deppe, K.P. Kisker (Hrsg.), Das Ende des Neoliberalismus? Hamburg 1998.

[309] Vgl. auch: H.-U. Deppe, Neoliberalismus in der Medizin, in: G. Iben, P. Kemper, M. Maschke (Hrsg.), Ende der Solidarität? Münster 1999, S. 99-115.

gescheitert angesehen werden. So blieb die Einführung der Festbeträge (GRG) stecken, die mit dem GSG verabschiedete Positivliste wurde zurückgenommen und das in diesem Zusammenhang errichtete Arzneimittelinstitut beim Bundesausschuß Ärzte und Krankenkassen wurde wieder aufgelöst. Der politische Einfluß der chemisch-pharmazeutischen Marktmacht konnte sich - wie auch beim deutschen Einigungsvertrag - trotz Widerstandes selbst aus den Reihen der CDU/CSU ungebrochen durchsetzen.

Die Position der *Krankenkassen*, die den Forderungen der Leistungserbringer lange Zeit ausgeliefert waren und deren Ansprüche auf die Beitragssätze überwälzen mußten, wurde von der konservativ-liberalen Koalition gestärkt. Die Schieflage zwischen Kassen und Leistungserbringern wurde ausbalanciert. Leistungs-, Beitrags- und Vertragsrecht von Ersatz- und Ortskrankenkassen wurde harmonisiert, so dass ein einheitliches Vorgehen gegenüber den Leistungserbringern möglich wurde. Innerhalb der Kassen wurde der Finanzausgleich für unterschiedliche Risikogruppen geregelt. Durch die Umwandlung des Vertrauensärztlichen Dienstes in den Medizinischen Dienst der Krankenkassen, der mit der Durchführung von Wirtschaftlichkeits- und Qualitätskontrollen in Krankenhäusern und bei Kassenärzten beauftragt wurde, konnte die ärztliche Kompetenz der Krankenkassen ausgebaut werden. Zu einer weiteren Veränderung der GKV trug das GSG durch die Einführung der Kassenwahlfreiheit bei. Mit dem gleichen Kassenwahlrecht für alle Mitglieder der GKV wurde die versicherungsrechtliche Unterscheidung zwischen Arbeitern und Angestellten aufgehoben. Gleichzeitig damit wurde der bundesweite Risikostrukturausgleich zwischen verschiedenen Kassenarten und der Kontrahierungszwang eingeführt. Während die Wahlfreiheit der Versicherten den Wettbewerb unter den Kassen und damit ihre Entsolidarisierung förderte, führte der Risikostrukturausgleich und der Kontrahierungszwang diese auf einer wettbewerbsneutralisierenden Ebene wieder zusammen. Insbesondere die im 1. GKV-Neuordnungsgesetz (1997) gekoppelte Erhöhung von Zuzahlungen im Fall einer Beitragssatzanhebung, die auf eine Dynamisierung der Zuzahlungen abzielte, wirkte sich disziplinierend vor allem auf die ärmeren Kassen aus. Diese Regelung wurde aber bis zur Bundestagswahl 1998 ausgesetzt, da sie für erhebliche Unruhe gesorgt hatte. Hinzu kam die Einführung von Elementen der privaten Krankenversicherung wie Kostenerstattung, Beitragsrückerstattung und Selbstbehalt, die die Wettbewerbsmöglichkeiten zwischen den Kassen erhöhen sollten. Insgesamt handelte es sich bei den Reformen der GKV um einen gegenläufigen Prozess: Einerseits kam es zu einer Harmonisierung der Kassen, die ihr Einfluß- und Durchsetzungspotenzial erhöhte; andererseits wurden neue wirtschaftsliberale

Elemente eingebaut, die über eine Beitrags- und Service-Konkurrenz zu Kostenreduzierungen führen sollten.

Eine weitere Stärkung der Selbstverwaltung ist in der Aufwertung und dem Ausbau des *Bundesausschusses für Ärzte und Krankenkassen* (BAK) zu sehen. Seit 1989 waren die von ihm erstellten Richtlinien für Kassenärzte und Krankenkassen verbindlich. Sie legten fest, was eine ausreichende, zweckmäßige und wirtschaftliche Versorgung der Versicherten sein sollte. Neben seiner Hauptaufgabe der Gewährleistung von Wirtschaftlichkeit bei der Leistungserbringung hat er - insbesondere durch das GSG - im Laufe der Zeit vielfache Zuständigkeiten zur Konkretisierung der Leistungsansprüche der Versicherten gegenüber den Krankenkassen bekommen, wenn es um medizinische Konkretisierungen ging. Der Gesetzgeber sah sich damit nämlich überfordert, was sich angesichts der Dynamik des medizinischen Fortschritts noch vertiefte. Auch die GKV-Neuordnungsgesetze (1997) haben unter der Parole „Vorfahrt für die Selbstverwaltung" den Kompetenzbereich der gemeinsamen Selbstverwaltung von Ärzten und Krankenkassen erweitert. Insbesondere der Bundesausschuß der Ärzte und Krankenkassen erhielt eine Reihe neuer Aufgaben zur kassenübergreifenden Sicherung von Wirtschaftlichkeit und Qualität. Einschränkende Entscheidungsbefugnisse früherer Reformstufen wurden zurückgenommen. Er entschied seit Ende 1997 im Rahmen weiterer Ermächtigungen in Eigenverantwortung, so dass Experten des Krankenversicherungsrechts ihn den „kleinen Gesetzgeber" nannten und als „neues Machtzentrum in der GKV" bezeichneten.[310]

Der alles dominierende Aspekt der einnahmebedingten Finanzkrise der GKV brachte freilich auch für die *Krankenhäuser*, dem größten öffentlichen Sektor der Krankenversorgung, eine deutliche Veränderung. Das GSG hob das Selbstkostendeckungsprinzip mit dem tagesgleichen pauschalierten Pflegesatz zugunsten einer leistungsorientierten Vergütung (Fallpauschalen, Sonderentgelte, Abteilungspflegesätze) auf. Vorbilder der Standardisierung aus den USA dienten dazu, Krankenhäuser und ihre Leistungen vergleichbar zu machen. Damit wurden Voraussetzungen geschaffen, Rationalisierungsreserven zu mobilisieren, *betriebswirtschaftliche Elemente* in die Organisation der stationären Versorgung einzuführen und ihre Entwicklung in Richtung von Wirtschaftsunternehmen zu lenken. Ein Teil der kommunalen Krankenhäuser wurde seitdem in die Gesellschaftsform einer GmbH überführt. Im Hintergrund stand dabei stets die Absicht, über den Abbau von Krankenhausbetten Kosten einzusparen. Das gleiche galt auch für den Versuch, die in Deutschland bestehende starre Barriere zwischen

---

[310] F.J. Oldiges, Wechselwirkung zwischen Leistungsrecht und Vertragsrecht in der gesetzlichen Krankenversicherung, in: Sozialer Fortschritt, H. 3, 1998, S. 71.

ambulanter und stationärer Behandlung mühsam aufzuweichen. Parallel zu dieser Entwicklung kam es zu einer Expansion des privaten Krankenhaussektors, die allerdings sehr selektiv und spezialisiert verlief. Im privaten Bereich der stationären Versorgung konzentrierten sich vor allem die rentablen Versorgungsmöglichkeiten. Krankenhäuser der Regelversorgung wurden so gut wie nicht privatisiert.

Bei der Durchsetzung von Elementen einer angebotsorientierten Wirtschaftspolitik auch im Gesundheitswesen setzte die konservativ-liberale Regierung unterschiedliche *Strategien* ein und koalierte mit unterschiedlichen Bündnispartnern. Bis zum GRG Ende der 80er Jahre, die in den USA und Großbritannien bereits von neoliberalen Deregulierungen geprägt waren, setzte die Bonner Regierung noch auf die frühzeitige Einbindung der wichtigsten gesundheitspolitischen Akteure. Die korporatistische Integration der Interessengruppen sollte neben einer Stärkung der Selbstverwaltung den Rückzug des Bundes aus der Finanzhaftung ermöglichen. Die Verbände der Leistungserbringer waren indessen so stark, dass sie einen Abbau ihrer Privilegien verhindern und das Gesetz auf die Veränderung von Einzelmaßnahmen reduzieren konnten, ohne die bisherigen Strukturen wirklich zu verändern. Angesichts des Wirtschaftsaufschwungs der 80er Jahre konnte die Regierung auch ohne größere Blessuren diesem Druck nachgeben. Der erfolgreiche Widerstand der Interessengruppen gab sogar zu der Vermutung Anlaß, dass das deutsche Gesundheitssystem nicht reformierbar sei.[311]

Bei anhaltend steigendem Ausgabendruck und dramatisch wachsender Arbeitslosigkeit, die den Beitragssatz der GKV weiter in die Höhe trieben, kam es Anfang der 90er Jahre nach der deutschen Vereinigung zur Einrichtung eines Gesundheitsministeriums. Ihm wurde auch die Zuständigkeit für die gesetzliche Krankenversicherung übertragen. Unter Gesundheitsminister *Seehofer* (CSU) kam es zu einem *Strategiewechsel*. Die Einbindung der gruppenegoistischen Interessensverbände war nicht länger möglich, zumal sich die Verteilungskämpfe zwischen ihnen angesichts der geringer werdenden finanziellen Ressourcen verschärften. Das Konzept der Korporatisierung wurde aufgegeben. Die etablierten gesundheitspolitischen Akteure konnten ausgegrenzt werden. Seitens der Regierungskoalition kam es unter Führung der CSU mit der SPD zu einem parteiübergreifenden Konsens. Es existierte eine informelle große Koalition („Lahnsteiner Beschlüsse"). Der kleinere Koalitionspartner FDP fühlte sich mit Recht von dieser Aktion überrumpelt. Die SPD trugt die Einführung des Wettbewerbs zwischen den Krankenkassen mit. Sie forderte allerdings den Risikostrukturausgleich und erreichte, dass die vorgesehenen Einsparungen im Gesund-

---

[311] V. Wanek, Machtverteilung im Gesundheitswesen, Frankfurt a.M. 1993.

heitswesen erstmals nicht nur zu Lasten der Versicherten gingen, sondern auch durch eine Begrenzung der Gesamtvergütung von den Vertragsärzten mitgetragen wurden. Die ebenfalls von der SPD durchgesetzte Positivliste für Arzneimittel wurde später auf Druck der Pharmaindustrie wieder aufgegeben. Mit dem Gesundheits-Strukturgesetz hatte der Staat, das Gemeinwesen, 1992 seine verlorengegangene Regulierungskompetenz im deutschen Gesundheitswesen partiell wieder zurückgewonnen.

Noch während der parlamentarischen Verabschiedung des Gesundheits-Strukturgesetzes kündigte Bundesgesundheitsminister *Seehofer* bereits die *„Dritte Stufe der Gesundheitsreform"* an. Unter dem Motto „Vorfahrt für die Selbstverwaltung" galt diese der Ausweitung des Wettbewerbs zwischen den Krankenkassen - ebenfalls mit der Absicht, nun endlich eine Stabilisierung der Beitragssätze zu erreichen. Mit dem Beitragsentlastungsgesetz (1996) im Rahmen eines Sparpaketes, das vor allem Leistungskürzungen bei den Kassen vorsah, und dem 1. und 2. GKV-Neuordnungsgesetz (1997) gelangte die neoliberale Welle im deutschen Gesundheitswesen zu ihrem Höhepunkt. Deutlichster struktureller Ausdruck derselben war die Koppelung der Beitragssatzerhöhung einer Kasse an höhere Zuzahlungen (Dynamisierung), die allerdings mehr ein Drohpotenzial blieb und nicht in die Realität umgesetzt wurde. Hinzu kam ein drastischer Anstieg der direkten Beteiligung der Patienten an ihren Krankheitskosten. Erneut ergaben sich die kurzfristig erzielten Einsparungen nicht als Folge effizienterer Strukturen, sondern lediglich auf Grund der Verlagerung der Kosten.[312] Inzwischen waren die privaten Haushalte zum größten Träger der Ausgaben für Gesundheit geworden.

Die letzten Gesetze zeigten die deutliche Handschrift der FDP, die mit dem GSG übergangen worden war und nun bis zur Aufkündigung der Koalition Nachholbedarf einklagte. Zum Ende der Legislaturperiode machte der wirtschaftsliberale Flügel (Möllemann, Thomae, Westerwelle) der FDP zunehmend Druck. Es gab sogar Überlegungen, den paritätischen Arbeitgeberanteil am Kassenbeitrag einzufrieren und Steigerungen allein von den Versicherten tragen zu lassen. Die „Dritte Stufe" konnte gegen den Widerstand von SPD, Bündnis 90/Die Grünen und PDS am Bundesrat vorbei, in dem die Oppositionsparteien die Mehrheit hatten, mit der „Kanzlermehrheit" im Bundestag durchgesetzt werden. Damit wurde demonstriert, dass auch mit „zustimmungsfreien" Gesetzen umfangreiche Veränderungen am

---

[312] N.C. Bandelow, K. Schubert, Wechselnde Strategien und kontinuierlicher Abbau solidarischen Ausgleichs. Eine gesundheitspolitische Bilanz der Ära Kohl, in: G. Wewer (Hrsg.), Bilanz der Ära Kohl, Opladen 1998, S. 123. Diese Politik läßt sich bis in die 70er Jahre zurückverfolgen. Vgl. hierzu: H.-U. Deppe, R. Rosenbrock, Gesundheitssystem und ökonomische Interessen, in: Jb. f. Krit. Medizin, Bd. 5, Berlin 1980, S. 43-50.

gesundheitspolitischen Rechtsrahmen vorgenommen werden können. Die Auswirkungen dieser Gesetze wurden von der Bevölkerung, insbesondere den unteren Sozialschichten, mehrheitlich abgelehnt. War ihre Akzeptanz doch seit Ende der 80er Jahre durch die Einschränkung sozialer Leistungen und den Anstieg der Massenarbeitslosigkeit bis an die obere Grenze strapaziert. Die angebotsorientierte Wirtschaftspolitik, die mit der Entlastung des Kapitals durch die Senkung der „Lohnnebenkosten" und Steuern zu einer Investitionsausweitung - verbunden mit der Schaffung von Arbeitsplätzen - führen sollte, entpuppte sich als blanke Ideologie. Die Unternehmen hatten diese politischen Subventionen gerne angenommen. Allerdings finanzierten sie damit weitere Rationalisierungen und konnten so ihre Gewinne deutlich erhöhen. Die Auswirkungen der „Dritten Stufe der Gesundheitsreform", die zum Teil mit Beginn des Jahres 1998 spürbar wurden, fielen bereits in den Bundestagswahlkampf. Sie trugen - obwohl sie hier nur sehr zurückhaltend thematisiert wurden - zu dem Wahlausgang im September und dem darauf folgenden Regierungswechsel bei.

# 8  Bundestagswahl 1998

Die Bundestagswahlen vom 27. September 1998 führten zu einem deutlichen Verlust der Mehrheit für die regierende Koalition von Christdemokraten und Freien Demokraten. Die Sozialdemokraten wurden mit Abstand stärkste Partei (40,9 Prozent). Sie konnten mehr als 4 Prozent der Stimmen hinzugewinnen und erzielten einen unerwartet hohen Wahlsieg. Die CDU/CSU verlor mehr als 6 Prozent und erreichte 35,2 Prozent. Es war die höchste Wahlniederlage in ihrer Parteigeschichte. Auch Bündnis 90/Die Grünen und die FDP verloren Stimmen (0,5 Prozent). Die PDS konnte ihren Stimmenanteil von 4,4 auf 5,1 Prozent steigern. Sie übersprang damit erstmals für das gesamte Bundesgebiet die 5-Prozent-Klausel. SPD und Grüne, die im neuen Bundestag über eine komfortable Mehrheit von 21 Stimmen verfügten, sprachen sich am 28. September in ihren Führungsgremien für die baldige Aufnahme von Koalitionsvereinbarungen aus. Es kam zum ersten Mal in der Bundesrepublik Deutschland zum Regierungswechsel durch eine Wahl.

Die Stimmenanteile der SPD hatten landesweit in Ost und West parallel zur Höhe der Arbeitslosigkeit zugelegt. Die SPD war offensichtlich seit langer Zeit wieder in der Lage gewesen, die Wählergruppen aus den unteren Sozialschichten für sich zu mobilisieren. Hier hatte sich eine Grundstimmung aus latenter Unzufriedenheit und diffuser Bedrohung in den letzten Jahren aufgebaut. Selbst in den älteren Generationen, etwa bei den

Frauen über 60 Jahre, die als traditionelle CDU-Wählerinnen gelten, hatte die Union einen schweren Stand. Die Durchdringung aller gesellschaftlichen Bereiche mit neoliberalen, betriebswirtschaftlichen Kalkülen und dem planmäßigen Rückbau des Sozialstaates, die anhaltend hohe Massenarbeitslosigkeit trotz neoliberaler Zumutungen und der Eindruck lähmenden Stillstands in der politischen Führung steigerten die Verunsicherung. Die soziale Frage stand unversehens in Form der Verteilungsgerechtigkeit auf der Tagesordnung. Dabei spielten auch die zunehmenden Kostenverlagerungen von der sozialen Krankenversicherung auf die Kranken - und insbesondere die chronisch Kranken - eine nicht übersehbare Rolle. Die offenkundig zunehmende Kluft zwischen Starken und Schwachen, Reichen und Armen oder Gewinnern und Verlierern machte für die Zukunft eine Diskussion über Grundfragen der sozialen Funktion des Staates und ihrer gesellschaftlichen Grundlagen unausweichlich. Es bleibt abzuwarten, ob der Regierungswechsel auch zu einem Politikwechsel führt. Maßstab dafür ist, ob und in welchem Ausmaß die neoliberalen Veränderungen der konservativ-liberalen Ära im deutschen Gesundheitswesen zurückgenommen oder sozialpolitisch abgefedert werden.

# 9    Gesundheitspolitische Koalitionsvereinbarungen

In den Koalitionsvereinbarungen vom 20. Oktober 1998[313], Grundlage auch der neuen Gesundheitspolitik, hatten sich SPD und Bündnis 90/Die Grünen relativ schnell auf ein zweistufiges Vorgehen geeinigt. Als Sofortmaßnahme - also noch 1998 - sollte ein auf kurze Dauer angelegtes Vorschaltgesetz verabschiedet werden, das die im Wahlkampf kritisierten Entscheidungen der konservativen Regierung relativierte bzw. zurücknahm, eine vorläufige Ausgabenbegrenzung für die GKV festlegte und Zeit für grundsätzlichere Veränderungen schaffte. Letztere sollten dann in einem zweiten Schritt zum 1. Januar 2000 als Gesetz zur Strukturreform des Gesundheitswesens folgen. Der gesundheitspolitische Teil der Koalitionsvereinbarungen stand unter der Überschrift „Leistungsfähiges und bezahlbares Gesundheitssystem für alle". Die neue Bundesregierung verpflichtete sich einer „sozial gerechten Gesundheitspolitik", die auf dem Solidar- und Sachleistungsprinzip und einer damit verbundenen paritätisch finanzierten Krankenversicherung beruhte. Darüber hinaus räumte sie der Gesundheitsförderung, Gesundheitsvorsorge und Rehabilitation einen hohen Rang ein.

---

313 Koalitionsvereinbarung zwischen der Sozialdemokratischen Partei und Bündnis 90/Die Grünen vom 20. Oktober 1998, abgedruckt in: Frankfurter Rundschau vom 22. Oktober 1998, S. 23f.

Ihr Ziel war es, „den Anstieg der Krankenversicherungsbeiträge zu stoppen und die Beiträge dauerhaft zu stabilisieren". Im einzelnen wurden folgende Maßnahmen in der Koalitionsvereinbarung formuliert - zunächst für das *Vorschaltgesetz*:

„Eckpunkte dieses Gesetzes sind:
- eine vorläufige Ausgabenbegrenzung
- Zahnersatzleistungen der Krankenversicherung für alle Sachleistungen (auch für nach 1978 Geborene)
- Rücknahme von Elementen der privaten Versicherungswirtschaft, wie Beitragsrückgewähr, Kostenerstattung und Selbstbehalt
- Modifizierung der Krankenversicherungskarte (Arztwechsel)

Im Vorschaltgesetz wird die neue Bundesregierung darüber hinaus ab 1.1.1999 chronisch Kranke und ältere Patienten von Arzneimittelzuzahlungen entlasten sowie Regelungen, die höhere oder neue Zuzahlungen der Patienten vorsehen, aufheben.
Das Vorschaltgesetz schafft die Voraussetzungen zur Durchführung einer *Strukturreform* zum 1.1.2000, die für mehr Wettbewerb um Qualität, Wirtschaftlichkeit und effizientere Versorgungsstrukturen sorgen soll.
Das Krankhaus-Notopfer, DM 20 pro Versicherten, wird ausgesetzt, mit der Zielrichtung, zu einer einvernehmlichen Lösung mit den Krankenkassen ohne Beitragssatzerhöhung zu kommen.
Um die Qualität der Krankenversorgung zu erhöhen und die Kosten zu senken, wird die neue Bundesregierung Regelungen einführen. Medizinisch fragwürdige Leistungen und Arzneimittel sollen aus dem Leistungskatalog der Krankenkassen gestrichen werden.
Zu den notwendigen *Strukturreformen* zählen darüber hinaus:
- Einführung eines Globalbudgets
- Stärkung der Rolle der Hausärzte unter Beachtung der freien Arztwahl
- Bessere Zusammenarbeit von Hausärzten, Fachärzten und Krankenhäusern, z.B. durch gemeinsame Nutzung teurer Medizintechnik
- Neuordnung des Arzneimittelmarktes (Positivliste, Re-Importe), Neuordnung der ambulanten und stationären Vergütungssysteme (Vertragsgebührenordnungen, Pflegesätze einschließlich monistischer Finanzierung)
- Vorrang von Rehabilitation vor Frühverrentung und Pflege
- Reform der ärztlichen Ausbildung und Überprüfung der Berufsbilder der Medizinalfachberufe
- Stärkung der Patientenrechte, des Patientenschutzes und der Qualitätssicherung; Gesundheitsberichterstattung
- Der Schutz der verfassungsmäßigen Grundrechte und der Würde des Menschen im Rahmen von medizinisch-ethischen Fragen muß auch bei der Bioethik-Konvention beachtet werden."[314]

Mit diesen Vereinbarungen für eine neue Gesundheitspolitik - insbesondere durch die Verpflichtung auf das Solidar- und Sachleistungsprinzip, die paritätisch finanzierte Krankenversicherung, die Aufwertung der Gesundheitsförderung und Rehabilitation, die Verankerung des gesundheitlichen Verbraucherschutzes, die Stärkung der Patientenrechte sowie Qualitätsmanagement und Qualitätssicherung - wurden Positionsbestimmungen getroffen, die sich deutlich von der ökonomistischen Orientierung der vorangegangenen Regierung abhoben und einen Richtungswechsel andeuteten.

---

[314] Ebenda.

# 10 Gesetz zur Stärkung der Solidarität in der GKV (Vorschaltgesetz)

Zügig legte die neue Regierung am 9. November 1998 unter der neuen Gesundheitsministerin, Andrea Fischer von den Grünen, den Entwurf des *GKV-Solidaritätsstärkungsgesetzes (GKV-SolG)* vor. Es wurde nach einigen „Nachbesserungen" am 18. Dezember vom Bundesrat verabschiedet und trat am 1. Januar 1999 in Kraft. Die Koalition reagierte auf die kritische finanzielle Situation der GKV nach dem Beitragsentlastungsgesetz und den beiden Neuordnungsgesetzen (1997). Darüber hinaus gab sie damit ein erstes Signal, ihre im Wahlkampf gegebenen Versprechen einzulösen, die auf den Abbau sozialer Ungerechtigkeiten innerhalb der gesetzlichen Krankenversicherung abzielten. Das Gesetz enthielt folgende Regelungen[315]:

*Zeitlich befristete Begrenzung der Ausgaben der GKV*

Zur Sicherstellung der *Beitragssatzstabilität* war erforderlich, dass sich die Ausgaben der gesetzlichen Krankenversicherung nur in dem Umfang erhöhen, wie die beitragspflichtigen Einkommen ansteigen. Deshalb wurden die Ausgaben in fast allen Versorgungsbereichen zeitlich befristet auch weiterhin sektoral budgetiert. Im einzelnen wurde das Ausgabenvolumen für die kassenärztliche und kassenzahnärztliche Versorgung, die Krankenhäuser, sowie für die Rettungsdienste/Krankentransporte, Heilmittel und zahntechnische Leistungen auf den Anstieg der *Grundlohnsumme* begrenzt. Bei Überschreitung des Arznei-, Verband- und Heilmittelbudgets sollten die *Ärzte* mit einer Rückforderung von maximal 5 Prozent ihres Budgets belastet werden. Die aus *Budgetüberschreitungen* der vergangenen Jahre noch bestehenden Regressforderungen wurden gesetzlich *gestrichen*.

*Rückführung von Zuzahlungen und Leistungsausgrenzungen*

- Die Arzneimittelzuzahlungen für *Medikamente* (GKV-Neuordnungsgesetze, 1997), auf die in der Regel chronisch Kranke und

---

[315] Entwurf eines Gesetzes zur Stärkung der Solidarität in der gesetzlichen Krankenversicherung, Deutscher Bundestag, Drucksache 14/24 vom 9. November 1998, S. 2, 62-69; vgl. auch: B. am Orde, Politikwechsel im Gesundheitswesen, in: Soziale Sicherheit, H. 1, 1999, S. 1-6.

ältere Patienten angewiesen sind, wurden gemindert, und die Belastungsgrenze für chronisch Kranke herabgesetzt.

- Die mit dem zum 1. Januar 1999 in Kraft getretenen *„Psychotherapeutengesetz"* vorgesehene Einführung einer Zuzahlung von 10,- DM je Sitzung wurde aufgehoben.
- Die *Dynamisierung* bestehender Zuzahlungen in Anlehnung an die Entwicklung der Bezugsgrößen wurde gestrichen.
- Der *„Koppelungsmechanismus"*, der ab dem Jahr 2000 im Fall von Beitragssatzerhöhungen der Krankenkassen automatisch zu weiteren Zuzahlungen geführt hätte, wurde abgeschafft.
- Das *„Krankenhaus-Notopfer"* von 20,- DM je Mitglied wurde für die Jahre 1998 und 1999 ausgesetzt.
- Die *Zahnersatzleistungen* für Kinder und Jugendliche, die die alte Bundesregierung mit dem „Beitragsentlastungsgesetz" (1997) für Versicherte, die nach 1978 geboren wurden, aus dem Leistungskatalog herausgenommen hatte, wurden wieder eingeführt. Darüber hinaus wurden die Festzuschüsse durch prozentuale Zuschüsse abgelöst.

*Rücknahme von Elementen der privaten Versicherungswirtschaft*

Mit der „Dritten Stufe der Gesundheitsreform"(1997) waren auch eine Reihe von Elementen der privaten Versicherungswirtschaft in das System der gesetzlichen Krankenversicherung eingeführt worden. Es handelte sich dabei um die Ausweitung der *Kostenerstattung*, Wahlmöglichkeiten aller Kassenmitglieder zwischen Sachleistung und Kostenerstattung, *Beitragsrückgewähr* und *Selbstbehalte* - insbesondere bei „Gestaltungsleistungen". Diese gegen das Solidaritätsprinzip der GKV gerichteten Maßnahmen wurden zurückgenommen. Die generelle Wahlmöglichkeit für Versicherte zwischen Sachleistung und Kostenerstattung wurde - zwar auch nicht gerade solidarisch - wieder auf freiwillig Versicherte beschränkt.

*Weitere Regelungen*

U. a. wurden noch folgende Neuerungen im Rahmen des Gesetzes eingeführt:
- Mit der Erleichterung der *Absenkung von Festbeträgen* für Arzneimittel sollte ein Anreiz gegeben werden, vorhandene Wirtschaftlichkeitsreserven auszuschöpfen.

- Die zeitliche Befristung im *gesamtdeutschen Risikostrukturausgleich* wurde aufgehoben.
- Zur Sicherung der hausärztlichen Versorgung wurde eine Mitfinanzierung der Krankenkassen an der *allgemeinärztlichen Weiterbildung* ermöglicht.[316]
- Den kassenärztlichen Vereinigungen und Kassen wurde das Recht eingeräumt, die *Ärzte* über Arznei-, Verband- und Heilmittel so zu *informieren*, dass diese eine ausreichende, zweckmäßige und am Maß des Notwendigen orientierte Versorgung durchführen können.

Die vorgesehene *Finanzierung* der Neuregelungen stellte sich wie folgt dar: Durch die Rückführung von Zuzahlungen und Leistungsausgrenzungen (Reduzierung der Arzneimittelzuzahlung, verbesserte Härtefallregelung für chronisch Kranke, Wiedereinführung der Zahnersatzleistungen für Kinder und Jugendliche, Aussetzung des Krankenhaus-Notopfers und Förderung der Weiterbildung in der Allgemeinmedizin) wurden Mehrausgaben bzw. Mindereinnahmen in Höhe von rund 2 Mrd. DM erwartet. Sie sollten durch Entlastungen bzw. Mehreinnahmen der Krankenkassen gegenfinanziert werden. Entlastungen wurden vor allem in der Absenkung der Festbeträge für Arzneimittel (900 Mio. DM) und den Auswirkungen des „Gesetzes zum Einstieg in die ökologische Steuer- und Abgabenreform, zu Korrekturen in der Sozialversicherung und zur Sicherung der Arbeitnehmerrechte" gesehen. Im einzelnen wurden Mehreinnahmen durch die Einführung einer Versicherungspflicht für geringfügig Beschäftigte (1,3 bis 1,4 Mrd. DM), die Aussetzung des Demographiefaktors in der Rentenversicherung sowie die Wiedereinführung der vollen Lohnfortzahlung im Krankheitsfall erwartet.[317]

Parallel zu dem Vorschaltgesetz wurde am 17. November 1999 von der neuen Bundesregierung der Entwurf eines *Gesetzes zu Korrekturen in der Sozialversicherung und zur Sicherung der Arbeitnehmerrechte*[318] vorgelegt. Er wurde ebenfalls am 18. Dezember abschließend im Bundesrat behandelt und trat am 1. Januar 1999 in Kraft. Darin waren u.a. die zur Gegenfinanzierung vorgesehenen Maßnahmen formuliert wie:
- Arbeitnehmerähnliche Selbständige wurden in der Rentenversicherung pflichtversichert. Die Einbeziehung scheinselbständiger Arbeitnehmer in die Sozialversicherung wurde erleichtert.
- Der mit dem Rentenreformgesetz 1999 eingeführte demographische Faktor in der Rentenversicherung, der längerfristig zur Senkung des

---

[316] Vgl. hierzu: H. Korzilius, Die Fördermittel fließen, in: Deutsches Ärzteblatt, H. 26, 1999, S. 1402f und Deutsches Ärzteblatt, H. 47, 1998, S. 2294.

[317] Entwurf eines Gesetzes ... a.a.O., S. 130f.

[318] Deutscher Bundestag, Drucksache 14/45 vom 17. November 1998.

Nettorentenniveaus auf 64 Prozent hätte führen sollen, wurde für die Jahre 1999 und 2000 ausgesetzt.
- Die im Oktober 1996 eingeführte Absenkung der gesetzlichen *Entgeltfortzahlung* auf 80 Prozent des Arbeitsentgeltes wurde zurückgenommen. Im Krankheitsfall und bei Maßnahmen der medizinischen Vorsorge oder Rehabilitation wurde die Höhe der Entgeltfortzahlung wieder für alle Arbeitnehmer auf 100 Prozent des Arbeitsentgeltes angehoben.
- Und es wurde verboten, Maßnahmen der medizinischen Vorsorge oder Rehabilitation sowie Zeiten der Arbeitsunfähigkeit wegen Krankheit auf den Erholungsurlaub anzurechnen.[319]

Die Einführung der Versicherungspflicht für geringfügig Beschäftigte mußte wegen unzureichender und kontroverser Berechnungen zunächst verschoben werden - vor allem aber, weil nicht klar war, in welcher Höhe dadurch Länder und Gemeinden belastet worden wären. Sie wurde dann am 19. März im Bundesrat verabschiedet, so dass sie am am 1. April 1999 in Kraft treten konnte. Es wurde davon ausgegangen, dass sie der gesetzlichen Krankenversicherung 1999 zusätzliche Beitragseinnahmen in Höhe von 1,35 Mrd. DM und im Jahr 2000 in Höhe von 2 Mrd. DM einbringt.

### 10.1 Reaktionen auf das Vorschaltgesetz

Die *Gewerkschaften*, DGB und DAG, unterstützten das Gesetz als Übergang zu einer Strukturreform und bezeichneten es als einen ersten richtigen Schritt, um den „Zug der Entsolidarisierung in der Krankenversicherung zu stoppen". Seitens des DGB wurde in den Koalitionsvereinbarungen ein „positiv definierter Rahmen" gesehen[320], um ihre „Vorstellungen zur Gesundheitspolitik in der 14. Legislaturperiode"[321] einbringen zu können. Auch die *Spitzenverbände der Krankenkassen* stellten sich hinter das Vorschaltgesetz. Beide Gruppen, Gewerkschaften und Krankenkassen, betonten allerdings mehrfach, dass das Gesetz solide finanziert sein müßte. Vertreter der gesetzlichen Krankenversicherung hielten nämlich die Gegenfinanzierung für „nicht vollständig gesichert".[322] So wurden Zweifel geäußert, dass die Ausgestaltung der Arznei- und Heilmittelbudgets zu den erwarteten Einsparungen führten. Und zur Einbeziehung geringfügig Be-

---

[319] Ebenda, S. 2f und 37f.
[320] B. am Orde, a.a.O., S. 6.
[321] DGB-Vorstellungen zur Gesundheitspolitik in der 14. Legislaturperiode vom September 1998 (hektographiertes Manuskript).
[322] F. Knieps, Rot-grün: Zwischen hohen Erwartungen und begrenzten Möglichkeiten, in: Mabuse, H. 117, 1999, S. 14-17.

schäftigter (630-Mark-Jobs) in die Beitragspflicht zur gesetzlichen Krankenversicherung als neue Finanzierungsquelle verwiesen sie auf das noch ausstehende entsprechende Gesetz. Die *Deutsche Krankenhausgesellschaft* (DKG) befürchtete, dass durch den Wegfall des Krankenhaus-Notopfers und der Instandhaltungspauschale Leistungskürzungen und ein weiterer Personalabbau vorgenommen werden müßten. Sie ging davon aus, dass bis zu 40.000 Arbeitsplätze bedroht seien. Die *Bundesvereinigung der Deutschen Arbeitgeberverbände* (BDA) lehnte das Gesetz ab. Sie warnten vor einer daraus resultierenden Beitragssatzerhöhung und bedauerten, dass die neue Regierung die Eigenverantwortung der Bürger reduzieren wolle. Stattdessen forderten sie mehr Wettbewerb und Wirtschaftlichkeit bei den Leistungserbringern. Der *Bundesverband der Pharmazeutischen Industrie* (BPI) wandte sich ebenso wie die *Kassenärztliche Bundesvereinigung* (KBV), die *Bundesärztekammer* und die *Bundesvereinigung der Deutschen Apothekerverbände* (ABDA) gegen die vorgesehene zeitlich begrenzte sektorale Budgetierung - insbesondere das Arzneimittelbudget. Er bestritt, dass die Senkung der Festbeträge mit den gesetzlichen Anforderungen in Einklang stehe und lehnte scharf - im Vorgriff auf eine Strukturreform - die Einführung einer Positivliste für Arzneimittel ab. Der ABDA hob als Folge des vorgesehenen Arzneimittelbudgets zusätzlich hervor, dass Ärzte „in nie dagewesener Weise" Medikamente rationieren müßten und in den Apotheken „Tausende von Arbeitsplätzen unmittelbar bedroht" wären.


## 10.2 „Ärztestreik"

Das Vorschaltgesetz sah - wie erwähnt - für die Kassenärzte ebenfalls eine zeitlich begrenzte Budgetierung der Gesamtvergütung vor, deren Zuwachs an die allgemeine Einkommensentwicklung gekoppelt war. Es war eine Fortschreibung der von Gesundheitsminister *Seehofer* (CSU) 1992 eingeführten Budgetierung ärztlicher Honorare. Die Kassenärzte konnten danach für die vergangenen zwei Jahre eine Erhöhung ihres Budgets in Höhe von 3,4 Prozent rechnen. Sie lagen damit deutlich über der allgemeinen Lohnentwicklung. Hinzu kam, dass ihnen die bestehenden Regressforderungen für die Überschreitung des Budgets für Arznei-, Verband- und Heilmittel aus den vorangegangenen Jahren in Höhe von 4 Mrd. DM erlassen wurden, was die Bundesärztekammer freilich begrüßte. Damit wurde die Umgehung einer gesetzlichen Vorschrift belohnt und die Begehrlichkeit nach mehr geweckt. Allenfalls hätten Härtefallregelungen für Arztpraxen, die durch die Regresse überfordert worden wären, beschlossen werden sollen. Gleichwohl kam es, getragen von den *kassenärztlichen Vereinigungen* und der *KBV*, zu den schärfsten Protesten gegen das Vorschaltgesetz. Die kassenärztlichen Vereinigungen riefen ihre Mitglieder für den 18. Dezember 1998 zu einem bundesweiten Protesttag gegen das GKV-Vorschaltgesetz auf. In dem Aufruf der hessischen KV hieß es unter der Überschrift „Gegen die weitere Rationierung der ambulanten Patientenversorgung":

„Das geplante GKV-Vorschaltgesetz wird Sie noch stärker zwingen, die medizinische Versorgung Ihrer Patienten den rationierten Geldmitteln anzupassen. Die geplanten Budgetierungsmaßnahmen bei den ärztlichen Honoraren und den Arznei-, Heil- und Verbandmitteln machen aus Ihnen zum zweiten Mal innerhalb von 6 Jahren den Sparkommissar der Politik. Die Art und Weise, wie der Gesetzentwurf zustande gekommen ist, zeugt von einer unerträglichen Mißachtung der niedergelassenen Ärztinnen und Ärzte, die besonders in Hessen immer zu einem konstruktiven Dialog bereit waren und zusammen mit den Krankenkassen anstehende Versorgungsprobleme einvernehmlich gelöst haben. Darüber setzt sich die Politik einfach hinweg. Dies können und werden die hessischen Ärzte nicht länger hinnehmen!" „Es geht um unser aller Existenz!" Und in einer beiliegenden Patienteninformation, die für ein Verständnis von Praxisschließungen bzw. einen „eingeschränkten Praxisbetrieb" warb, hieß es bezogen auf das Vorschaltgesetz: „Es droht die Einschränkung der medizinischen Versorgung!"

Die Kampagne für den „Ärztestreik" dramatisierte und verfälschte die reale Situation der Kassenärzte. Sie schürte Ängste unter den Patienten, um sie für die kassenärztlichen Interessen einzuspannen. Insgesamt stimmte sie damit in den Kanon der Destabilisierung und Verunsicherung ein, der von den Parteien und Verbänden verfolgt wurde, die gerade die Bundestagswahl verloren hatten und die die neue Koalition als regierungsunfähig vorführen wollten. Diese Taktik blieb keineswegs folgenlos. Sie schlug sich u.a. auch in dem Ergebnis der hessischen Landtagswahl Anfang Februar 1999 nieder. In welch einem politischen Klima diese Auseinandersetzungen stattfanden, belegt eine Äußerung des Präsidenten der Bundesärztekammer (*Vilmar*), der in einem Rundfunkinterview mit Blick auf die geplante Ausgabenbegrenzungen sich dazu verstieg, man müsse sich fragen, „ob wir das sozialverträgliche Frühableben fördern müssen".[323] Diese Aussage führte allerdings auch innerhalb der Ärzteschaft zu einer breiten Kritik.

Nach Schätzungen der *Kassenärztlichen Bundesvereinigung* blieben als Ausdruck des Protestes mehr als die Hälfte der Arztpraxen in der Bundesrepublik geschlossen. In Thüringen und Bayern sollen sich sogar zwei Drittel aller niedergelassenen Ärzte beteiligt haben. In Brandenburg blieben bis zu 75 Prozent der etwa 3100 Praxen den ganzen Tag über geschlossen. Auch in Mecklenburg-Vorpommern oder Schleswig-Holstein blieben die meisten Praxen dicht. Die Kassenärztliche Landesvereinigung schätzte, jede dritte der 10.000 Arztpraxen in Niedersachsen habe nicht oder nur eingeschränkt geöffnet. Dagegen beteiligten sich in Hessen nur etwa ein

---

[323] Frankfurter Allgemeine Zeitung vom 12. Dezember 1998.

Viertel der Ärzte an den Aktionen, im Saarland wurden die Sprechstunden wie gewohnt angeboten. In Hamburg waren von 2.800 Praxen nur 800 geöffnet. Überall sei ein Notdienst sichergestellt worden, betonten die Ärzteverbände.[324]

Der DGB, die Krankenkassen und der VdK kritisierten den Ärztestreik als „unverantwortlich". „Weder ist ihre (der Ärzte d.V.) Behauptung richtig, die Versorgung der Patienten werde unter den Regelungen des Gesetzes leiden, noch wird den Ärzten etwas weggenommen", hieß es seitens des DGB.[325] Auch nicht alle ärztlichen Oranisationen riefen zu dem Protest auf, sondern distanzierten sich zum Teil sogar davon. So hielt sich der *Berufsverband der Allgemeinärzte* (BDA) zurück - nicht zuletzt auch deshalb, weil die neue Bundesregierung versprochen hatte, mit der geplanten Strukturreform die Position der Hausärzte zu stärken. Der Präsident der Hamburger Ärztekammer und Bundesvorsitzende des *Marburger Bundes* (*Montgomery*) sprach sich gegen den Aufruf aus und meinte, die Ärzte hätten „jedes Maß verloren und wollten wohl vor allem der neuen Regierung zeigen, was eine Harke ist". Der Berliner Ärztekammerpräsident (*Huber*) verurteilte den Streikaufruf und die Aktion als „pubertären Protest". Dessen Befürworter sollten sich nicht wundern, wenn sie im gesellschaftlichen Abseits landeten. Und schließlich appellierte der *Verein Demokratischer Ärztinnen und Ärzte* (VDÄÄ) an die „Kollegen", den „Streikaufruf zu boykottieren" und den „Protest gegen die Kassenärztlichen Vereinigungen zu richten". Er sei ein „Ablenkungsmanöver von eigenem Versagen". Die deutlichen Einkommensunterschiede zwischen den einzelnen Facharztgruppen und Regionen seien nämlich „nicht Ergebnis Bonner Politik, sondern Folge einer falschen Honorarverteilung durch die KV".[326]

Die Argumentation des VDÄÄ schien den Kern der Problematik getroffen zu haben. Wurden die Kassenärzte durch das Vorschaltgesetz doch keineswegs stärker reglementiert als die anderen Akteure. Sie wurden durch die Regressamnestie und die Förderung der Allgemeinmedizin sogar noch begünstigt. Allerdings hatte sich seit Jahren innerhalb der Kassenärzte ein Konfliktpotenzial aufgestaut, dem die ungleiche Honorarverteilung zwischen den verschiedenen Ärztegruppen zugrunde lag. Durch die Zunahme der Fachärzte in den kassenärztlichen Vereinigungen gegenüber den Allgemeinärzten - sie verfügten seit mehreren Jahren über ein Mehrheit - konnten die Fachärzte ihr Machtpotenzial dazu ausnutzen, ihre Honorare vor allem zu Lasten der Allgemeinärzte zu gestalten. Während die Allgemeinärzte mit den Kinderärzten am Ende der kassenärztlichen Einkom-

---

[324] Vgl. hierzu: Frankfurter Rundschau vom 19. Dezember 1998.
[325] DGB kritisiert Ärztestreik, in: Soziale Sicherheit, H. 12, 1998, S. 420.
[326] Vgl. hierzu die Presseschau in: VDÄÄ, Rundbrief, Nr.1, Januar 1999.

mensskala rangierten, waren die Fachärzte - insbesondere solche, mit einem hohen Anteil technischer Leistungen - nach wie vor Spitzenverdiener.[327] Diese Problematik thematisierte bereits eine Protestaktion Frankfurter Kinderärzte. Am 24. November 1998 schlossen 80 von 100 Kinderärzten in Frankfurt a.M. ihre Praxen. Sie wollten damit auf ihre Einkommensverluste von bis zu 30 Prozent im laufenden Jahr aufmerksam machen. Die Ursache dafür sahen sie in der „ungerechten Verteilung des landesweit gültigen Arztbudgets durch die kassenärztlichen Vereinigungen Hessen. Andere Facharztgruppen würden aus diesem Topf besser bedient." Die Kinderärzte werden immer untergebuttert.[328] Ihr Protest richtete sich ausschließlich gegen die kassenärztliche Vereinigung und deren „ungerechte Praxis" der Honorarverteilung.

Trotz der nicht unerheblichen Mobilisierung der Ärzte durch die kassenärztlichen Vereinigungen und die KBV, die an der KV vorbei auf die neue Regierung gelenkt, aber keineswegs mit einer Stimme vorgetragen wurde, hatte sie auf die Verabschiedung des Vorschaltgesetzes keinen nennenswerten Einfluß. Auch in der Öffentlichkeit ist sie keineswegs auf die erwartete Resonanz gestoßen.

# 11 Der Kampf um die Gesundheitsreform 2000

## 11.1 Eckpunkte

Mit dem Vorschaltgesetz wurden zwar einige strukturbestimmende Elemente der vorangegangenen Regierung rückgängig gemacht. Dennoch hatte die neue Regierungskoalition den eigentlichen Kraftakt einer strukturellen Erneuerung des Gesundheitswesens nach ihren Vorstellungen noch vor sich. Bis Ende 1999 sollten sie als Gesetz vorliegen. Bereits im Februar, nach dem für Die Grünen katastrophalen Wahlergebnis bei der Landtagswahl in Hessen und der damit verloren gegangenen Bundesratsmehrheit, fanden Verhandlungen zwischen der SPD und Bündnis 90/Die Grünen statt. Anfang März einigten sich die beiden Koalitionsparteien auf *Eckpunkte für eine zukunftsweisende Gesundheitspolitik*[329], die die Grundlage

---

[327] Th. Gerlinger, Wettbewerbsordnung und Honorarpolitik, Frankfurt a.M. 1997, S. 112.

[328] Frankfurter Rundschau vom 20. November 1998.

[329] Dokumentation der Eckpunkte, in: Frankfurter Rundschau vom 11. März 1999.

für die Erstellung eines Gesetzentwurfes bildeten. Im einzelnen handelte es sich bei den Eckpunkten um folgende Maßnahmen:

1. *Verzahnung von ambulanter und stationärer Versorgung*: Anzuvisieren sei eine integrierte Versorgung zwischen Haus- und Fachärzten, ärztlichen und nicht ärztlichen Leistungserbringern sowie dem ambulanten und stationären Sektor einschließlich der Rehabilitation. Um das zu erreichen, solle vorgesehen werden:
- Möglichkeiten der Krankenkassen, mit einzelnen ambulanten und stationären Leistungserbringern Verträge abzuschließen;
- Krankenhäuser in eingeschränktem Umfang an der ambulanten fachärztlichen Versorgung zuzulassen;
- Vertragsärzten die Möglichkeit kurzstationärer Behandlung zu ermöglichen;
- einen Katalog ambulant durchführbarer Eingriffe aufzustellen und
- die Anschaffung und gemeinsame Nutzung medizinischer Großgeräte.

2. *Stärkung der hausärztlichen Versorgung*: Angesichts der zunehmenden Differenzierung und Spezialisierung in der Medizin, sei dem Hausarzt die Funktion eines „Lotsen" zu übertragen. Dazu werde es notwendig,
- die Wahl des Hausarztes durch den Versicherten zu regeln,
- dass die kassenärztlichen Vereinigungen in Form von eigenständigen Vergütungsformen und einem eigenen Honoraranteil die hausärztliche Versorgung sicherstellen,
- das eingeleitete Initiativprogramm zur Förderung der Allgemeinmedizin fortzuführen und
- dass Modellvorhaben der Krankenkassen auch ohne die kassenärztliche Genehmigung durchgeführt werden können.

3. Stärkere Orientierung auf *Prävention, bedarfsgerechte Behandlung und Qualitätssicherung in der zahnmedizinischen Versorgung*:
- Die Rahmenbedingungen für eine bevölkerungsweite Prävention, vor allem auch in Form der Gruppenprophylaxe, werde verbessert.
- Wegen der Unterbewertung zahnerhaltender Leistungen im Vergütungssystem sei der Bewertungsmaßstab zu ändern.

4. *Qualität und Wirtschaftlichkeit der Arzneimittelversorgung* verbessern: Im Mittelpunkt stehe hier die Einführung einer Positivliste. Sie soll auf der Grundlage der im GSG (1993) entwickelten Vorschläge für Arzneimittel mit nachgewiesenem therapeutischem Nutzen aufgebaut werden. Desgleichen wurde auch wieder an die Errichtung eines unabhängigen Arzneimittelinstituts beim BMG gedacht.[330] Die unterschiedliche Verordnung von

---

[330] Ein beim Bundesgesundheitsministerium angesiedeltes Institut für Arzneimittel in der Krankenversicherung hatte im April 1995 eine Positivliste vorgelegt. Die Liste

Arzneimitteln in den Regionen solle Berücksichtigung finden und die Festbeträge rechtssicher gemacht werden.

5. Bedarfsgerechte Investitionen im *stationären Bereich*:
- Die Krankenkassen sollen schrittweise die Investitionskosten der Krankenhäuser übernehmen und entsprechend an der Krankenhausplanung beteiligt werden. Damit soll die duale Finanzierung der Krankenhäuser aufgehoben werden.
- Es soll ein pauschaliertes Preissystem zur Sicherung einer leistungsgerechten Mittelverteilung für den gesamten stationären Behandlungsablauf entwickelt werden.
- Und die Einführung neuer Untersuchungs- und Behandlungsmethoden soll durch ein staatliches Gremium geregelt werden.

6. Stärkung von *Gesundheitsförderung und Selbsthilfe*: Die Förderung der Gesundheit und die Verhütung von Krankheit sind unverzichtbar für ein modernes Gesundheitswesen. Dazu gehöre auch die Integration der Selbsthilfe. Es müsse zur gesetzliche Aufgabe der Krankenkassen gehören, entsprechende Maßnahmen im Leistungskatalog anzubieten und zu finanzieren.

7. *Förderung der Rehabilitation*: Angesichts des demographischen Wandels mit einem erhöhten Behandlungsbedarf für chronisch Kranke sei die Rehabilitation auszubauen, um das Ziel „Rehabilitation vor Rente und Rehabilitation vor Pflege" erreichen zu können.

8. Verbesserung der *Qualität der gesundheitlichen Versorgung*:

9. Umfassendes Qualitätsmanagement (externe und interne Qualitätssicherung),
- unabhängige und professionelle Bewertung medizinischer Technologien in dem Sinn, dass damit ein zusätzlicher Gewinn für die medizinische Versorgung erreicht wird. Die Ergebnisse sollen dem Bundesausschuß Ärzte und Krankenkassen für seine Entscheidungen zur Verfügung stehen.

---

trat jedoch nicht in Kraft, weil die damalige Regierungskoalition (CDU, CSU, FDP) auf Druck der Pharmaindustrie die Rechtsgrundlage dafür aus dem Gesetz gestrichen hatte. Für das damalige Klima zwischen Regierung und Pharmaindustrie scheint folgendes Verhalten nicht untypisch: Der Staatssekretär im Bundesgesundheitsministerium, Baldur Wagner, überreichte dem Geschäftsführer des Bundesverbandes der pharmazeutischen Industrie, Rüdiger Vogel, zum Geburtstag eine geschrädderte Positivliste, noch ehe der gesetzliche Auftrag zur Erstellung einer Liste verordnungsfähiger Arzneimittel aus dem Gesetz gestrichen war. Vgl. F. Kniеps, Der Spitzentanz im Haifischbecken ..., in: Arbeit und Sozialpolitik, H. 1/2, 1999, S. 11.

- Weiterentwicklung des Medizinischen Dienstes der Krankenkassen zur Steuerung der medizinischen Leistungen.

10. Erweiterung von *Patientenrechten und Patientenschutz*, damit mehr Selbstverantwortung für Gesundheit und Krankheit übernommen werden könne.
- Das setze eine umfassende und rechtlich abgesicherte Information und Aufklärung der Versicherten und Patienten sowie
- die Schaffung von unabhängigen Anlauf- und Beratungseinrichtungen wie z.b. Patientenstellen oder Verbraucherzentralen voraus.
- Die Krankenkassen sollen Versicherte bei der Verfolgung von Schadensersatzansprüchen aus Behandlungsfehlern unterstützen.

11. Stabilisierung der *Beitragssätze* und Erleichterung der sektorübergreifenden Versorgung durch ein *Globalbudget*: Dadurch soll die Abschottung der Sektoren durch strikt voneinander getrennte Finanzierungssysteme aufgebrochen werden.
- Krankenkassen sollen die Möglichkeit erhalten, sektorübergreifende und innerhalb der Sektoren integrierende Versorgungsformen als Regelversorgung zu finanzieren.
- Die Landesverbände der Krankenkassen vereinbaren ein Budget zur ambulanten Versorgung, mit dem das Arznei- und Heilmittelbudget verknüpft wird.
- Darüber hinaus sollen die Landesverbände eine Gesamtvergütung für den stationären Bereich vereinbaren. Den Krankenkassen werde vorbehalten, einzelne Abteilungen eines zugelassenen Krankenhauses nicht in den Vergütungsvertrag einzubeziehen.
- Bei Bestimmung der Steigerungsrate des Globalbudgets müsse die Beitragssatzstabilität beachtet werden. Der Anstieg des Globalbudgets soll an die Entwicklung der Grundlohnsumme gekoppelt werden.


## 11.2 Das GKV-Gesundheitsreformgesetz 2000


### 11.2.1 Ziele

In kurzer Zeit - bis Ende 1999 - strebte die neue Regierungskoalition ein anspruchsvolles Programm zur Renovierung des Gesundheitssystems an. Die geplante Einführung einer globalen Ausgabenobergrenze, einer Positivliste für verordnungsfähige Medikamente, eines eigenen Honorartopfes für Hausärzte, der Öffnung der Krankenhäuser für hochspezialisierte ambulante ärztliche Leistungen, der schrittweisen Aufhebung der dualen

Krankenhausfinanzierung und deren Übernahme durch die Krankenkassen waren Mittelpunkt einer breiten Diskussion. Berührten diese Neuerungen doch direkt und indirekt wesentliche Strukturen des komplexen deutschen Gesundheitssystems, die schon seit einigen Jahrzehnten die gesundheitspolitische Debatte begleiteten. Die Eckpunkte vom März 1999 bildeten die Grundlage des „Entwurfs eines Gesetzes zur Reform der gesetzlichen Krankenversicherung ab dem Jahr 2000 (*GKV-Gesundheitsreform 2000*)"[331], der in erster Lesung am 23. Juni im Bundestag beraten wurde.

Als übergeordnete Ziele firmierten die *Verbesserung von Qualität und Wirtschaftlichkeit* im Gesundheitswesen sowie die *Sicherung der Beitragssatzstabilität* in der gesetzlichen Krankenversicherung. Es baute auf dem Vorschaltgesetz (GKV-SolG) vom November 1998 auf und formulierte einleitend:

„Ziel ist, in der gesetzlichen Krankenversicherung eine gute Versorgung der Versicherten im Krankheitsfall auf qualitativ hohem Niveau zu zumutbaren Beiträgen sicherzustellen. Ein sozial gerechtes Krankenversicherungssystem muß sich zudem verpflichtet wissen, die Selbstbestimmung und Selbstverantwortung der Patientinnen und der Patienten zu achten, ihr eigene Kompetenz zu stärken sowie ihnen einerseits überflüssige diagnostische und therapeutische Maßnahmen zu ersparen, andererseits aber Defizite in der Versorgung zu beseitigen. Das Gesetz dient dazu, dies umzusetzen. Gesundheitsförderung, Vorsorge und Rehabilitation erhalten den ihnen gebührenden Stellenwert.
Diese hohen Anforderungen an den Versorgungsstandard müssen durch einen effizienten und zielorientierten Einsatz der Finanzmittel bei einer dauerhaften Stabilisierung der Beitragssätze erreicht werden.
Starre Versorgungsstrukturen stehen einer an den Bedürfnissen der Patientinnen und Patienten ausgerichteten Versorgung im Wege. Sie werden aufgebrochen. Fehlversorgung ineffizienter Ressourcenverbrauch sind durch permanente Orientierung der Versorgung an anerkannten Qualitätsstandards abzulösen."
Und zur Umsetzung dieses Anspruchs hieß es:
„Unter Verzicht auf einen detaillierten Regelungsmechanismus setzt das Gesetz für alle Beteiligten Anreize, ressourcenverzehrende Defizite in der Versorgung zu beseitigen, die medizinische Orientierung des Gesundheitswesens in den Mittelpunkt zu rücken sowie Qualität und Effizienz der Versorgung über den Wettbewerb zwischen den Krankenkassen und zwischen den Leistungserbringern zu stärken. Dies geschieht insbesondere durch folgende Maßnahmen:
- Die Versicherten werden unterstützt, sich im Gesundheitswesen zu orientieren und ihre Rechte wahrzunehmen.
- Für die Krankenkassen und die Leistungserbringer werden die Möglichkeiten erweitert, die Grenzen bisheriger bereichsspezifischer Strukturen zu überwinden und sich auf medizinische Aspekte der Versorgung zu konzentrieren.
- Die Globalbudgets - flankiert durch eine Vielzahl von Maßnahmen zur Verbesserung der Wirtschaftlichkeit in der Gesundheitsversorgung - sichern die finanzielle Stabilität der gesetzlichen Krankenversicherung unter Überwindung sektorspezifischer Schranken."[332]

---

[331] Deutscher Bundestag, Drucksache 14/1245 vom 23.6.1999.
[332] Deutscher Bundestag, Drucksache 14/1245, S. 1f.

Zur Erreichung dieser Ziele setzte die neue Bundesregierung auf die in den Eckpunkten formulierten Maßnahmen: verbesserte Integration und Koordinierung der verschiedenen Versorgungssektoren - insbesondere der ambulanten und stationären sowie der Rehabilitation und Pflege, Orientierung an Qualitätskriterien auf der Grundlage von Behandlungsleitlinien, beratende und steuernde Funktion von Hausärzten, Beseitigung der Defizite in der Arzneimittelversorgung, Orientierung der zahmedizinischen Versorgung an der Vermeidung von Zahnschäden, Gesundheitsförderung, Maßnahmen zum Patientenschutz, stärkere Rechte und Informationsmöglichkeiten für die Patienten sowie die aktive Einbindung und Förderung der Selbsthilfe.

## 11.2.2 Finanzierung: Globalbudget

In den Mittelpunkt der öffentlichen Debatte wurde allerdings von den Interessengruppen im Gesundheitswesen die Einführung eines *Globalbudgets* gerückt. Seit Beginn der Kostendämpfungspolitik werden in der Bundesrepublik stabile Beitragssätze als das übergeordnete Ziel der Gesundheitspolitik definiert. Dies geschah zunächst im Rahmen der „einnahmeorientierten Ausgabenpolitik" (Ende der 70er Jahre). Dann folgte im Gesundheits-Reformgesetz (1988) die Normierung eines „Grundsatzes der Beitragssatzstabilität". Mit dem Gesundheits-Strukturgesetz (1993) wurden dem *sektorale Budgets* hinzugefügt. Beide Formen der Budgetierung wurden auch im GKV-Solidaritätsstärkungsgesetz (Vorschaltgesetz 1998) beibehalten. Das anvisierte Globalbudget, definiert als die Summe des von jeder einzelnen Krankenkasse auszugebenden Finanzvolumens, sollte nun als neues Instrument die Finanzierung der gesetzlichen Krankenversicherung an die „Sicherung der Beitragssatzstabilität" koppeln. Es wurde seit einiger Zeit von den Krankenkassen als Alternative zu den bestehenden sektoralen Budgets gefordert, um flexibler auf gesellschaftliche Entwicklungen reagieren zu können.[333] Das vorgesehene Globalbudget hätte das Entscheidungs- und Regulierungspotenzial der Krankenkassen zwischen den Sektoren der Krankenversorgung und damit ihre Machtposition gegenüber den Leistungserbringern gestärkt.

Für das deutsche Gesundheitssystem gilt generell, dass die Einnahmen der gesetzlichen Krankenversicherung von der Lohnquote abhängig sind (Tarifpolitik und Arbeitsmarkt), während der Bedarf der Patienten aus medizinischer Sicht unabhängig von der Wirtschaftsentwicklung ist. Budgets

---

[333] G. Eberle, Bleibt uns die soziale Krankenversicherung erhalten? St. Augustin 1997, S. 121.

sind ein vorgegebener, in der Regel zeitlich begrenzter Finanzrahmen zur Erfüllung definierter Aufgaben. Sie sind primär ein Instrument der Ausgabenbegrenzung. In der gesetzlichen Krankenversicherung werden darunter Ausgabenvolumina verstanden, die vorab für die Vergütung der medizinisch notwendigen und wirtschaftlichen Leistungen festgelegt werden. In ihnen drückt sich die Entscheidung des Gesetzgebers darüber aus, wieviel für die solidarisch finanzierte gesundheitliche Versorgung aufgebracht werden soll. Budgets übertragen das Mobiditätsrisiko und das damit verbundene finanzielle Risiko von Leistungsausweitungen über die vorgesehene Steigerung hinaus von den Kostenträgern auf die Leistungserbringer. In einem solchen Fall entfällt entweder der Vergütungsanspruch für oberhalb der Budgetsteigerung erbrachter Leistungen oder es sinken die Preise abgerechneter Leistungen. Damit verbunden ist stets die Frage, ob die vorgesehenen Finanzmittel für den medizinischen Bedarf ausreichen oder nicht, ob sie zu Unterversorgung, Rationierung oder Qualitätsverlusten führen. Die gesundheitspolitische Legitimation der staatlichen Setzung eines Budgets ergibt sich vor allem aus dem Sachverhalt, dass die Ausgabendynamik im deutschen Gesundheitswesen primär anbieterinduziert ist, und jedes medizinische Angebot sich seine Nachfrage schafft. Zumindest bestätigen das die bisherigen Erfahrungen.

Bei einem Budget handelt es sich also immer um eine ökonomische Kategorie. Bezogen auf die Ausgaben der gesetzlichen Krankenversicherung kommt die Vorgabe in Form der Beitragssatzstabilität vom Gesetzgeber und richtet sich an die Selbstverwaltung mit dem Auftrag, diese zu verwirklichen. Durch das *Globalbudget* sollten bei den einzelnen Krankenkassen, die die Gesamtverantwortung für den jeweiligen Mitteleinsatz tragen, sämtliche jährlichen Ausgaben gesetzlich begrenzt werden. Die Entwicklung des Ausgabenvolumens war an die bundesweite durchschnittliche Entwicklung der Beitragseinnahmen gebunden und für den fexiblen Einsatz der begrenzten Mittel zur Leistungs- und Ausgabensteuerung waren zwischen den einzelnen Leistungssektoren gesetzliche Vorgaben vorgesehen. Bei Überschreitung der Obergrenze, sollte die Kasse verpflichtet werden, die Überschreitung innerhalb von zwei Jahren auszugleichen. Im Fall einer dauerhaften Überschreitung hätten die Kassenverbände und die staatliche Aufsicht geeignete Maßnahmen zur Sanierung der Kasse ergreifen können. Im äußersten Fall war sogar an eine Schließung gedacht worden. Nach den Vorstellungen einer selbstreflexiven Steuerung sollten damit die Verbände der Krankenkassen in das Makromanagement eingebunden werden.

Höhe und Entwicklung, Inhalt und Einhaltung von Vorgaben sind wesentliche Determinanten eines Budgets. Bei der Budgethöhe hatte sich auch die neue Gesundheitspolitik für die Orientierung an den beitragspflichtigen

Einkommen entschieden. Die weitergehende Forderung nach Anbindung an die Entwicklung des Bruttoinlandsprodukts konnte sich nicht durchsetzen.[334] Das bedeutet eine strikte Anbindung der Entwicklung des Globalbudgets an die Dynamik der Grundlohnsumme. Da in Deutschland die Lohnquote seit Anfang der 80er Jahre fällt und die Massenarbeitslosigkeit anhält, bedeutet eine solche Entscheidung auf absehbare Zeit eine Absenkung der Gesundheits- bzw. GKV-Ausgaben am Bruttoinlandsprodukt. Die GKV muß folglich auch weiterhin mit geringeren Finanzzuwächsen als die allgemeine Wirtschaftsentwicklung rechnen. Unter solchen Bedingungen wird die konsequente Umsetzung eines Globalbudgets - gedacht als Instrument zur Mobilisierung von Rationalisierungsreserven - aller Voraussicht nach auch zu Rationierungen führen. Hinzu kommt noch, dass es sich im Gesundheitswesen um einen Bereich mit einem hohen Anteil an personenbezogenen Dienstleistungen, der Angewiesenheit auf die Mitarbeit von Patienten und der Pflicht zur Kapazitätsvorhaltung handelt, in dem Rationalisierungen deutlich langsamer als im Durchschnitt aller Wirtschaftszweige verlaufen. Die Anbindung des Globalbudgets an die Grundlohnentwicklung ist deshalb eine Entscheidung „für überproportionale Einsparungen in einem grundsätzlich unterproportional rationalisierungsfähigen Bereich".[335]

Wenn auch die neue Bundesregierung weniger als ihre Vorgängerin auf die Wirksamkeit individueller Anreizsysteme vertraute, so hatte sie mit jener doch gemeinsam, daß sie sich dem Prinzip der Beitragssatzstabilität verpflichtet fühlte. Konsequenzen aus den Erkenntnissen einer sinkenden Lohnquote am Volkseinkommen wurden strikt abgelehnt. Man ging anscheinend von der Hoffnung aus, dass die Lohnquote wieder steigt. Das Globalbudget mit seiner Fixierung an die Grundlohnsumme setzte den bisherigen Kurs der angebotsorientierten Wirtschaftspolitik fort. Die Senkung der so genannten Lohnnebenkosten soll die internationale Wettbewerbsfähigkeit des deutschen Kapitals verbessern und in der Folge zu mehr Arbeitsplätzen führen. Allerdings hatte sich auch schon in den vorangegangenen Jahren gezeigt, dass der Zusammenhang von steigenden Gewinnen und zusätzlichen Investitionen, die neue Arbeitsplätze bringen, ein Mythos ist,

---

[334] Diese Entscheidung wurde vor allem vom DGB und der SPD getragen. Die Anbindung an die Entwicklung des BIP wurde von der Gewerkschaft ÖTV und Teilen der BÜNDNIS 90/DIE GRÜNEN favorisiert.

[335] R. Rosenbrock, Das Globalbudget - Chancen und Risiken für die Versorgungsqualität, in: Die Krankenversicherung, H. 6, 1999, S. 176. Vgl. auch: H. Kühn, Kritische Anmerkungen zur globalen Fixierung des Beitragssatzes in der gesetzlichen Krankenversicherung, in: J. Behrens u.a. (Hrsg.), Gesundheitssystementwicklung in den USA und Deutschland, Baden-Baden 1996, S. 81-88, bes. S. 86.

der sich weder mit der eigenen nationalen noch der internationalen Entwicklung belegen ließ. Dazu hieß es im Gesetzentwurf:

„Zur Entlastung der Arbeitnehmer und Arbeitgeber und als wichtige beschäftigungspolitische Voraussetzung zur Schaffung neuer Arbeitsplätze will die Bundesregierung die Lohnnebenkosten auf unter 40 Prozent absenken. Hierzu wurden in einem ersten Schritt im Rahmen der ökologischen Steuer- und Abgabenreform die Beiträge in der gesetzlichen Rentenversicherung um 0,8 Prozentpunkten zum 1. April 1999 gesenkt. Unerläßlich ist, die Beitragssätze in der Krankenversicherung dauerhaft zumindest zu stabilisieren."[336]

Darüber hinaus ist zu fragen, ob Leistungen ausgegliedert werden und ob innerhalb des Budgets sektorale Prioritäten gesetzt werden sollen. Werden hierzu keine oder unzureichende Vorgaben gemacht, so kommt es zu einem Anstieg der Verteilungskämpfe zwischen den Akteuren, bei denen sich in der Regel die Marktstärkeren durchsetzen. Auch werden diejenigen, die sich an Budgetvorgaben halten, gegenüber jenen, die sich nicht daran halten, bestraft, wenn dafür keine wirksamen Sanktionen vorgesehen sind. Das wiederum hat wenig mit einer Qualitätsverbesserung der Krankenversorgung zu tun, sondern orientiert sich an anderen Zielen. Und schließlich geht es um die Einhaltung von Budgets. Die vergangenen Jahre hatten immer wieder gezeigt, dass der vorgegebene finanzielle „Deckel" von Anfang an erhebliche Löcher hatte oder im Laufe der Zeit erhielt. Es bedarf deshalb eindeutiger Haftungsregelungen, klarer Definitionen der haftenden Subjekte sowie einer lobbyfesten staatlichen Aufsicht.[337]

## 11.2.3 Mobilisierung der Leistungserbringer

Nach der Veröffentlichung des Gesetzentwurfes kam es zu einer heftigen und kontroversen Debatte, die sich vor allem auf das Globalbudget konzentrierte. Während die Spitzenverbände der gesetzlichen Krankenversicherung die Einführung eines Globalbudgets begrüßten, schlossen sich ab Ende Juni 1999 36 Organisationen des Gesundheitswesens, vorwiegend der Gesundheitsberufe, in einem *„Bündnis Gesundheit 2000"* zusammen, um dagegen Widerstand zu leisten. Die politische Palette der Beteiligten war bemerkenswert breit.[338] Dazu zählten u.a.: Die Kassenärztliche Vereinigung, Ärzte-, Zahnärzte- und Apothekerkammern, die Deutsche Krankenhausgesellschaft, Ärzteverbände (Marburger Bund, NAV Virchow-Bund, Hartmannbund), der Zentralverband der Physiotherapeu-

---

[336] Deutscher Bundestag, Drucksache 14/1245, S. 3b (Allgemeiner Teil).
[337] R. Rosenbrock, Das Globalbudget – Chancen und Risiken für die Versorgungsqualität, a.a.O.
[338] Deutsches Ärzteblatt, H. 33, 1999, S. 1667.

ten/Krankengymnasten, der Verband physikalische Therapie, die Deutsche Gesellschaft für Fachkrankenpflege, der Deutsche Pflegeverband, der Deutsche Berufsverband für Pflegeberufe, der Verband der Pflegedirektoren, der Deutsche Bundesverband der Sprachheilpädagogen, der Verband der Hebammen, der Bundesverband der Arzt-, Zahnarzt- und Tierhelferinnen. Die Kampagne umfaßte Plakataktionen, die Verteilung von Informationsschriften und öffentliche Kundgebungen. Der Widerstand des Bündnisses richtete sich in erster Linie gegen das Globalbudget. Mit Recht wurde befürchtet, dass es nicht ausreichen würde, um „alle" medizinischpflegerischen Leistungen[339] zu finanzieren und folglich zu einem weiteren Stellenabbau führen müsse. Darüber hinaus richtete sich der Widerstand aber auch gegen den geplanten Machtzuwachs der Krankenkassen.[340]

Die KBV sprach im Zusammenhang mit dem Gesetzentwurf davon, dass „die Qualität der medizinischen Versorgung in Deutschland wider besseres Wissen aufs Spiel gesetzt wird ... Für Patienten bedeutet dies eine spürbare Rationierung der Gesundheitsleistungen durch die politisch verordneten Versorgungsbudgets."[341] Die Deutsche Krankenhausgesellschaft beklagte sich vor allem über die steigende Unterfinanzierung der Personalkosten in den Krankenhäusern und sprach von einer „Hinwendung zum Kassenstaat". Der Bundesverband der Pharmazeutischen Industrie wandte sich gegen die Budgetierung und gegen Positivlisten, weil dadurch der mittelständische Bereich der pharmazeutischen Industrie „voll getroffen werde". Die Bundesvereinigung Deutscher Apothekerverbände sprach von einer „dramatischen Rationierung" der Arzneimittel. Am 15. Juni hatten die Gewerkschaft ÖTV, die DAG und der Marburger Bund gemeinsam in Berlin eine Protestveranstaltung organisiert, an der sich ca. 25.000 Krankenschwestern und -pfleger sowie Ärztinnen und Ärzte beteiligten. Die hier vertretenen Gewerkschaften wandten sich vor allem gegen die starren Ausgabengrenzen in der GKV, die den Beschäftigten im Gesundheitswesen besondere Probleme bereiten.[342] In München demonstrierten am 14. Juli rund 12.000 Ärzte, Zahnärzte, Krankenpfleger und Masseure gegen das Gesetz. Hauptangriffspunkt war das geplante Globalbudget. Das „Bündnis für Gesundheit Bayern" unter Führung der KV-Bayern hatte dazu aufgerufen.[343]

---

[339] Das Sozialgesetzbuch indessen schreibt auch nur die Finanzierung der medizinisch „notwendigen" Leistungen vor.

[340] N. Jachertz, Geschlossener Widerstand gegen das Globalbudget, in: Deutsches Ärzteblatt, H. 39, 1999, S. 1951.

[341] Resolution der Vertreterversammlung der KBV zur Gesundheitsreform 2000, in: Deutsches Ärzteblatt, H. 23, 1999, S. 1201.

[342] Nachdenken im Spagat, in: Deutsches Ärzteblatt, H. 25, 1999, S. 1333.

[343] Heilberufler demonstrieren gegen Gesundheitsreform, in: Frankfurter Rundschau vom 15. Juli 1999.

Zu weiteren Aktionstagen kam es in Düsseldorf und Wiesbaden. Die Kampagne erreichte ihren Höhepunkt mit einer Demonstration und Kundgebung am 22. September in Berlin, an der sich rund 25.000 Teilnehmer aus nahezu allen Gesundheitsberufen beteiligten. Sie verabschiedeten eine Resolution mit den Forderungen: „kein Globalbudget, keine Allmacht den Krankenkassen, keine Gefährdung des Wachstumsmarktes ´Gesundheit´, keine Risikoselektion und kein gläserner Patient".[344]

Obwohl die Bundesregierung den Leistungserbringern und Bundesländern Konzessionen in Milliardenhöhe gemacht hatte, konnte sie deren Proteste und generelle Ablehnung nicht zum Verstummen bringen. So sollte das Globalbudget für das Jahr 2000 um vier Prozent - statt vorgesehener drei Prozent - höher liegen als die Ausgaben des Jahres 1998. Die Investitionskosten der Universitätskliniken sollten zusätzlich vom Land auf die GKV übertragen werden, ohne deren Planungskompetenz den Landesregierungen zu entziehen. Und schließlich war eine Soforthilfe zur Sanierung der finanziellen Defizite der gesetzlichen Krankenversicherung in den neuen Bundesländern vorgesehen.

### 11.2.4 „Notprogramm"

Im Gegensatz zu diesem in erstaunlicher Weise einheitlichen Vorgehen der Leistungserbringer, leisteten sich die Kassenärzte einen „bizarren Richtungskampf"[345]. Parallel zu dem „Bündnis für Gesundheit" hatte sich die Kassenärztliche Bundesvereinigung zusätzlich zu Wort gemeldet. Sie kündigte zum Herbst, in dem sie die Ausschöpfung ihrer Arznei- und Heilmittelbudgets erwartete, ein *„Notprogramm"* an. Für diese Situation empfahl sie den Kassenärzten, Generika zu verordnen, eine „Warteliste" nicht zwingend notwendiger Arznei- und Heilmittel einzuführen, den Einsatz von „Schrittinnovationen" auf die Zeit nach Beseitigung des Budgets zu verschieben und bei „hochpreisigen Therapien" die Zweitmeinung eines anderen Kassenarztes einzuholen. Sollte das Budget tatsächlich aufgebraucht sein, so empfahl das „Notprogramm", bis zum Ende des Jahres befristet „Notrezepte" auszugeben, damit sich die sozialversicherten Patienten privat Kleinpackungen kaufen können.[346] Das „Notprogramm" wurde von

---

[344] Demonstration des Bündnis Gesundheit 2000, in: Deutsches Ärzteblatt, H. 39, 1999, S. 1952; „... können wir Patienten nur ans Jenseits abgeben", in: Frankfurter Rundschau vom 23. September 1999.

[345] N. Jachertz, Geschlossener Widerstand gegen das Globalbudget, a.a.O., S. 1951.

[346] KBV-Notprogramm, in: Deutsches Ärzteblatt, H. 31/32, 1999, S. 1611.

der Bundesärztekammer nicht mitgetragen.[347] Scharf dagegen wandte sich der Sozialverband VdK. Er sprach in diesem Zusammenhang von einer „Geiselnahme der Patienten" und dass „Wartelisten" sowie „Notrezepte" rechtswidrig seien. Die Patienten hätten einen Anspruch auf medizinisch notwendige Behandlungen.[348] Dem schlossen sich auch der DGB und das Gesundheitsministerium an. Die Gesundheitsministerin wies das „Notprogramm" als unberechtigt zurück und warf der KBV vor: „Das macht den Menschen Angst".[349] Die KBV ging daraufhin deutlich auf einen Entschärfungs- und Rückzugskurs. Nach einem Gespräch zwischen der Gesundheitsministerin und der KBV am 17. August mußte das „Notprogramm zur Sicherstellung der Patientenversorgung mit Arznei- und Heilmitteln" zurückgezogen werden. Man einigte sich auf eine „konsequente Umstellung" der Arzneimittelverordnung auf Generika, die konsequente Einhaltung der gesetzlichen Vorschrift, wonach Bagatellarzneimittel (z.B. Schnupfen-, Husten- oder Abführmittel) nicht zu Lasten der Kassen verschrieben werden dürfen und dass bei Medikamenten, die als „umstritten" gelten, die Meinung eines zweiten Arztes einzuholen ist. Das entsprach auch dem vorliegenden Entwurf des Gesetzes zur „Gesundheitsreform 2000". Die Fraktion der Kassenärztlichen Bundesvereinigung, die mit dem „Notprogramm" auf direkten Konfrontationskurs zu der neuen Regierung gegangen war, mußte zunächst zurückstecken.[350] Sie artikulierte sich aber erneut - sogar gegen den Vorstand der KBV - am 23. September im Länderausschuß der KBV, in dem die KV-Vorsitzenden der Länder vertreten sind, mit folgendem Beschluß: „Nach Kenntnisnahme des gemeinsamen Aktionsprogramms stellt der Länderausschuß fest, daß dieses regional um ein Notprogramm ergänzt werden muß, wenn durch die bisherige Umsetzung der Elemente des Aktionsprogramms eine Budgetüberschreitung nicht vermieden werden kann."[351] Diese Kontroverse demonstriert vor allem das Konfliktpotenzial innerhalb der Kassenärzte.

## 11.2.5 Verlust der Bundesratsmehrheit

Im Laufe des Jahres 1999 mußten die Parteien der Regierungskoalition in allen Wahlen deutliche Verluste hinnehmen: als erstes bei den Landtags-

---

[347] Frankfurter Rundschau vom 29. Juli 1999.

[348] Frankfurter Rundschau vom 27. Juli 1999.

[349] Frankfurter Rundschau vom 3. August 1999.

[350] Frankfurter Allgemeine Zeitung vom 19. August 1999, S. 1 und 15.

[351] Konflikt um Gesundheitsreform verschärft sich weiter, in Frankfurter Allgemeine Zeitung vom 24. September 1999.

wahlen in Hessen, die zu einem Regierungswechsel in Hessen (CDU, FDP) führte, bei den Wahlen zum Europäischen Parlament, den Landtagswahlen im Saarland - ebenfalls verbunden mit einem Regierungswechsel (CDU), Anfang September den drei Landtagswahlen in Sachsen, Thüringen und Brandenburg, wobei in Brandenburg eine große Koalition enstand, der Kommunalwahl in Nordrhein-Westfalen und schließlich der Wahl zum Berliner Abgeordnetenhaus. Mit den Verlusten bei den Landtagswahlen hatte sich die Mehrheit im Bundesrat zugunsten der CDU/CSU/FDP geführten Länder verschoben. Für diese Entwicklung sind unterschiedliche Gründe verantwortlich zu machen: Offensichtlich war der Regierungswechsel vom September 1998 auf Bundesebene vor allem mit der Hoffnung verbunden, dass es auch zu einem spürbaren Politikwechsel kommt. Der neoliberale Kurs der vorangegangenen CDU/CSU/FDP-Regierung mit seinen sozialen Einschnitten entsprach nicht mehr der Mehrheit der Wähler. Sie erwarteten von der neuen Regierung vielmehr einen eindeutigen sozialstaatlichen Richtungswechsel. Die anfänglichen Versuche eines solchen Politikwechsels scheiterten allerdings schon nach wenigen Monaten. Im Wahlkampf gemachte Versprechen wurden aufgegeben. Eine erste Reaktion auf diesen Richtungswechsel war der unerwartete Rücktritt *Oskar Lafontaines* im Frühjahr 1999 als Finanzminister und Vorsitzender der SPD. Im Juni thematisierte dann das „Schöder-Blair-Papier"[352] die „neue Mitte" sozialdemokratischer Politik. Es kündigte die Fortsetzung neoliberaler Politik unter sozialdemokratischen Vorzeichen an. Danach soll der Staat lediglich aktivierend wirken, ohne die Steuerungsfunktionen der Märkte zu behindern. Hilfe zur Selbsthilfe ist angesagt. Hilfsbedürftige sollen mit dem Ziel der Selbständigkeit gefördert werden, um sie so schnell wie möglich aus dem Leistungsbezug entlassen zu können. Hinzu kamen erhebliche Unruhen über die Rentenreform, das „630-Mark-Gesetz", die „Scheinselbständigkeit" und nicht zuletzt über die aktive und direkte Teilnahme Deutschlands am Kosovo-Krieg. Insgesamt war ein Klima entstanden, das sich in den erwähnten Wahlen offensichtlich ein Ventil verschaffte, und die Regierungsmehrheit im Bundesrat zugunsten der Opposition veränderte. Die Zustimmung des Bundesrates indessen war für wesentliche Abschnitte des GKV-Gesundheitsreform 2000-Gesetzes erforderlich, insbesondere die Teile, die das Krankenhaus, das Globalbudget aber auch die Positivliste für Arzneimittel betrafen. Vor diesem Hintergrund vereinbarten die Vorsitzenden von CDU und CSU am 4. Oktober auf einer Strategiekon-

---

[352] Wie Tony Blair und Gerhard Schröder sich Sozialdemokratie vorstellen, in: Frankfurter Rundschau vom 10. Juni 1999, S. 18.

ferenz in Berlin, den Kampf gegen die Gesundheitsreform ins Zentrum der Auseinandersetzung mit der Bundesregierung zu rücken.[353]

## 11.2.6 CDU-Strategie

Die CDU lehnte den vorliegenden Gesetzentwurf komplett ab und forderte einen „Neuanfang in der Gesundheitspolitik" auf einer „gänzlich neuen Grundlage". Sie forderte SPD und Grüne auf, wieder auf den Stand von vor dem Vorschaltgesetz von 1998, das die mit den beiden GKV-Neuordnungsgesetzen (1997) eingeführten Elemente der Privatversicherung aufgehoben hatte, zurückzukehren. Ihre Position formulierte der CDU-Bundesvorstand am 8. November 1999 in dem Papier „Gesundheitspolitik - Politik für Patienten und Versicherte". Dieses geht von der Beibehaltung eines bewährten, leistungsfähigen und international anerkannten Gesundheitswesens in Deutschland aus, das eine hohe Versorgungsqualität garantiere. Allerdings müsse seine Finanzierung weiterentwickelt werden. Da die Einsparreserven innerhalb des Systems weitgehend ausgeschöpft seien, plädiert das Papier für eine verstärkte „Eigenverantwortung und Eigenvorsorge" in Form erhöhter Zuzahlungen der Versicherten, denn die Arbeitskosten dürften unter keinen Umständen durch steigende Beiträge belastet werden. Die Sicherung der „großen Risiken" lasse sich in Zukunft nur noch finanzieren, wenn die „kleinen Risiken" von den einzelnen Versicherten selbst getragen und folglich aus dem Leistungskatalog der Kassen ausgegrenzt werden. Darüber hinaus trat das Papier für die Förderung der wettbewerblichen Elemente im Gesundheitswesen ein. Ein Machtzuwachs der Krankenkassen müsse auf jeden Fall verhindert werden und „schematische Budgets" führten zur „Zwei-Klassen-Medizin". Insgesamt handelt es sich bei der Stellungnahme um eine Rechtfertigung ihrer neoliberalen Gesundheitspolitik am Ende der Kohl-Ära (1.und 2. NOG), die zu dem Regierungswechsel beigetragen hatte. Mit dem Papier versuchte die CDU Anschluß an die Mobilisierung der Verbände und Interessengruppen im Gesundheitswesen zu bekommen und sich inhaltlich an deren Spitze zu stellen. Allerdings ist dieser Versuch nicht recht geglückt. Im Deutschen Ärzteblatt hieß es dazu lapidar: „Nicht neu, wenig konkret ... Die Opposition setzt derweil auf alte Rezepte"[354].

---

[353] V. Wanek, Strategie der Unionsparteien, in: Die Krankenversicherung, H. 11, 1999, S. 310.

[354] H. Korzilius, Nicht neu, wenig konkret, in: Deutsches Ärzteblatt, H. 46, 1999, S. 2373.

## 11.2.7 Der Bundesrat stimmt dagegen

Nach dem Verlust der vier Landtagswahlen während des laufenden Jahres und der damit einhergegangenen Veränderung der Mehrheitsverhältnisse im Bundesrat, versuchte Gesundheitsministerin *Fischer* die von der CDU regierten oder mitregierten Bundesländer in Ostdeutschland (Sachsen, Thüringen und Brandenburg) für ihr Gesetz zu gewinnen. Ende Oktober machte sie den Vorschlag, zusammen mit der Gesundheitsreform 2000 über eine *einmalige Soforthilfe* für die Krankenkassen in den neuen Bundesländern in Höhe von 1,3 Mrd. DM abstimmen zu lassen. Die Soforthilfe sollte der dramatischen Verschuldung der Ostkassen entgegenwirken. Davon wären vor allem die Ortskrankenkassen, die mit den größten Defiziten zu kämpfen hatten, begünstigt worden.[355] Insbesondere die Ersatzkassen (Barmer Ersatzkasse) nahmen dagegen Stellung. Damit war die bisher geschlossene Front der Krankenkassen, die das Reformpaket der Regierung unterstützt hatten, aufgebrochen. Zu den ausscherenden Ersatzkassen kamen auch noch die Betriebskrankenkassen, die sich gegen das vorgesehene Öffnungsverbot für solche Betriebskrankenkassen wandten, die bislang nur Firmenangehörige aufnahmen.

Am 26. November stimmten im Bundesrat alle 16 Bundesländer gegen das GKV-Gesundheitsreformgesetz 2000: die Länder der Oppositionsparteien wegen inhaltlicher Kritik, die Länder der Regierungskoalition wegen „formaler Bedenken". Die formalen Bedenken beruhten darauf, dass der Abstimmungsvorlage des Gesetzes im Bundestag auf Grund eines Versäumnisses der Druckerei 20 Druckseiten gefehlt hatte, die u.a. die Soforthilfe für die Ortskrankenkassen in den ostdeutschen Bundesländern enthielten. Anschließend wurde der Gesetzentwurf an den Vermittlungsausschuß von Bundestag und Bundesrat weitergeleitet. In einer modifizierten Fassung, die nicht mehr die Bundesratmehrheit erforderte, wurde u.a. auf das Globalbudget zur Begrenzung der Kassenausgaben, die Neugestaltung der Krankenhausfinanzierung und -planung, die Neuregelung der Sammlung von Patientendaten sowie die Soforthilfe für die ostdeutschen Krankenkassen verzichtet und die Positivliste zurückgestellt. Um eine Ausweitung der Kassenausgaben zu verhindern, verlängerte der neue Gesetzentwurf die von CSU-Gesundheitsminister Seehofer eingeführten sektoralen Budgets für die Vertragsärzte, Krankenhäuser und Arzneimittel.

---

[355] V. Wanek, Entschuldungsprogramm AOK-Ost, in: Die Krankenversicherung, H. 11, 1999, S. 310f.

## 11.2.8 Bundesregierung setzt modifizierten Gesetzentwurf zur Gesundheitsreform 2000 durch

Angesichts dieser Schwierigkeiten mußte die Bundesregierung einen zweiten Anlauf nehmen. Nachdem auch noch der gesamtdeutsche Risikostrukturausgleich als eigenes Gesetz abgetrennt worden war, konnte das GKV-Gesundheitsreformgesetz 2000 am 16. Dezember vom Bundestag mit Kanzlermehrheit verabschiedet werden und am 1. Januar 2000 in Kraft treten. Was ist nun von der ursprünglich vorgesehenen Gesundheitsreform 2000 geblieben?

Das *Gesetz zur Reform der gesetzlichen Krankenversicherung ab dem Jahr 2000 (GKV-Gesundheitsreformgesetz 2000)*[356] sah nun u.a. *folgende Änderungen des Fünften Buches des Sozialgesetzbuches* vor:

*Finanzierung:* Die Krankenkassen haben ihre Ausgaben so auszurichten, dass *Beitragssatzerhöhungen* ausgeschlossen werden, es sei denn, die notwendige medizinische Versorgung ist auch nach Ausschöpfung der Wirtschaftlichkeitsreserven ohne Beitragssatzerhöhung nicht zu gewährleisten (Grundsatz der Beitragssatzstabilität). (§4 Abs.4) Das gleiche gilt für die Vertragspartner der Krankenkassen und Leistungserbringer bei der Vereinbarung über Vergütungen. (§71 Abs.1) Als Obergrenze für die Vereinbarung über die Veränderung der jeweiligen Vergütungen gilt grundsätzlich die vom Bundesministerium für Gesundheit bekanntgegebene *bundesdurchschnittliche Veränderungsrate* der beitragspflichtigen Einnahmen (Grundlohnsumme), die für alte und neue Bundesländer getrennt ermittelt wird. Das Wachstum in den jeweiligen Sektoren ist somit auf die Rate beschränkt, um die auch die Einkommen der Versicherten steigen. Die bestehenden sektoralen Budgets werden fortgeschrieben und damit auch die Verteilungskonflikte zwischen den Sektoren. Ausgenommen davon sind Ausgabensteigerungen aufgrund von gesetzlich vorgeschriebenen Vorsorge- und Früherkennungsmaßnahmen. (§71 Abs.1)

*Reduzierung von Wettbewerbsverzerrungen zwischen GKV und PKV:* Wettbewerbsverzerrungen insbesondere durch Risikoselektionen zu Lasten der GKV sollen durch folgende Regelungen abgebaut werden: Beschränkung des Wechsels von älteren PKV-Versicherten zur GKV (§6Abs.3a), Umsetzung von Vorschlägen einer unabhängigen Expertenkommission zur Untersuchung steigender Beiträge der privat Krankenversicherten im Alter

---

[356] Deutscher Bundestag, Drucksache 14/2369 vom 15.12.1999 und Deutscher Bundesrat, Drucksache 732/99 vom 16.12.1999; siehe auch: Gesundheitspolitik: Was bleibt von der GKV-Gesundheitsreform 2000, in: Arbeit und Sozialpolitik, H. 1/2, 2000, S. 32-40.

(Artikel 14) und die Stärkung der sozialen Schutzfunktion des PKV-Standardtarifs (§257), um unzumutbare Prämienbelastungen insbesondere von Rentnern und Versicherten, die älter als 55 Jahre sind, zu vermeiden.

*Prävention und Selbsthilfe*: Prävention, Gesundheitsförderung und Selbsthilfe (§20), die mit dem Gesundheits-Reformgesetz (1988) unter Sozialminister Blüm (CDU) eingeführt und mit dem Beitragsentlastungsgesetz (1996) unter Gesundheitsminister Seehofer (CSU) drastisch reduziert worden waren, wurden wieder deutlich gestärkt und reichen über alle früheren Formulierungen hinaus.

Die Krankenkassen sollen nun in ihrer Satzung Leistungen zur *primären Prävention* vorsehen. Solche Leistungen haben den allgemeinen Gesundheitszustand zu verbessern und insbesondere einen Beitrag zur Verminderung sozial bedingter Ungleichheitschancen zu erbringen. (§20 Abs.1)

Die Krankenkassen können den Arbeitsschutz ergänzende Maßnahmen der *betrieblichen Gesundheitsförderung* durchführen. Sie arbeiten bei der Verhütung arbeitsbedingter Gesundheitsgefahren mit den Trägern der gesetzlichen Unfallversicherung zusammen. (§20 Abs.2) Damit wurde zum ersten Mal im deutschen Krankenversicherungsrecht die betriebliche Gesundheitsförderung verankert.[357]

Die Krankenkasse soll *Selbsthilfe*gruppen, -organisationen und -kontaktstellen fördern, die sich die Prävention oder die Rehabilitation von Versicherten zum Ziel gesetzt haben. (§20 Abs.4)

Darüber hinaus werden die Krankenkassen verpflichtet, auf eine flächendeckende Umsetzung der *Karies-Prophylaxe* hinzuwirken. In Schulen und Behinderteneinrichtungen, in denen das durchschnittliche Kariesrisiko der Schüler überproportional hoch ist, werden die gruppenprophylaktischen Maßnahmen bis zum 16. Lebensjahr durchgeführt. (§21 Abs.1)

*Arzneimittelversorgung*: Das Bundesministerium für Gesundheit wird ermächtigt, eine Liste verordnungsfähiger Arzneimittel *(„Positivliste")*, aufgeführt als Wirkstoffe und Wirkstoffkombinationen jeweils unter Berücksichtigung der Indikation und Darreichungsformen in der vertragsärztlichen Versorgung, zu erlassen. Das Gesundheitsministerium gibt unverzüglich eine Fertigarzneimittelliste bekannt. (§33a Abs.1) Die Positivliste soll nur therapeutisch zweckmäßige Arzneimittel enthalten, die zu Lasten der Krankenkassen verordnet werden dürfen.

---

[357] Vgl. hierzu: K. Priester, „Mit 5 Mark sind Sie dabei!" Prävention, Gesundheitsförderung und die Gesundheitsreform 2000, in: Mabuse Nr. 122, Nov./Dez. 1999, S. 60.

Beim Bundesministerium für Gesundheit wird zu diesem Zweck ein *Institut für die Arzneimittelverordnung* errichtet. (§33a Abs.1) Dieses erstellt eine Vorschlagsliste von Arzneimitteln. Die Arzneimittel der besonderen Therapierichtungen Phytotherapie, Homöopathie und Anthroposophie werden in einem Anhang aufgelistet. (§33 Abs.6) Die Positivliste kann jedoch nur umgesetzt werden, wenn der Bundesrat - voraussichtlich Mitte 2001 - zustimmt.

Die Kollektivhaftung der kassenärztlichen Vereinigungen für eine *Überschreitung* um bis zu 5 Prozent des Arznei-, Verband- und Heilmittel*budgets* soll weitgehend arztbezogen individualisiert werden. (§84) Dazu sind im Rahmen der Wirtschaftlichkeitsprüfungen festgesetzte Regresse zu berücksichtigen. (§106)

*Soziotherapie, psychiatrische Versorgung und Psychotherapie*: In das Sozialgesetzbuch wird die *Soziotherapie* neu eingeführt. Die Soziotherapie erlaubt die ambulante Behandlung von Patienten mit schweren psychischen Erkrankungen. Sind solche Versicherte nicht in der Lage, ärztliche oder ärztlich verordnete Leistungen selbständig in Anspruch zu nehmen, so besteht Anspruch auf Soziotherapie. Dadurch soll Krankenhausbehandlung vermieden oder verkürzt werden. (§37a Abs.1) Krankenkassen können mit Personen oder Einrichtungen Verträge über die Versorgung mit Soziotherapie schließen. (§132b Abs.1)

*Psychiatrische Krankenhäuser* sind vom Zulassungsausschuß zur ambulanten psychiatrischen und psychotherapeutischen Versorgung der Versicherten zu ermächtigen. (§118 Abs.1) Darüber hinaus werden die psychiatrischen Krankenhäuser von dem „leistungsorientierten und pauschalierten Vergütungssystem" auf der Grundlage von DRGs (Diagnosis Related Groups) ausgenommen. (§17b Abs.1 KHG)

Auch *Allgemeinkrankenhäuser* mit selbständigen, fachärztlich geleiteten psychiatrischen Abteilungen mit regionaler Versorgungspflicht sind ebenfalls zur ambulanten psychiatrischen und psychotherapeutischen Behandlung schwer psychisch Kranker ermächtigt. (§118Abs.2)

Und bei der Verteilung der kassenärztlichen Gesamtvergütung sind Regelungen zur *Vergütung* der Leistungen der *Psychotherapeuten* und der ausschließlich psychotherapeutisch tätigen Ärzte zu treffen, die eine angemessene Höhe der Vergütung je Zeiteinheit gewährleisten. (§85 Abs.4)

*Integrierte Versorgung*: Ärzte, Krankenhäuser und Rehabilitationseinrichtungen sollen auf der Grundlage gesonderter Rechtsvorschriften im Sinne einer integrierten Versorgung zukünftig enger zusammenarbeiten. Einzelne Krankenkassen können deshalb mit diesen Leistungserbringern nun direkt Verträge über integrierte Versorgungsformen abschließen. (§140bAbs.1) Das Besondere und Neue daran ist, dass diese Verträge *nur* mit Gemeinschaften zur vertragsärztlichen Versorgung zugelassener Ärzte und Zahnärzte, *oder* mit kassenärztlichen Vereinigungen, *oder* mit Trägern zugelassener Krankenhäuser sowie Vorsorge- und Rehabilitationseinrichtungen vereinbart werden können. Anders als bei Modellvorhaben sind die Verträge hier nicht gesetzlich befristet und brauchen auch nicht wissenschaftlich begleitet zu werden. Damit wird den kassenärztlichen Vereinigungen das bisherige Einspruchsrecht gegen solche Verträge genommen und ein neuer Vertragswettbewerb zwischen Krankenkassen und Ärzten, bzw. Krankenhäusern geschaffen. Die Krankenkassen können sich nämlich durch solche direkten Verträge die Zusammenarbeit mit qualifizierten und wirtschaftlicher arbeitenden Leistungserbringern selektiv sichern. Die Möglichkeit zur Einführung von Managed Care-Projekten („Einkaufsmodelle")[358] wird damit über Modellversuche hinaus erweitert. Für die Sicherstellung der kassenärztlichen Versorgung bedeutet das eine Kompetenzeinbusse der KVen. Sie sind auch nicht mehr in der Lage, solche Entwicklungen zu blockieren oder zu verzögern. Die Teilnahme der Versicherten an integrierten Versorgungsformen ist freiwillig. (§140a Abs.2) Ihnen kann dafür von der Krankenkasse ein Bonus gewährt werden. (§140g) Die Einführung der integrierten Versorgung wird die Konkurrenz innerhalb der Gruppen der Leistungserbringer ebenso erhöhen wie zwischen den Krankenkassen. Bei den Versicherern wird sich der Druck auf eine verstärkte Risikoselektion auswirken. Der bisher geltende Risikostrukturausgleich (RSA) innerhalb der gesetzlichen Krankenversicherung, der auf Alter, Geschlecht und EU/BU-Status aufbaut, wird nicht genügen, um Risikoselektion hinreichend zu verhindern. Es ist deshalb dringend geboten, die Kriterien des RSA - z.B. durch Härtefälle und andere Morbiditätskomponenten - zu erweitern.

*Modellversuche*: In die gleiche Richtung geht auch die Durchführung von Modellversuchen. Die Krankenkassen können zur Verbesserung von Qualität und Wirtschaftlichkeit der Versorgung Modellvorhaben durchführen. Bisher war das im ambulanten vertragsärztlichen Sektor nur mit Zustimmung der KV möglich. Das neue Gesetz hebt deren obligate Zustimmung auf. (§64Abs.1) Auch hier wird die bisherige Kompetenz der kassenärztlichen Vereinigungen eingeschränkt.

---

[358] H. Kühn, Managed Care. Medizin zwischen kommerzieller Bürokratie und integrierter Versorgung am Beispiel USA, in: Jb. f. Krit. Medizin, Nr. 27, Hamburg 1997, S. 7-52.

*Verbraucher- und Patientenberatung*: Aufgrund der strukturellen Asymmetrie im Arzt-Patient-Verhältnis hat sich der Gesetzgeber für eine Förderung von Einrichtungen zur Verbraucher- und Patientenberatung entschlossen. Neu in das SGB V wurde deshalb der §65a aufgenommen. Danach fördern die Spitzenverbände der Krankenkassen mit jährlich insgesamt zehn Millionen DM im Rahmen von Modellvorhaben gemeinsam und einheitlich Einrichtungen zur Verbraucher- oder Patientenberatung, die sich die gesundheitliche Information, Beratung und Aufklärung von Versicherten zum Ziel gesetzt haben. Darin wird eine Erweiterung des Patientenschutzes gesehen.

*Hausärztliche Versorgung*: Die hausärztliche Versorgung hatte in dem gesamten Gesetzesvorhaben eine hervorgehobene Bedeutung. Gedacht wird dabei vor allem an Allgemeinärzte, Kinderärzte und Internisten ohne Schwerpunktbezeichnung. Ihre Rolle als „Lotsen" soll durch das Gesetz gestärkt werden. Voraussetzung dafür ist eine erweiterte Pflicht der Hausärzte zur Dokumentation der Behandlung (§73) sowie die Berechtigung zur Anforderung und Weiterleitung von Befunden und Berichten anderer Leistungserbringer. Nach dem vorliegenden Gesetz darf nun ein Hausarzt mit *schriftlicher Einwilligung des Versicherten, die widerrufen werden kann,* bei Leistungserbringern, die einen seiner Patienten behandeln, die den Versicherten betreffenden Behandlungsdaten und Befunde zum Zwecke der Dokumentation und der weiteren Behandlung erheben. Die einen Versicherten behandelnden Leistungserbringer sind verpflichtet, den Versicherten nach seinem Hausarzt zu fragen und diesem die o.g. Daten zu übermitteln.

Darüber hinaus erhält die hausärztliche Versorgung innerhalb der kassenärztlichen Selbstverwaltung eine größere Eigenständigkeit und Stärkung. So wird bei der kassenärztlichen Bundesvereinigung ein beratender *Fachausschuß* für hausärztliche Versorgung gebildet. (§79c) Die *Gesamtvergütung*, die die kassenärztliche Vereinigung verteilt, wird in die Bereiche hausärztliche und fachärztliche Versorgung *getrennt.* (§85Abs.4) Die dafür erforderlichen Kriterien sollen vom Bewertungsausschuß bis zum 28. Februar 2000 erarbeitet werden. Damit erhalten die Hausärzte ein eigenständiges Honorarbudget. Außerdem kann die Krankenkasse in Modellversuchen den Versicherten, die sich verpflichten, vertragsärztliche Leistungen außerhalb der hausärztlichen Versorgung nur auf Überweisung des von ihm gewählten Hausarztes in Anspruch zu nehmen, einen *Bonus* gewähren. (§65a) Der Bonus darf allerdings die Höhe der zu erwartenden Einsparungen nicht überschreiten.

Hinzu kommt, dass Allgemeinärzte zukünftig bei der Zulassung zur kassenärztlichen Versorgung bevorzugt und ihre Weiterbildung gefördert werden soll. Insgesamt zielen die Veränderungen in diesem Bereich auf eine Stärkung der Koordinationsaufgaben der Hausärzte und deren bessere Bezahlung unter Beibehaltung der freien Arztwahl.

*Kassenärztliche Bedarfszulassung:* Die mit dem Gesundheitsstrukturgesetz (1993) eingeführte restriktivere Neuzulassung von Ärzten zur kassenärztlichen Versorgung sollte ab 1999 auf der Basis von Verhältniszahlen (Arzt pro Versicherte) geregelt werden. Da dies nicht geschehen war, wurde die Frist auf den 1. Januar 2003 verlängert und das Bundesministerium für Gesundheit beauftragt, bis zum 31. Dezember 2001 die erforderliche Datengrundlage für die Bedarfszulassung nach gesetzlich festzulegeden Verhältniszahlen erstellen zu lassen. (§102 Abs.1 und 2) Und ab dem 1. Januar 2006 sollen für ausgeschriebene Hausarztsitze grundsätzlich nur noch Allgemeinärzte berücksichtigt werden. (§103 Abs.4)

*Kassenärztliche Vergütung:* Nachdem das Globalbudget am Bundesrat gescheitert war, wurde die *sektorale Budgetierung* - eingeführt ebenfalls mit dem Gesundheits-Strukturgesetz (1993) unter Bundesgesundheitsminister Seehofer (CSU) - wieder aufgegriffen, unbefristet fortgeschrieben und zusammen mit der strikten Bindung der vertragsärztlichen Gesamtvergütung an die Grundlohnentwicklung verschärft. Sektorale Budgets gelten auch für die Arznei- und Hilfsmittel sowie die Krankenhausversorgung. Die Vertragspartner auf Seiten der Krankenkassen und der Leistungserbringer haben die Vereinbarungen über die Vergütung so zu gestalten, dass Beitragssatzerhöhungen *ausgeschlossen* werden, es sei denn, die notwendige medizinische Versorgung ist auch nach Ausschöpfung von Wirtschaftlichkeitsreserven ohne Beitragssatzerhöhung nicht zu gewährleisten. (§71 Abs.1) Im Gesetz wird klargestellt, dass als Obergrenze für die Vereinbarungen über die Veränderung der jeweiligen Vergütung grundsätzlich die vom Bundesgesundheitsministerium bekanntgegebene *bundesdurchschnittliche Veränderungsrate* der beitragspflichtigen Einnahmen (Grundlohn) zwingend anzuwenden ist. Die Veränderungsrate wird also gesetzlich festgelegt. Darüber hinaus werden für die Kassenärzte die Schwellen für *Richtgrößen-Prüfungen*, die mit Regressen verbunden sein können, gesenkt. So ist nun die Prüfung eines Kassenarztes vorzunehmen, wenn er die Richtgröße um mehr als fünf Prozent (bisher 15 Prozent) überschreitet und bei einer Überschreitung von mehr als 15 Prozent (bisher 25 Prozent) hat der Vertragsarzt den über die Richtgröße hinausgehenden Mehraufwand zu erstatten, soweit dieser nicht durch Praxisbesonderheiten begründet ist. (§106 Abs.5a)

*Qualitätssicherung*: Das Gesetz verpflichtet die Leistungserbringer, die Qualität ihrer Leistungen zu sichern und entsprechend dem jeweiligen Stand der wissenschaftlichen Erkenntnisse weiterzuentwickeln. Insbesondere soll die Ergebnisqualität verbessert werden. (§135a Abs.1 und 2) Dabei entfällt die Richtlinien-Kompetenz der Kassenärztlichen Bundesvereinigung. Der Bundesausschuß der Ärzte und Krankenkassen legt die Kriterien für die Qualitätssicherung fest. Zusätzlich sind neue Gremien einzurichten: der *Bundesausschuß Krankenhaus*, der neue Untersuchungs- und Behandlungsmethoden im Krankenhaus bewertet (§137c), d.h. diese daraufhin beurteilt, ob sie für eine ausreichende, zweckmäßige und wirtschaftliche Versorgung der Versicherten unter Berücksichtigung des allgemein anerkannten Standes der medizinischen Erkenntnisse erforderlich sind und folglich zu Lasten oder nicht zu Lasten der GKV gehen; die *Arbeitsgemeinschaft zur Förderung der Qualitätssicherung in der Medizin*, an der die Bundesärztekammer, die KBV, die Deutsche Krankenhausgesellschaft, die Krankenkassen, die Private Krankenversicherung und Berufsorganisationen der Krankenpflegeberufe zur Sicherung und Abstimmung einheitlicher Qualifikations- und Qualitätssicherungsanforderungen beteiligt sind; die Arbeitsgemeinschaft kann auch Vertreter der Patienten hinzuziehen (§137b); und schließlich ein neuer *Koordinierungsausschuß*, der nicht nur die Bundesausschüsse koordinieren soll, sondern insbesondere auf der Grundlage evidenzbasierter Leitlinien die Kriterien für eine im Hinblick auf das diagnostische und therapeutische Ziel ausgerichtete zweckmäßige und wirtschaftliche Leistungserbringung für mindestens zehn Krankheiten je Jahr beschließen soll. (§137e Abs.3) Insbesondere sollen solche Krankheiten ausgewählt werden, bei denen Hinweise für eine unzureichende, fehlerhafte oder übermäßige Versorgung vorliegen.

*Krankenhäuser*: Obwohl die monistische Finanzierung der Krankenhäuser aus dem Gesetz herausgenommen werden mußte, geht die Deutsche Krankenhausgesellschaft davon aus, dass das Gesetz selbst in seiner reduzierten Form - „außerordentlich tiefgreifende und nachhaltige Neuerungen" beinhaltet, „die ... die Krankenhauslandschaft in Deutschland im Laufe der nächsten Jahre drastisch verändern werden".[359] Die wichtigsten Neuerungen für die Krankenhäuser werden gesehen: in der schärferen Regelung der Beitragssatzstabilität (§71), der Einführung eines pauschalierten Entgeltsy-

---

[359] Regierung setzt abgespeckte Reformversion durch, in: Das Krankenhaus, H.1, 2000, S. 5.

stems, der Verpflichtung zur Qualitätssicherung und zum einrichtungsinternen Qualitätsmanagement (§§135a, 137, 137b), der Regelung zur Bewertung von Untersuchungs- und Behandlungsmethoden sowie zur Schaffung von Leitlinien in der Medizin (Einrichtung eines Bundesausschusses Krankenhaus und eines Koordinierungsausschusses (§§137c und 137e) und nicht zuletzt dem Komplex der vertragsgesteuerten integrierten Versorgung. (§§140a-h)

Nach dem Gesetz ist für die Vergütung der allgemeinen Krankenhausleistungen für alle Krankenhäuser, für die die Bundespflegesatzverordnung gilt, ein durchgängiges, leistungsorientiertes und *pauschalierendes Vergütungssystem* einzuführen (Ausnahme: psychiatrische Einrichtungen).(§17b Abs.1 KHG) Bei Vereinbarungen über die Vergütung von Leistungen dürfen die Krankenkassen und die jeweiligen Leistungserbringer die vom Bundesministerium für Gesundheit festgestellte Veränderungsrate der beitragspflichtigen Einnahmen nicht überschreiten. (§71) Das Vergütungssystem hat sich an einem international bereits eingesetzten Vergütungssystem auf der Grundlage der *Diagnosis Related Groups* (DRG) zu orientieren. (§17b Abs.2 KHG) Schon bis zum 30. Juni 2000 sollen die Grundstrukturen des neuen Vergütungssystems festgelegt und ab dem 1. Januar 2003 die bisher abgerechneten Entgelte budgetneutral ersetzt werden. (§17b Abs.3 KHG) Bis zum 31. Dezember 2000 soll ein *Katalog ambulant durchführbarer Operationen* und sonstiger stationsersetzender Eingriffe zwischen der Deutschen Krankenhausgesellschaft, der gesetzlichen Krankenversicherung und der Kassenärztlichen Bundesvereinigung vereinbart werden. (§115b Abs.1)

*Rehabilitation*: Insgesamt sinken die Zuzahlungen bei der stationären Rehabilitation von 25 auf 17 DM pro Tag. Die Häufigkeit von Kuren richtet sich nicht mehr nach zeitlich fixierten Vorgaben, sondern nach dem gesundheitlichen Bedarf. Gleiches gilt auch für die Dauer einer Kur, obwohl nach wie vor von einer Regeldauer von drei Wochen ausgegangen wird. Im einzelnen legt das Gesetz fest: die Abgrenzung des Rehabilitationsbegriffs von Krankenbehandlung und Vorsorge (§§11, 23, 40); Erhöhung der Zuschussmöglichkeiten für chronisch kranke Kinder von 15 DM auf 30 DM je Kalendertag in den alten (§§23, 40) und auf 14 DM in den neuen Bundesländern (§310); Flexibilisierung der dreiwöchigen Regeldauer für stationäre Vorsorge und Rehabilitation durch zu vereinbarende Leitlinien, die eine indikationsbezogene Regeldauer festlegen (§§23, 24, 40, 41); Verlängerung der Regeldauer bei stationären Vorsorgemaßnahmen für Kinder unter 14 Jahren auf vier bis sechs Wochen (§23); Einbeziehung des Funktionstrainings und von Patientenschulungsmaßnahmen für chronisch Kranke in die ergänzenden Leistungen zur Rehabilitation (§43); Einbeziehung der Zuzahlungen für ambulante Rehabilitationsmaßnahmen in die Härtefallregelung (§61); Budgetierung der Ausgaben für stationäre Vorsorge- und Rehabilitationsleistungen auf der Basis der Aufwendungen von 1999 (§23).

## 11.3 Gesetz zur Rechtsangleichung in der gesetzlichen Krankenversicherung[360]

Da der gesamtdeutsche Risikostrukturausgleich (RSA) in der gesetzlichen Krankenversicherung die Zustimmungspflicht des Bundesrates erforderte, wurde er von dem GKV-Gesundheitsreformgesetz 2000 abgekoppelt und als eigener Gesetzentwurf eingebracht. Dieser wurde am 17. Dezember 1999 mit den Stimmen der unionsregierten Bundesländer in Ostdeutschland im Bundesrat angenommen und trat ebenfalls am 1. Januar 2000 in Kraft. Damit kann der *gesamtdeutsche Risikostrukturausgleich* zur Stützung der teilweise dramatisch defizitären Krankenkassen in den neuen Bundesländern stufenweise eingeführt werden. Er soll im Jahre 2001 beginnen und das Ziel eines vollständigen bundesweiten RSA 2007 erreichen. Im Jahr 2002 wird die Bundesregierung bereits eine Überprüfung der Auswirkungen veranlassen. Besondere Bedeutung hat der RSA für die vier Allgemeinen Ortskrankenkassen in Ostdeutschland, bei denen Defizite von 1,9 Mrd. DM aufgelaufen waren. In der Endstufe des gesamtdeutschen Risikostrukturausgleichs wird mit einem Transfervolumen von West nach Ost in Höhe von bis zu 5 Mrd. DM gerechnet. Bei der Positionierung zu dem Gesetz war sowohl das *Lager der Krankenkassen* als auch das der Christdemokraten gespalten: Für die Ortskrankenkassen griff der von der Koalition vereinbarte Kompromiss zu kurz, nachdem die vor allem die AOKs begünstigende einmalige Sonderentschuldung in Höhe von 1,3 Mrd. DM nicht mehr Teil der Gesetzesvorlage war. Aus Sicht der Betriebs- und Innungskrankenkassen war das geplante Transfervolumen dagegen zu hoch. Die Ersatzkrankenkassen schließlich akzeptierten zähneknirschend die Gesetzesvorlage, hatten sie doch immerhin die Sonderentschuldung verhindert. In der Wahrnehmung der Politik neutralisierte sich damit die Position der Kassen. Wie schon beim Finanzstärkungsgesetz (1998) in der Ära Seehofer zeigte sich auch hier, dass die Problemlage der GKV-Ost dazu geeignet ist, das *Lager der Christdemokraten* zu spalten. Während Sachsen und Thürin-

---

[360] Deutscher Bundesrat, Drucksache 733/99 vom 16.12.1999.

gen dem Gesetz zustimmen konnten, haben sich Baden-Württemberg und Bayern bis zum Schluß dagegen ausgesprochen.[361]

## 11.4 Zusammenfassung: Rot-Grüne Gesundheitsreform als Zwischenergebnis

Die Gesundheitspolitik der rot-grünen Koalition ist ambivalent: Einerseits setzt sie mit der Gesundheitsreform 2000 auf einen eigenständigen politischen Gestaltungsanspruch der gesundheitlichen Versorgung (Positivliste, Stärkung der Patientenrechte, Verbesserung der Qualitätssicherung und Gesundheitsförderung). Sie hebt sich damit vom Politikmuster der zweiten Hälfte der Seehofer-Ära ab, das sich über die Installation von Marktmechanismen und die einseitige Überwälzung der Kosten auf die Patienten und Versicherten einer Steuerung der Versorgung zu entledigen suchte und vor den Anbieterinteressen kapitulierte. Andererseits zeigt die rot-grüne Gesundheitsreform eine verblüffende Kontinuität - insbesondere vor dem Hintergrund der an sie gestellten Erwartungen. Dies zeigt vor allem die verschärfte Orientierung am Grundsatz der Beitragssatzstabilität, die die Unterordnung der Gesundheitspolitik unter die Imperative der Wirtschaftspolitik und damit der Sicherung des „Standorts Deutschland" strikter als je zuvor verfolgt. Sie greift zurück auf gesundheitspolitische Positionen, wie sie im Rahmen des Lahnsteiner Kompromisses zum Gesundheitsstrukturgesetz aus dem Jahre 1992 zwischen CSU/CDU und SPD diskutiert und formuliert worden waren.[362]

Mit der Verschärfung des Grundsatzes der Beitragssatzstabilität ist die *Finanzierung* der gesetzlichen Kankenversicherung wie bisher auch weiterhin allein an die Entwicklung der Löhne und Gehälter und nicht an die des gesamten Volkseinkommens gebunden. Eine Alternative hierzu wäre die Koppelung der GKV-Einnahmen an die Dynamik des Bruttoinlandsprodukts gewesen, die allerdings verworfen wurde. Das gleiche gilt für Überlegungen, die die Aufhebung oder Erhöhung der Versicherungspflicht- und der Beitragsbemessungsgrenze fordern. Als Hauptargument dagegen wird immer wieder die internationale Konkurrenzfähigkeit des in Deutschland agierenden Kapitals angeführt. Bei sinkender Lohnquote durch anhaltende Massenarbeitslosigkeit und mäßigen Tarifabschlüssen ist allerdings der weitere Einnahmenrückgang vorprogrammiert, was zwangsläufig den Druck auf die Beitragssätze erhöht - es sei denn, bestehende Leistungen

---

361 Vgl. hierzu: G. Broll, H. Broll, A. Lehr, Am Ende ging es nur noch um die GKV-Ost, in: Das Krankenhaus, H. 1, 2000, S. 9-11.

362 Editorial, Jb. f. Krit. Medizin, Bd. 32, Hamburg 2000, S. 8.

werden ausgegliedert. Die Konsequenz dessen könnte dann ein medizinisch fragwürdiger gespaltener Leistungskatalog der Krankenkassen sein. Erhöht wird der Druck auf die Beitragssätze zusätzlich durch schon mit dem Vorschaltgesetz 1998 aber auch jetzt rückgängig gemachte bzw. reduzierte direkte *Zuzahlungen* von Versicherten im Krankheitsfall, die allerdings aus sozialen und medizinischen Gründen zu begrüssen sind. Dem soll mit einer weiteren Mobilisierung von Rationalisierungsreserven entgegengewirkt werden, die sich jedoch nur langsam erschließen lassen. Zur aktuellen Stabilisierung des Beitragssatzes wird die von Bundesgesundheitsminister Seehofer (CSU) bereits 1993 eingeführte sektorale Budgetierung fortgesetzt und verschärft. Krankenkassen und Leistungserbringer haben nämlich jetzt bei der Vereinbarung von Vergütungen die vom Bundesgesundheitsministerium bekanntzugebende bundesdurchschnittliche Veränderungsrate der beitragspflichtigen Einnahmen zwingend anzuwenden.

Der *Wettbewerb zwischen den Krankenkassen* wird zunehmen. Durch die integrierte Versorgung wird der mit dem Gesundheits-Strukturgesetz von 1993 eingeführte Wettbewerb zwischen den Krankenkassen verstärkt. Die Möglichkeit, nun seitens der Versicherer mit selbst ausgewählten Leistungsanbietern Verträge abschließen zu können („Einkaufsmodelle"), wird den Druck in Richtung Risikoselektion weiter erhöhen. Durch den gesamtdeutschen Risikostrukturausgleich kann sich die Lage der Ortskrankenkassen in Ostdeutschland mit Unterstützung der anderen Kassen langsam verbessern. Und die Konkurrenz zwischen gesetzlicher und privater Krankenversicherung wird zugunsten der GKV geändert. Der Wechsel älterer PKV-Versicherter in die GKV wird erschwert, bestehende Wettbewerbsvorteile der PKV werden abgebaut und ältere Versicherte vor unzumutbaren Prämienbelastungen besser geschützt.

Auch gegenüber den *Leistungserbringern* wird die Position der *Krankenkassen* insgesamt weiter gestärkt. So wird das Einspruchsrecht und die Richtlinien-Kompetenz der *KV/KBV* bei der Durchführung der integrierten Versorgung, bei Modellversuchen und der Qualitätssicherung deutlich eingeschränkt. Zusätzlich wird der Rahmen für Vergütungsverhandlungen eingeengt, da Erhöhungen strikter an die vom Bundesministerium für Gesundheit vorgegebene Veränderungsrate gebunden sind. Überdies wird die Schwelle für Ausgabenkontrollen bei Kassenärzten gesenkt. Hinzu kommt die Position der Hausärzte, die innerhalb der kassenärztlichen Vereinigungen eine größere Autonomie und einen direkten Zugang zu den Krankenkassen (Modellversuche mit Bonusregelung) gewonnen haben. Für die *Arzneimittelversorgung* ist eine Positivliste in Vorbereitung, die allerdings noch der Zustimmung des Bundesrates bedarf und die von der Pharmaindustrie eingeklagten verfassungs- und kartellrechtlichen Hürden überspringen muss.[363] Der Pharmaindustrie ist es damit wieder einmal gelungen, eine Positivliste zu verhindern. Gleichwohl wird es sie schmerzen, dass die Apotheken verpflichtet werden, zukünftig in ihrem Sortiment auch aus dem Ausland reimportierte Medikamente vorzuhalten. Zudem müssen die Kassenärzte bei Überschreitung ihres Arzneimittelbudgets früher als bisher mit der Überprüfung ihres Verordnungsverhaltens rechnen. Auch im *Krankenhaussektor* werden sich die neue integrierte Versorgung, die schärfere Regelung der Beitragssatzstabilität und das leistungsorientierte und pauschalierte Vergütungssystem bemerkbar machen. Gleichwohl hat er das Gesetzesvorhaben wieder einmal relativ unbeschadet überstanden, nachdem die monistische Finanzierung im Bundesrat nicht durchgesetzt werden konnte. Das Krankenhausbudget ist insgesamt weniger streng gefaßt. Rationalisierungsinvestitionen, höhere Tarifabschlüsse, zusätzliche Patienten oder medizinisch-technische Neuerungen zählen zu den Ausnahmekriterien des Budgets.

In der Stärkung der Position der Hausärzte im Gesundheitswesen können neben der Einführung der primären Prävention, der betrieblichen Gesundheitsförderung, der Selbsthilfe, der Soziotherapie, Veränderungen in der psychiatrischen und psychotherapeutischen Betreuung sowie im Patientenschutz als Kassenleistungen erste Ansätze einer Weichenstellung der *Krankenversorgung* in Richtung einer präventiven, patientenorientierten und primärmedizinischen Versorgung gesehen werden. Die neuen Maßnahmen zur Qualitätssicherung lassen sich einerseits als Disziplinierungsinstrumente einsetzen, sie können aber auch mit dem Ziel einer evidenzbasierten Medizin dazu beitragen, die Medizin auf eine solidere wissenschaftliche Grundlage zu stellen. Es bleibt abzuwarten, ob und wie sich die Neuerungen unter dem Druck zunehmender Rationalisierungen und sich damit verschärfender Interessenkonflikte innerhalb der medizinischen Institutionen realisieren lassen.

Insgesamt trägt das GKV-Gesundheitsreformgesetz 2000 zu einer Stärkung der Position der gesetzlichen Krankenversicherung gegenüber den Leistungserbringern bei. Diese fällt allerdings nicht so deutlich aus, wie sie am Anfang des Gesetzgebungsprozesses geplant war. Die Herausnahme des Globalbudgets und der monistischen Finanzierung der Krankenhäuser, verbunden mit größerer Planungskompetenz haben den vorgesehenen Machtzuwachs der Krankenkassen erheblich reduziert. Gleichzeitig wurde der Wettbewerb innerhalb der gesetzlichen Krankenversicherung erweitert,

---

[363] Vgl.: B. Braun, H. Reiners, Über die Notwendigkeit politischer Steuerung im Gesundheitswesen, in: Blätter für deutsche und internationale Politik, H. 9, 1999, S. 1019; Arzneimittel-Richtlinien gerichtlich blockiert, in: Frankfurter Allgemeine Zeitung vom 21. Januar 2000.

insbesondere durch die Zurückdrängung der bisherigen gruppenegoistisch motivierten Blockaden gegenüber „Einkaufsmodellen", wie sie nun durch die integrierte Versorgung möglich sind. Der Prozess der Einführung neoliberaler Instrumente in die auf dem Solidaritätsprinzip beruhende soziale Krankenversicherung schreitet in Richtung „neue Mitte" fort. Regulationsfunktionen sozialer Sicherheit werden immer mehr den Gesetzmäßigkeiten des Marktes und der Konkurrenz sowie ökonomischen Indikatoren überlassen. Angesichts der zunehmenden Tendenz innerhalb der GKV und inzwischen auch in den medizinischen Versorgungseinrichtungen, Entscheidungen primär nach betriebswirtschaftlichen Gesichtspunkten der Rentabilität zu fällen und mit Managementmethoden durchzusetzen, die in der Industrie nach Kriterien der Kapitalakkumulation erprobt worden sind, kann es leicht dazu kommen, daß das eigentliche Ziel der sozialen Krankenversicherung, nämlich soziale Gerechtigkeit im Krankheitsfall für die Sozialversicherten herzustellen und zu erhalten, aus dem Blickfeld gerät und verloren geht. Der Grad der neoliberalen Durchdringung sozialer Bereiche, in denen es um Menschen und nicht um Waren geht, ist die Messlatte dafür, ob mit dem Regierungswechsel (1998) auch ein Politikwechsel stattfindet. Die „abgespeckte" Gesundheitsreform 2000 ist allenfalls ein Zwischenergebnis, ganz gleich in welche Richtung der Zug zukünftig fährt. Die im Wahlkampf gegebenen Versprechen waren damit freilich noch nicht eingelöst.

# C Lebenserwartung, Krankheit und soziale Ungleichheit

## 1 Lebenserwartung und Todesursachen

Die gesellschaftlich organisierte Versorgung der Kranken sollte sich - wenn schon nicht an der Erhaltung der Gesundheit, dann wenigstens an der Art und Häufigkeit der auftretenden Krankheiten orientieren. Da hierfür keine umfassenden Daten vorliegen[364], wird auf Indikatoren zurückgegriffen. Die beiden wichtigsten Indikatoren sind die durchschnittliche Lebenserwartung und die Todesursachenstatistik.

Die durchschnittliche *Lebenserwartung* ist eine statistische Größe, welche die Wahrscheinlichkeit angibt, wie alt ein Mensch in einem bestimmten Alter werden würde, wenn die für die jeweilige Population und für den jeweiligen Beobachtungszeitraum gültigen Sterblichkeitsbedingungen in allen folgenden Altersstufen seines künftigen Lebens unverändert blieben. Die Daten werden alters- und geschlechtsspezifisch erhoben.

In Deutschland betrug 1992 die durchschnittliche Lebenserwartung bei Geburt
- in den alten Bundesländern: 73,2 (männlich) und 79,6 (weiblich),
- in den neuen Bundesländern: 70,0 (männlich) und 77,2 (weiblich) Jahre.[365]

Die Entwicklung der durchschnittlichen Lebenserwartung zeigt seit langem eine langsam steigende Tendenz. Besonders stark haben sich die ältesten Altersgruppen erhöht. Als Ursache dafür werden der Wandel der Arbeits- und Lebensbedingungen, die Hygiene sowie Fortschritte der naturwissenschaftlichen Medizin angegeben.[366] Mit zunehmendem Alter kommen Verschleißerkrankungen und Krankheiten, die eine lange Entwicklungszeit haben, vermehrt zum Ausbruch. Die zweite Lebenshälfte wird deshalb vor allem durch die starke Zunahme chronischer Krankheiten geprägt. Dadurch hat sich das Morbiditäts- und Mortalitätsspektrum verschoben. Während früher die Infektionskrankheiten das Krankheits- und Todes-

---

[364] Der SVRKAiG spricht von der „weiterhin mangelhaften deutschen Datenbasis", Sondergutachten 1996, Punkt 224., S. 177.

[365] SVRKAiG, Gesundheitswesen in Deutschland, Sondergutachten 1996, Punkt 67., S. 83.

[366] Th. McKeown, Die Bedeutung der Medizin, Frankfurt a.M. 1982.

ursachensprektrum dominierten, sind sie durch die Ausweitung der chronisch-degenerativen Erkrankungen an den Rand gedrängt worden. Chronisch-degenerative Erkrankungen lassen sich in der Regel nicht mehr ad integrum heilen. Allerdings läßt sich die Qualität des Weiterlebens mit Krankheit verbessern. Die Ursache von chronisch-degenerativen Erkrankungen wird nicht monokausal, sondern multifaktoriell gesehen. Zudem treten Krankheiten im Alter selten einzeln, sondern häufiger als Multimorbidität auf. Einen wesentlichen Einfluß auf die Morbidität und Mortalität hat der sozioökonomische Status. Für „die Bundesrepublik Deutschland besteht ein signifikanter Zusammenhang zwischen der ökonomischen Verteilungsgerechtigkeit und der durchschnittlichen Lebenserwartung."[367]

1997 entfielen rund 87 Prozent aller Sterbefälle auf fünf *Todesursachengruppen*[368]: Krankheiten des Kreislaufsystems (48,3%), bösartige Neubildungen (24,4%), Krankheiten der Atmungsorgane (5,9%), Krankheiten der Verdauungsorgane (4,7%), Verletzungen und Vergiftungen (4,3%). Damit hatten knapp die Hälfte aller Verstorbenen eine Krankheit des Kreislaufsystems als Grundleiden. Es handelt sich dabei vor allem um ältere Menschen. Ihr durchschnittliches Sterbealter betrug 79,6 Jahre. Der akute Herzinfarkt ist noch immer die größte einzelne Todesursache. Insgesamt haben die Kreislauferkrankungen und die bösartigen Neubildungen eine zunehmende Tendenz. Als exogene Einflüsse werden für die Zunahme der Kreislauferkrankungen riskantes Verhalten durch Bewegungsarmut, falsche Ernährung und Tabakkonsum, veränderte Verhältnisse der industriellen Produktion und gesellschaftliche Leitbilder der Leistungsgesellschaft, die sich in einer Verstärkung und Verdichtung psychosozialer Stressoren äußern, verantwortlich gemacht. Für die Zunahme bösartiger Neubildungen, die bedeutendste Todesursache in den mittleren Jahren, wird die Aufnahme von karzinogenen Substanzen durch die Ernährung, am Arbeitsplatz, in der Umwelt und durch Tabakkonsum diskutiert. Darüber hinaus ist nach der Todesursachenstatistik die Säuglingssterblichkeit (1970: 22,5 je 1000 Lebendgeborenen; 1995: 4,9) deutlich zurückgegangen. Die Verteilung der Todesursachen in Deutschland, die der in anderen Industriestaaten sehr ähnlich ist, unterscheidet sich deutlich von der weltweiten. (Siehe: Abb. 2 und 3)

---

[367] SVRKAiG, a.a.O., Punkt 223., S. 176.
[368] Statistisches Bundesamt, Gesundheitswesen, Fachserie 12, Reihe 4, Todesursachen in Deutschland 1997, Wiesbaden 1999, S. 5.

*Abb.2: Anteil ausgewählter Todesursachen 1997 nach Geschlecht*

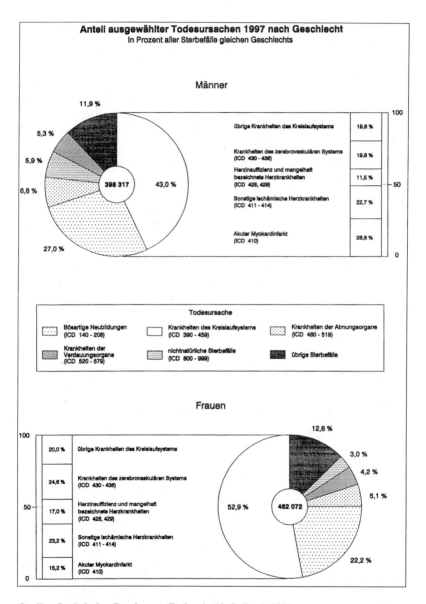

Quelle: Statistisches Bundesamt, Fachserie 12, Reihe 1, 1997

197

*Abb.3: Die häufigsten Todesursachen (weltweit) 1993*

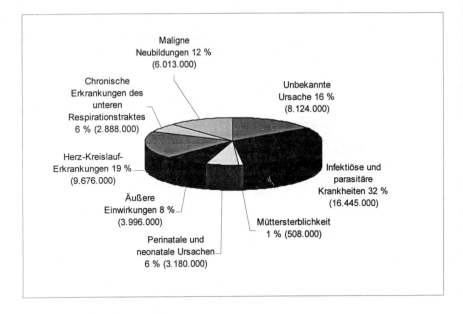

Maligne
Neubildungen 12 %
(6.013.000)

Chronische
Erkrankungen des
unteren
Respirationstraktes
6 % (2.888.000)

Unbekannte
Ursache 16 %
(8.124.000)

Herz-Kreislauf-
Erkrankungen 19 %
(9.676.000)

Infektiöse und
parasitäre
Krankheiten 32 %
(16.445.000)

Äußere
Einwirkungen 8 %
(3.996.000)

Müttersterblichkeit
1 % (508.000)

Perinatale und
neonatale Ursachen
6 % (3.180.000)

Quelle: Hessisches Ärzteblatt, Heft 7, 1996

198

Die Datenlage der *Morbidität* in Deutschland ist äußerst unzureichend. Die Hauptdiagnosen im Krankenhaus spiegeln die Todesursachen annähernd wider. Für die ambulante Versorgung älterer Menschen werden zusätzlich Diabetes mellitus, Hypertonie und Krankheiten des Bewegungsapparates genannt.[369] Nach dem Mikrozensus[370] bezeichneten sich im April 1995 insgesamt 12,3 Prozent der Bevölkerung als krank (11,4%) oder unfallverletzt (1,0%). Sie fühlten sich in ihrem Gesundheitszustand so beeinträchtigt, dass sie ihre übliche Beschäftigung nicht voll ausüben konnten. Mit fortschreitendem Alter zeigte sich ein fast stetig steigender Anteil der von gesundheitlichen Beeinträchtigungen betroffenen Bundesbürger. Erwerbstätige (9,7%) waren deutlich weniger als Erwerbslose (14,4%) und Nichterwerbspersonen (14,5%) krank oder unfallverletzt. Ein großer Teil (38%) der Betroffenen insgesamt litt bereits ein Jahr und länger unter den gesundheitlichen Beschwerden und weitere 13,8 Prozent zwischen 6 Wochen und einem Jahr. Der weitaus größte Teil der Kranken und Unfallverletzten (91,3%) hatte wegen Beschwerden in den letzten vier Wochen vor der Befragung ärztliche Dienste in Anspruch genommen. Nahezu drei Viertel begaben sich in ambulante Behandlung zum Arzt, in ambulante Krankenhausbehandlung 9,2 Prozent und in stationäre Krankenbehandlung 8 Prozent.

Die Entwicklung von Krankheiten ist sowohl Resultat als auch Voraussetzung eines Gesundheitssystems. Gleichwohl ist jedoch davon auszugehen, dass die isolierte Konzentration auf das Gesundheitssystem zur Erklärung dieser Daten nicht ausreicht. Vielmehr ist dabei auch auf die allgemeinen Arbeits-, Lebens- und Umweltbedingungen zurückzugreifen. Für die Struktur der Krankenversorgung ergeben sich aus der steigenden Lebenserwartung Probleme, die über die Medizin hinaus in verstärktem Maße Fragen der Betreuung und Pflege kranker alter Menschen aufwerfen. Geht es doch nicht nur um die Dauer, sondern auch die Qualität eines verlängerten Lebens. Zur Verbesserung der Lebensqualität im Alter und insbesondere zur Verhinderung bösartiger Neubildungen hat sich das traditionelle kurative Gesundheitssystem noch weiter für präventive und gesundheitsförderliche Interventionen zu öffnen. Als übergeordnetes gesundheitspolitisches Ziel für die Versorgung älterer Menschen wird die These vom „Gesund alt werden" diskutiert, was sowohl eine lange Lebenserwartung als auch eine hohe gesundheitsbezogene Lebensqualität impliziert.[371]

---

[369] SVRKAiG, a.a.O., Punkt 123. und 127.

[370] Zur Methode und zu den Ergebnissen der Frage zur Gesundheit im Mikrozensus siehe: Statistisches Bundesamt, Gesundheitswesen, Fachserie 12, Reihe 1, Ausgewählte Zahlen für das Gesundheitswesen 1995, Stuttgart 1997, S. 118-121, besonders S. 120.

[371] SVRKAiG, a.a.O., Punkt 213., S. 166.

Ein *demographisch bedingter Zusatzversorgungsbedarf* ergibt sich insbesondere für obstruktive Lungenerkrankungen, für Herz-Kreislauferkrankungen vor allem im operativen und rehabilitativen Bereich, ebenso in erheblichem Maße für Erkrankungen des Urogenitaltraktes, für Krebserkrankungen im diagnostischen und besonders im therapeutischen Bereich, ein moderater operativer und rehabilitativer Bedarf für Erkrankungen des Bewegungsapparates, für Erkrankungen des Seh- und Hörsinns im ärztlichen und nichtärztlichen Bereich sowie ein Zuwachs an gerontopsychiatrischer Versorgung. Dem steht ein großes noch weitgehend unausgeschöpftes *präventives Potenzial* besonders zur Verhinderung von Erkrankungen des Herz-Kreislaufsystems, Erkrankungen der Atemwege und Unfällen gegenüber.[372]

Bei aller Verschiedenheit hinsichtlich Verursachung und Verlauf haben vor allem die chronischen Krankheiten gemeinsam, dass ein primär kurativ und individualmedizinisch orientiertes Versorgungssystem sie erst relativ spät und - trotz beachtlicher Erfolge in Teilbereichen - generell nicht besonders wirksam beeinflussen kann. So liegen wichtige ätiologische Faktoren in den Arbeits-, Lebens- und Umweltbedingungen, die sich nicht individuell, sondern nur politisch gestalten lassen.[373] Das *Center for Disease Control and Prevention* in den USA schätzt sogar den Einfluß der sozialen Umwelt und der Lebensweise auf etwa drei Viertel und den Einfluß der Medizin auf lediglich ein Zehntel.[374]

## 2 Soziale Ungleichheit und Krankheit

Eine alte und bis heute grundlegende Fragestellung für die Medizin ist, ob sich Krankheiten in einer Gesellschaft gleich oder ungleich verteilen. Der Beginn der Erforschung dieses Phänomens ist gleichsam die Geburtsstunde der sozialen Medizin als Wissenschaft.[375] Inzwischen ist es internationaler wissenschaftlicher Konsens, dass Krankheiten - ebenso wie Einkommen,

---

[372] Ebenda, Punkt 224., S. 177.

[373] Vgl. hierzu auch die 10-Jahres Ergebnisse des WHO MONICA-Projekts: K. Tunstall-Pedoe u.a. Contribution of Trends in Survival and Coronary-Event Rates to Changes in Coronary Heart Disease Mortality: 10-year Results from 37 WHO MONOCA Project Populations, in: The Lancet, Vol. 353, May 8, 1999, S. 1547-1557.

[374] Vgl. R. Rosenbrock, Gesundheitspolitik, in: WZB, Veröffentlichungsreihe der Arbeitsgruppe Public Health, P 98-203, Berlin 1998, S. 16.

[375] G. Rosen, Die Entwicklung der sozialen Medizin, in: H.-U. Deppe, M. Regus (Hrsg.), Seminar: Medizin, Gesellschaft, Geschichte, Frankfurt a.M. 1975, S. 74-131.

Vermögen, Macht, Bildung, Einfluß, Anerkennung u.a. - in den jeweiligen Gesellschaften ungleich verteilt sind. Das gilt auch für Länder mit einer vergleichsweise hohen sozialen Sicherung und einer für die breite Bevölkerung verfügbaren medizinischen Versorgung.

Die Ergebnisse nationaler *Gesundheitssurveys* belegen seit den sechziger Jahren, dass eine inverse Beziehung zwischen sozioökonomischem Status und Gesundheitsstatus besteht. Anhand schichtenspezifisch zugeordneter Daten über Mortalität, Morbidität, Inanspruchnahme, Gesundheitszufriedenheit und Gesundheitsrisiken kann bestätigt werden, dass auch bei nahezu gleichen Bedingungen des Zugangs zu medizinischer Versorgung der Gesundheitszustand in der Bevölkerung ungleich verteilt ist. Personen mit geringerem sozioökonomischen Status weisen einen schlechteren Gesundheitszustand auf als Personen mit höherem sozioökonomischen Status, haben eine geringere Gesundheitszufriedenheit und nehmen präventive Leistungen weniger in Anspruch.[376] Studien auf der Basis von Mortalitätsdaten zeigen seit den siebziger Jahren, dass sich Unterschiede in der Lebenserwartung in Ländern mit wachsenden Einkommensunterschieden offensichtlich noch vergrößern.[377] Im internationalen Maßstab läßt sich diese Entwicklung sogar bis auf das Jahr 1900 empirisch zurückverfolgen (siehe Abb. 4).

Während in den armen Ländern die Zunahme des Bruttoinlandsprodukts pro Kopf von einem deutlichen Anstieg der Lebenserwartungen begleitet wird, haben unter den reichen Ländern keineswegs die mit einem hohen BIP pro Kopf auch die höchste Lebenserwartung, sondern jene mit den *geringsten Einkommensdifferenzen*.[378] Hier geht es also um den Grad der Polarisierung in einer Gesellschaft und dessen nachweisbaren Einfluss auf die Lebenserwartungen.

---

[376] Th. Elkeles, A. Mielck, Ansätze zur Erklärung und Verringerung gesundheitlicher Ungleichheit, in: Jb. für Krit. Medizin, Bd. 26, Hamburg 1997, S. 26.
[377] Ebenda, S. 23.
[378] R.G. Wilkinson, Unhealthy Societies, The Afflictions of Inequality, London/ New York 1996, S. 3.

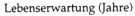

*Abb.4: Lebenserwartung und Pro-Kopf-Einkommen für ausgewählte Länder und Zeiträume*

Lebenserwartung (Jahre)

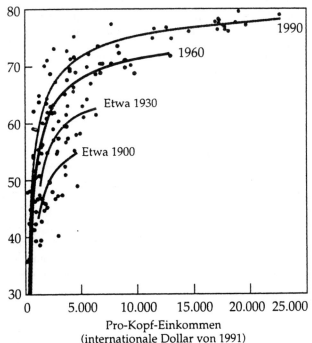

Pro-Kopf-Einkommen
(internationale Dollar von 1991)

*Anmerkung:* Internationale Dollar werden aus nationalen Währungen abgeleitet, und zwar nicht unter Verwendung der Wechselkurse, sondern durch Bewertung mit der Kaufkraft. Dadurch steigt das relative Einkommen der ärmeren Länder häufig beträchtlich. Wegen anschaulicher Ländervergleiche und detaillierterer Erläuterungen vgl. Tabelle 30 in den Kennzahlen der Weltentwicklung.
*Quelle:* Preston, Keyfitz und Schoen 1972; Daten der Weltbank.

Nach: Weltbank, Weltentwicklungsbericht 1993, S. 41

In der Bundesrepublik Deutschland wurde der Zusammenhang von sozialer Ungleichheit und Krankheit/Gesundheit erst seit Mitte der siebziger Jahre wieder wissenschaftlich thematisiert[379], nachdem die Sozialhygiene durch die Rassenhygiene der Nationalsozialisten nahezu ausgelöscht worden war. Mit den nationalen Gesundheits-Surveys für Deutschland (West) liegen inzwischen Daten über den Zeitraum von 1984 bis 1992 vor. Es handelt sich dabei um repräsentative Erhebungen zum Gesundheitszustand, zum Gesundheitsverhalten, zur sozialen Lage und zu den Lebensbedingungen. In jedem der deutschen Survey-Durchgänge wurden etwa 5000 repräsentativ gezogene Bundesbürger (zwischen 25-69 Jahren) einer standardisierten medizinischen Untersuchung einschließlich umfangreicher Blut- und Harnuntersuchungen sowie einer umfangreichen Befragung unterzogen. Zusätzlich wurden zahlreiche Umwelt-Parameter gemessen. Die Verteilung der Krankheiten nach Ober-, Mittel- und Unterschicht zeigt eindeutig, dass Krankheiten in der unteren Sozialschicht häufiger vorkommen als in der Oberschicht. Wie stark die Angaben auseinanderklaffen, läßt sich an der größten Krankheitsgruppe, den Herz-Kreislauf-Erkrankungen, verdeutlichen. Nahezu die Hälfte der Unterschicht-Bevölkerung, aber nur ein Drittel der Oberschicht geben an, von einer solchen Krankheit betroffen zu sein. Ähnlich große Unterschiede gibt es beim Diabetes mellitus, bei den Stoffwechselkrankheiten insgesamt, den Krankheiten des rheumatischen Formenkreises und nahezu für alle anderen gefragten Krankheitsgruppen. Einzige Ausnahme hiervon bilden die Allergien, die in der Oberschicht fast doppelt so häufig vorkommen wie in der Unterschicht.[380]

Mit dem Buch „Krankheit und soziale Ungleichheit" liegt seit 1994 eine neuere Übersicht über den Stand der sozialepidemiologischen Forschung in Deutschland vor.[381] Darin werden in einer Analyse fast alle westdeutsche Verhältnisse betreffende empirische Studien zu den Themenkomplexen *Mortalität* und *Morbidität*, Inanspruchnahme von medizinischen Leistungen und individuelle Gesundheitsrisiken zusammengestellt und nach schichtspezifischen Kriterien (schulische und berufliche Bildung, Stellung im Beruf, Einkommen) evaluiert. Von den 72 aufgeführten Ergebnissen der 65 Studien weisen nur zwei eine höhere Prävalenz mit höherem sozioöko-

---

[379] H.-H. Abholz, Krankheit und soziale Lage - Befunde der Sozialepidemiologie, Frankfurt a.M. 1976; F. Hauß, F. Naschold, R. Rosenbrock, Schichtenspezifische Versorgungsprobleme im Gesundheitswesen, hrsg. v. Bundesminister für Arbeit und Sozialordnung, Bonn-Bad Godesberg 1981; A. Oppolzer, Wenn Du arm bist, mußt Du früher Sterben. Soziale Unterschiede in Gesundheit und Sterblichkeit, Hamburg 1986.

[380] H. Hoffmeister, H. Hüttner, Die Entwicklung sozialer Gradienten in den Nationalen Gesundheits-Surveys 1985-1991, in: Z. f. Gesundheitswiss., 2. Beiheft, 1995, S. 113-129.

[381] A. Mielck (Hrsg.), Krankheit und soziale Ungleichheit, Opladen 1994.

nomischen Status auf (bei Scharlach und Psoriasis); 9 Ergebnisse zeigen keine eindeutige Beziehung und die übrigen (85%) deuten auf eine höhere Mortalität oder Morbidität mit niedrigerem sozioökonomischen Status hin.[382] Insgesamt kommen die Autoren zu dem Ergebnis, „daß Personen mit geringerem sozioökonomischen Status häufig eine höhere Mortalität und Morbidität aufweisen, seltener Fachärzte aufsuchen, an einigen Vorsorge-/Früherkennungsuntersuchungen seltener teilnehmen und in einem höheren Maße wichtigen Risikofaktoren wie Rauchen und Übergewicht ausgesetzt sind."[383]

Soziale Ungleichheit bei altersstandardisierten *Sterberaten* stellen den sichtbarsten und tiefgreifendsten Einfluß sozialer Bedingungen auf die Verwirklichung von Lebenschancen und Lebenszielen dar. In einer Auswertung von Routinedaten der westdeutschen Rentenversicherung wurde für die im Jahr 1986 verstorbenen männlichen Angestellten die alters- und einkommensdifferenzierte Sterberate errechnet. Als Hauptergebnis wird festgestellt: „In sämtlichen Altersgruppen zeigte sich ein nahezu linearer Zusammenhang zwischen Einkommen und Sterblichkeit: mit steigendem Verdienst nahm die Sterblichkeit ab".[384] Bei den jüngeren Jahrgängen (30-49 Jahre) betrug die Sterblichkeit der unteren Einkommensgruppe sogar mehr als das Dreifache der obersten.[385] Und eine andere Studie, die Unterschiede in der Lebenserwartung nach Schulbildung seit 1984 jährlich untersucht, stellt fest, dass Männer ohne Abitur eine um 3,3 Jahre kürzere Lebenserwartung aufweisen als Männer mit Abitur; bei Frauen beträgt der Unterschied sogar 3,9 Jahre.[386]

International am besten untersucht sind die Zusammenhänge zwischen sozialökonomischem Status und *Herz-Kreislauferkrankungen*. Letztere stellen gleichsam eine „Volkskrankheit" dar. Ihr Zusammenhang mit dem sozialökonomischen Status gilt für Großbritannien, Schweden, Finnland, Norwegen, Dänemark, Belgien, Italien, die Schweiz, Frankreich und die

---

[382] A. Mielck, U. Helmert, Krankheit und soziale Ungleichheit: Empirische Studien in West-Deutschland, in: A. Mielck (Hrsg.), Krankheit und soziale Ungleichheit, a.a.O., S. 102.

[383] Ebenda, S. 113.

[384] H. Klosterhuis, W. Müller-Fahrnow, Sozialschicht und Sterblichkeit bei männlichen Angestellten aus den alten Bundesländern, in: A. Mielck (Hrsg.), Krankheit und soziale Ungleichheit, a.a.O., S. 328. Siehe auch: A. Mielck, U. Helmert, Soziale Ungleichheit und Gesundheit, in: K. Hurrelmann, U. Laaser (Hrsg.), Handbuch Gesundheitswissenschaften, Weinheim 1998, S. 519-535; Statistisches Bundesamt (Hrsg.), Gesundheitsbericht für Deutschland, Stuttgart 1998, S. 104-107.

[385] Ebenda, S. 325.

[386] T. Klein, Mortalität in Deutschland: Aktuelle Entwicklung und soziale Unterschiede, in: W. Zapf, J. Schupp, R. Habich (Hrsg.), Lebenslagen im Wandel, Sozialberichterstattung im Längsschnitt, Frankfurt a.M. 1996, S. 366-377.

USA als empirisch belegt. Auch die Ergebnisse einer repräsentativen Studie in Deutschland deuten in diese Richtung. So konnte gezeigt werden, dass die untersten Sozialschichten in Deutschland ein zwei- bis dreifach höheres Risiko für Herzinfarkt und Schlaganfall haben als die höchsten.[387] Der Herzinfarkt ist also heute keine Managerkrankheit mehr, sondern eine Erkrankung, die mit besonderer Häufigkeit in den sozial benachteiligten Sozialschichten auftritt. Die koronaren Herzerkrankungen haben eine rückläufige Tendenz. Der Rückgang vollzieht sich in den unteren Sozialschichten langsamer als in den höheren.

In einer weiteren Studie[388], die auf den Daten der nationalen und regionalen Gesundheitssurveys 1984-1992 in Westdeutschland beruht, wurden 25.544 Männer und 25.719 Frauen im Alter zwischen 25-69 Jahren auf den Zusammenhang von Armut und Krankheit untersucht. Die ausgeprägtesten armutsbezogenen Unterschiede wurden beobachtet für den Mangel an körperlicher Bewegung, die subjektive Gesundheitszufriedenheit, das starke Übergewicht und die kardiovaskulären Krankheiten (Myokardinfarkt, Schlaganfall). Allergien waren die einzige chronische Krankheit, die in der von Armut betroffenen Bevölkerungsgruppe beiderlei Geschlechts seltener auftraten. Die Autoren konnten bestätigen, dass ein geringeres Ausbildungsniveau und ein geringerer sozialökonomischer Status mit einem ungünstigeren *Gesundheitsverhalten* einhergeht. Das wiederum ist mit deutlich ungünstigeren Ergebnissen bei Krebs, Herzerkrankungen sowie anderen chronischen und infektiösen Erkrankungen verbunden.[389]

Auch bei der *Erkrankung der Zähne* lassen sich deutliche soziale Unterschiede nachweisen. In einer epidemiologischen Studie[390] wurde auf der Datenbasis der beiden IDZ-Surveys von 1991 und 1993 die schichtenspezifische Verteilung des Krankheitsbildes „Karies" untersucht. Dabei zeigt sich für Westdeutschland, dass die Zähne der 8/9-Jährigen und der 13/14-Jährigen der Unterschicht mehr als doppelt so häufig von Karies befallen waren als die der gleichaltrigen Teilnehmer aus der Oberschicht.

Die für Deutschland vorliegenden Daten bestätigen den aktuellen Stand und die Entwicklung international vergleichbarer Länder. Untersuchungen aus Großbritannien und den USA zeigen, dass im Zuge der Durchsetzung der Wirtschafts- und Sozialpolitik mit neoliberalen Konzepten die soziale Ungleichheit von Krankheit und Tod in den industrialisierten Ländern

---

[387] J. Siegrist (Hrsg.), Soziale Ungleichheit und Krankheit, Sonderheft Soz. Präventivmed., 38, 1993, S. 109-178.

[388] U. Helmert, A. Mielck, St. Shea, Poverty and Health in West Germany, in: Sozial- und Präventivmedizin, 42, 1997, S. 276-285.

[389] Ebenda, S. 283.

[390] J. Frühbuß, Soziale Ungleichheit und zahnmedizinische Versorgung, in: Z. f. Gesundheitswiss., 2. Beiheft, 1995, S.130-137.

weiter zunimmt.[391] Insbesondere aufgrund der hohen Arbeitslosigkeit, zunehmender Armut und anhaltender Migration ist auch in Deutschland mit einer Verschärfung dieser Entwicklung zu rechnen, wenn keine politische Gegensteuerung stattfindet.

*Zusammenfassend läßt sich festhalten*: Die Sterblichkeit im Erwerbsalter variiert in allen entwickelten Industriegesellschaften, aus denen verwertbare Daten vorliegen, schichtenspezifisch - bei Männern stärker als bei Frauen, bei Jüngeren stärker als bei Älteren. Die Zusammenhänge sind in der Regel linear. Das meint, je ungünstiger der sozioökonomische Status, desto höher ist die Sterblichkeit. Faktoren wie Verfügbarkeit, Inanspruchnahme und Qualität medizinischer Leistungen haben bei der Erklärung lediglich eine nachgeordnete Bedeutung. Das Hauptgewicht liegt auf schichtspezifischen Arbeits-, Lebens- und Umweltbedingungen, gesundheitsbezogenen Lebensstilen und daraus resultierenden Verhaltensmustern. Gleiches gilt für eine große Zahl chronisch-degenerativer Erkrankungen wie koronare Herzkrankheiten, zerebrovaskuläre Krankheiten, Atemwegserkrankungen, Bronchialkrazinome, Diabetes mellitus und rheumatische Erkrankungen.[392]

In diesem Zusammenhang bewegt sich auch die von Großbritannien und der Weltgesundheitsorganisation ausgehende Debatte um das Verhältnis „health inequality" und „health inequity". Während unter ersterem alle Unterschiede des Gesundheitszustandes (Morbidität und Mortalität) nach Merkmalen der sozialen Differenzierung (z.B. Sozialschicht, Geschlecht, Alter, Region) verstanden wird, wird der Begriff der „health inequity" im Sinn eines ungerecht empfundenen Unterschieds benutzt. Es wird davon ausgegangen, dass beide begrifflichen Unterschiede - aber insbesondere der letztere - politischen Handlungsbedarf erzeugen, der sich in der Forderung nach Chancengleichheit für Gesundheit und in der Gesundheitsversorgung (z.B. Zugang, Inanspruchnahme, Qualität von Leistungen) niederschlägt.[393] Besonderes Augenmerk wird dabei der Prävention und Gesundheitsförderung gewidmet. Erneut diskutiert werden deshalb Fragen wie: Reichen kurative medizinische Maßnahmen aus, um diese schichtenspezifische Schere

---

[391] P. Townsend, Widening Inequalities of Health in Britain, in: Int. Journ. of Health Services, Vol. 20, Nr. 3, S. 363-372; V. Navarro, Race or Class versus Race and Class: Mortality Differentials in the United States, in: The Lancet, Vol. 336, 1990, S. 11238-11240; M. Whitehead, Bridging the Gap, Working towards Equity in Health and Health Care, Sundyberg 1997.

[392] J. Siegrist, A. M. Möller-Leimkühler, Gesellschaftliche Einflüsse auf Gesundheit und Krankheit, in: F.W. Schwartz u.a. (Hrsg.), Das Public Health Buch, München 1998, S. 97.

[393] A. Mielck (Hrsg.), Krankheit und soziale Ungleichheit, a.a.O., S. 14-17; M. Whitehead, Bridging the Gap, a.a.O.; A. Benos, H.-U. Deppe, St. Iliffe (Hrsg.), Equity and Freedom in Health Care, Arbeitspapiere aus der Abt. f. Medizinische Soziologie, Nr. 19, Frankfurt a.M. 1998.

zu schließen? Oder aber sind zusätzliche sozialmedizinische Maßnahmen erforderlich, die im Sinne einer Verhaltens- und Verhältnisprävention gesundheitsförderlich wirken, indem sie krankheitsverursachende soziale Belastungen thematisieren und auf ihre Veränderung drängen? Neuere Interventionsstudien kommen zu dem Ergebnis, dass strukturelle Maßnahmen eher zu den effektiveren zählen.[394] Und im Editorial der JAMA hieß es 1998: „Lower socioeconomic status (SES) is probably the most powerful single contributor to premature morbidity and mortality, not only in the United States but worldwide".[395]

---

[394] A. Gepkens, L.J. Gunning-Schepers, Interventions to Reduce Socioeconomic Health Differences, A Review of the International Literature, in: European Journal of Public Health, 6, 1996, S. 218-226.

[395] R.B. Williams, Lower Socioeconomic Status and Increased Mortality, in: JAMA, Vol. 279, June 3, 1998, S. 1745.

# D Neoliberalismus und Arzt-Patient-Beziehung

## 1 Konkurrenz, Solidarität und Politik

„Die Konkurrenz ist der vollkommenste Ausdruck des in der modernen bürgerlichen Gesellschaft herrschenden Krieges Aller gegen Alle. Dieser Krieg, ein Krieg um das Leben, um die Existenz, um alles, also auch im Notfall ein Krieg auf Leben und Tod, besteht nicht nur zwischen den einzelnen Mitgliedern dieser Klassen; jeder ist dem anderen im Wege, und jeder sucht daher auch alle, die ihm im Wege sind, zu verdrängen und sich an ihre Stelle zu setzen. Die Arbeiter konkurrieren unter sich, wie die Bourgeoisie unter sich konkurriert. Der mechanische Weber konkurriert gegen den Handweber, der unterbeschäftigte oder schlecht bezahlte Handweber gegen den beschäftigten oder besser bezahlten und sucht ihn zu verdrängen. Diese Konkurrenz der Arbeiter gegeneinander ist aber die schlimmste Seite der jetzigen Verhältnisse für den Arbeiter, die schärfste Waffe gegen das Proletariat in den Händen der Bourgeoisie. Daher das Streben der Arbeiter, diese Konkurrenz durch Assoziationen aufzuheben, daher die Wut der Bourgeoisie gegen diese Assoziationen und ihr Triumph über jede diesen beigebrachte Schlappe."

Diese Sätze über das Verhältnis von Konkurrenz und Solidarität schrieb *Friedrich Engels* bereits 1845 in seinem berühmten Buch „*Die Lage der arbeitenden Klasse in England*".[396] Für ihn war die Konkurrenz das entscheidende soziale Merkmal der bürgerlichen Gesellschaft. Alles laufe hier auf die Konkurrenz hinaus. Er sah darin das „raffinierte Recht des Stärkeren".[397] Das Interesse des Bourgeois müsse es sein, möglichst alles zu besitzen oder zu kontrollieren, um seine Widersacher ausschalten zu können. Am Ende stehe deshalb das Monopol. Für die Arbeiter sei das Schlimmste ihre Konkurrenz gegeneinander. Das schwäche ihr Widerstandspotenzial. Als wirksame Möglichkeit, aus dieser Situation herauszukommen, nennt *Engels* Arbeiterassoziationen, die auf dem Prinzip der Solidarität beruhen. Das entsprach auch dem damaligen Streben der Arbeiter. Sie organisierten sich in Vereinen, Gewerkschaften und später Parteien. Es war die Geburts-

---

[396] F. Engels, Die Lage der arbeitenden Klasse in England, in: Marx/Engels Werke, Bd. 2, Berlin 1962, S. 306f.

[397] F. Engels, Umrisse zu einer Kritik der Nationalökonomie, in: Marx/Engels Werke, Bd. 1, Berlin 1964, S. 512.

stunde der Arbeiterbewegung. Und diese war in ihrem über 100-jährigen Kampf keineswegs erfolglos. Ihr ist es nicht zuletzt zu verdanken, dass in den 80er Jahren des 19. Jahrhunderts gesellschaftsprägende Sozialgesetze durchgesetzt wurden, die zwar die sozialen Risiken der neuen Gesellschaft nicht systemisch vermieden, aber gegen sie immerhin ein stückweit absicherten. Das wiederum war der Ausgang des auf der Solidarität der abhängig Beschäftigten basierenden Sozialstaates. *Der deutsche Sozialstaat ist also die politische Reaktion auf das wirtschaftliche Prinzip der Konkurrenz in der bürgerlichen Gesellschaft.* Er gilt gleichsam als „Schmieröl" oder „Sozialkitt" in der modernen antagonistischen Gesellschaft[398].

Diese Entwicklung verlief allerdings in den europäischen Ländern nicht gleich. In Westeuropa haben sich zwei Konzepte der staatlichen Regulierung sozialer Fragen herausgebildet, die zwar sehr ähnlich, aber keineswegs identisch sind: das Konzept des *Sozialstaates* und das des *Wohlfahrtsstaates.* Die Sozialstaatsidee als Reaktion auf die Verteilungsmängel und Risiken des Marktes sowie die polarisierenden gesellschaftlichen Auswirkungen der Konkurrenz entstammt dem Bismarckschen Obrigkeitsstaat und konzentrierte sich politisch auf die soziale Integration der Arbeiter. Die Loyalität der Arbeiterschaft gegenüber dem Staat sollte damit erreicht werden. Darüber hinaus wurden die abhängig Beschäftigten in ihre großen Berufsgruppen gespalten (Arbeiter, Angestellte, Beamte) und in getrennten Einrichtungen zu unterschiedlichen Bedingungen versichert. Der *Sozialstaat* wurde in Deutschland nicht nur vor der Demokratie - und zwar gegen die Stimmen der Sozialdemokratie - eingeführt, sondern ihm wird sogar die politische Funktion zugeschrieben, die Realisierung der vollen Demokratie zu verhindern.[399] Im Sozialstaat werden die staatlich kontrollierten Sozialversicherungen aus einkommensbezogenen Beiträgen von Beschäftigten und Unternehmen finanziert. Durch ihre Bindung an die Lohnhöhe besteht ein direkter Bezug zur Dynamik des Produktionsprozesses. Entsprechend dem Solidaritätsprinzip können die Versicherten gleiche Leistungen erwarten. Der Sozialstaat hat darüber hinaus den Gedanken der Selbstverwaltung beibehalten.

Die Vorstellung vom *Wohlfahrtsstaat* der angelsächsischen und skandinavischen Länder hingegen, die sich zeitlich später entwickelte und bereits die Entstehung der Sowjetunion rezipierte, ist in der Tradition der bürgerlich-demokratischen Emanzipation verwurzelt. Im Wohlfahrtsstaat über-

---

398 W. Abendroth, Antagonistische Gesellschaft und politische Demokratie, Neuwied 1967.

399 H.-U. Deppe, Krankheit ist ohne Politik nicht heilbar, Frankfurt a.M. 1987, S.14-16; G. Esping-Andersen, The Three Worlds of Welfare Capitalism, Cambridge 1990, S. 15.

nimmt der Staat eine aktivere und umfassendere Rolle bei der Steuerung wirtschaftlicher und gesellschaftlicher Abläufe. Er beansprucht einen beträchtlichen Teil des gesamtwirtschaftlichen Produktionspotenzials für die Sicherung der Chancengleichheit aller Bürger wie Einkommenssicherung, Recht auf Arbeit, Gesundheit, Kindererziehung, Wohnen und Bildung. Damit geht er deutlich über sozialstaatliche Vorstellungen hinaus. Er baute die sozialen Staatsbürgerrechte aus und setzt für deren Finanzierung vor allem steuerliche Mittel ein, über deren Höhe politisch entschieden wird.

Trotz dieser Unterschiede zwischen Sozialstaat und Wohlfahrtsstaat kann davon ausgegangen werden, dass die Mehrheit der Bevölkerung durch beide Konzepte gegen die sozialen Risiken der bürgerlichen Gesellschaft lange Zeit abgesichert wurde. In beiden findet eine Umverteilung durch die öffentlich regulierte Finanzierung ihrer Institutionen und Leistungen statt. Die Umverteilung erfolgt zwischen Kapital und Arbeit - vor allem aber innerhalb der Arbeit zwischen höheren und niedrigeren Einkommen. Im Sozial- oder Wohlfahrtsstaat haben die abhängig Beschäftigten einen Rechtsanspruch auf demokratisch festgelegte Leistungen, deren Inanspruchnahme öffentlich garantiert ist. Das wiederum impliziert eine De-Kommodifizierung des Status' der Individuen gegenüber dem Markt. Und dabei steht De-Kommodifizierung für das Maß, in dem Verteilungsfragen vom Marktmechanismus abgekoppelt sind.[400]

Heute konkurriert nun nicht mehr der mechanische Weber mit dem Handweber. Computer und Roboter haben Einzug in die Produktion gehalten. Es hat sich gezeigt, dass Konkurrenz - zwar nicht von selbst und auch nicht durch Verwaltung oder Wissenschaft, sondern nur durch Politik - auf einzelne Felder bzw. Parameter eingeschränkt und geregelt werden kann, ohne dass dadurch ihr anhaltender Druck versiegt. Seit knapp 20 Jahren sind der Wettbewerb und der Markt unter dem Verdikt der angebotsorientierten Wirtschaftspolitik wieder in den Vordergrund der öffentlichen Debatte gerückt. Die keynesianischen Instrumente der Krisenregulation sind danach in dem erbitterten Konkurrenzkampf zwischen den führenden Industrienationen bzw. Zentren um die Anpassung an die neuen Produktionsbedingungen, die vor allem durch die wissenschaftlich-technische Revolution mit ihrer mikroelektronischen Hochtechnologie vorgegeben wurden, stumpf geworden. Der nachfrageorientierte Interventionismus mit seinen beschäftigungspolitischen Maßnahmen verlor nicht zuletzt durch die

---

[400] G. Esping-Andersen, Die drei Welten des Wohlfahrtskapitalismus. Zur Politischen Ökonomie des Wohlfahrtsstaates, in: St. Lessenich, I. Ostner (Hrsg.), Welten des Wohlfahrtskapitalismus, Der Sozialstaat in vergleichender Perspektive, Frankfurt a.M. 1998, S. 36.

Globalisierung der Finanzströme erheblich an Einflußkraft.[401] Neoliberale Strategien haben diese Lücke hegemonial besetzt, sie werden sozusagen zum Sachzwang und befinden sich in einem Aufschwung, dessen Ende zur Zeit nicht absehbar ist. Der Wirtschaftsliberalismus feiert eine globale Rennaissance.

## 2 Wirtschaftlicher Neoliberalismus

### 2.1 Globalisierung und Wirtschaftsstandort

Ausgegangen ist diese Entwicklung in den 80er Jahren von der Reagan-Administration in den USA. Die Thatcher-Regierung in Großbritannien folgte.[402] Sie erhielt einen weiteren Schub durch den Zusammenbruch der sozialistischen Staaten in Osteuropa. Hier wurden Wettbewerb und Markt gleichsam zur Zauberformel für ihre Transformationsprozesse. Und diese Entwicklung hat inzwischen die meisten westeuropäischen Sozialstaaten erreicht, in denen heute kollektive Schutzrechte gegen soziale Risiken offen angegriffen und abgebaut werden. Davon Betroffene geraten an den Rand der Gesellschaft. Ihnen droht eine Ausgliederung. Alternative adäquate Lösungen werden ideologisch bekämpft. Wettbewerb und Markt durchdringen im Gewand des „Sachzwangs" alle Poren der Gesellschaft, gelten als das Nonplusultra und werden kaum noch kritisch hinterfragt. In diesem Prozeß zeichnen sich vor allem zwei Gefahren ab:

*Erstens*: Ordnungspolitische Aufgaben und Vorstellungen - also solche, die am Gemeinwohl orientiert sind - geraten aus dem Blickfeld. Sie werden sogar als überholt beiseite geschoben. Flexibilisierung und Deregulierung haben das politische Denken erobert. Es darf dabei keineswegs vergessen werden, dass nicht der Markt, sondern nur die Politik soziale Gerechtigkeit und „sozialen Frieden" gewährleisten kann. Sie hat deshalb auch entspre-

---

[401] Siehe: E. Hobsbawn, Zeitalter der Extreme, München 1995, S. 510ff; K.G. Zinn, Keynes und kein Ende? Zur Geschichte und zur Zunkunft einer ökonomischen Doktrin, in: Gewerkschaftliche Monatshefte, H. 2, 1999, S. 65-76.

[402] In beiden Ländern konnte sich der Neoliberalismus durchsetzen, nachdem der Staat den Gewerkschaften (in den USA: Gewerkschaft der Fluglotsen; in Großbritannien: Gewerkschaft der Bergarbeiter) zuvor eine empfindliche und exemplarische Niederlage zugefügt hatte. Zum Begriff des Neoliberalismus siehe: J. Bischoff, F. Deppe, K.P. Kisker (Hrsg.), Das Ende des Neoliberalismus? Hamburg 1998, besonders S. 55ff.

chende Institutionen nicht zufällig mit einem Versorgungsauftrag ausgestattet.[403]

*Zweitens*: Denkmodelle des privaten Wirtschaftens werden mechanistisch auf andere Bereiche des gesellschaftlichen Lebens übertragen und dogmatisch zur Handlungsmaxime erklärt. Zu denken ist dabei an die Krankenversorgung aber auch an die öffentliche Sicherheit, den Bildungssektor[404] und sogar die Justiz[405].

Im Bereich der öffentlichen Sicherheit und Justiz zeigt sich, dass private Wachfirmen bereits zur Konkurrenz der Polizei geworden sind. Es heißt, nach dem Boom der privaten Sicherheitsunternehmen habe diese Branche bereits ebenso viele Beschäftigte wie die Polizei. Das staatliche Sicherheitsmonopol existiere nicht mehr. Es werde zunehmend zu einem privaten und käuflichen Gut.[406] Oberste Bundesrichter warnen: Die Justiz dürfe sich nicht auf ein Effizienzkonzept festlegen lassen, welches auf eine ökonomische Rationalität verkürzt ist. Ein solches Schema verzerre und trivialisiere die Wirklichkeit der Justiz.[407] In Rheinland-Pfalz und in Hessen sind kommerzielle Gefängnisse geplant. Damit wird Anschluß an die USA und Großbritannien gesucht. In den USA gelten Gefängnisse bereits als lukrative Kapitalanlage. Ganze Industriezweige profitierten von der wachsenden Häftlingszahl.[408] Staaten wie Kalifornien geben bereits mehr für Gefängnisse und Strafjustiz als für Bildung aus.[409] Auch in Großbritannien wurden unter der Major-Regierung erste private Gefängnisse eingeführt. Und es heißt: Nirgendwo in der Europäischen Union werden mehr Menschen eingesperrt als im Vereinten Königreich.[410] Ähnliche Prozesse der Umstrukturierung öffentlicher Einrichtungen lassen sich - wie noch ausgeführt wird - auch für die Krankenversorgung beobachten.

---

[403] H.-U. Deppe, Thesen zur Transformation und zum Sinn des internationalen Vergleichs von Gesundheitssystemen, in: J. Behrens, B. Braun, D. Stone, J. Marone (Hrsg.), Gesundheitssystementwicklung in den USA und Deutschland, Wettbewerb und Markt als Ordnungselemente im Gesundheitswesen auf dem Prüfstand des Systemvergleichs, Baden-Baden 1996, S. 75-77.

[404] Vgl. hierzu: Prokla, Heft 9, 1996 (Schwerpunkt).

[405] W. Hassemer, Sitzen die Richter auf ihrer Insel und betrachten das Festland?, in: Frankfurter Rundschau vom 28. September 1996 (Dokumentation).

[406] Frankfurter Rundschau vom 18. November 1996.

[407] W. Hassemer, a.a.O.

[408] Frankfurter Allgemeine Zeitung vom 17. Juli 1998.

[409] N. Birnbaum, Die Vereinigten Staaten heute, in: Blätter für deutsche und internationale Politik, H. 4, 1999, S. 456.

[410] Süddeutsche Zeitung vom 13. Juni 1998.

## 2.2 Ökonomisierung

Grundlage der Gesundheitspolitik und Krankenversorgung sind freilich immer ökonomische Determinanten. Ohne diese Vermittlung in Frage stellen zu wollen, ist allerdings genau darauf zu achten, wo die ökonomischen Grenzen anzusetzen sind und wo politische oder ethische Fragen gesellschaftsbestimmend werden. Die umsichgreifende, bruchlose und unkontrollierte Übertragung ökonomischer Gesetze und Instrumente auf außerökonomische Sachverhalte und Probleme wird als *Ökonomisierung* bezeichnet. An ihr wird zurecht kritisiert, dass die Menschen, die davon betroffen sind, auf das Konstrukt des *homo oeconomicus* reduziert werden.[411] Es geht bei einer solchen Zuspitzung keineswegs um eine generelle Verurteilung von Ökonomie, sondern um die Kritik ihres Allmachtsanspruchs. Zu fragen ist dabei nicht nur nach dem Zuviel an Ökonomie, sondern auch danach, ob die eingesetzten Instrumente dem jeweiligen Sachverhalt angemessen sind. Die Ökonomie unterliegt der Gefahr, ihre Grenzen zu sprengen und zur Norm des menschlichen Zusammenlebens insgesamt zu werden, wenn sie das gesellschaftliche Ganze ihren Imperativen *subsumiert.* Und unter den hegemonialen Bedingungen von Kapital, Markt und Konkurrenz reduziert sich dann Gesellschaft auf das Konstrukt einer Marktgesellschaft.

Wir kennen solche Wirkungsprozesse im Gesundheitswesen auch in umgekehrter Richtung. Das Stichwort lautet hier: *Medikalisierung,* die Amalgamisierung der Medizin mit anderen Lebensbereichen unter dem hegemonialen Anspruch der Medizin. Das meint, dass soziales Verhalten, gesellschaftliche Verhältnisse, ihre Entwicklung und Kontrolle medizinisch - durch Arzneimittel, Operationen oder psychotherapeutische Interventionen - geregelt werden. Ähnlich verhält es sich auch mit dem Begriff der *Biologisierung.* Gerade in der Medizin wird niemand ernsthaft bestreiten, dass die Biologie eine notwendige und wichtige Wissenschaft ist. Gleichwohl wird die Lösung sozialpolitischer Probleme mit biologischen Methoden als *Biologisierung* bezeichnet. Eine solche Tendenz hatte sich mit der menschenverachtenden nationalsozialistischen Rassenhygiene durchgesetzt. Grenzüberschreitende wissenschaftliche Expansionen sind keineswegs singulär und auf den hier beschriebenen Sachverhalt begrenzt. Sie überschreiten das Maß der Vermittlung, das zwischen unterschiedlichen gesellschaftlichen Bereichen real besteht. Zu denken ist dabei auch an eine *Personalisierung* von Geschichte oder die *Psychologisierung* von Politik.

---

[411] R. Dahrendorf, Homo sociologicus, Köln 1961, S. 8.

Überdies ist innerhalb der Ökonomie deutlich zwischen einer *betriebs-wirtschaftlichen* und einer *gesamtwirtschaftlichen* Rationalität zu unterscheiden. Denn was für den Betrieb von Interesse ist, muß für die Gesamtwirtschaft noch lange nicht zweckmäßig und sinnvoll sein. Nicht selten widerspricht sich sogar die Wirtschaftlichkeit dieser beiden Dimensionen. Besonders deutlich wird das beim Umweltschutz. Die Ausweitung der betriebswirtschaftlichen Rationalität bedeutet heute nicht selten eine enorme Vergeudung gesellschaftlicher Ressourcen. So fehlt beispielsweise den Stahl- und Chemieunternehmen zunächst jeglicher Anreiz, die von ihnen verursachte Umweltverschmutzung zu reduzieren. Die Reinigungs- und Gesundheitskosten, die durch ihre Produktionsverfahren nötig geworden sind, wurden nämlich größtenteils nicht von ihnen selbst, sondern gesamtgesellschaftlich getragen. Noch dramatischer ist es bei den Folgekosten der Atomindustrie. Die so entstehenden *sozialen Kosten* können also von den Unternehmen solange ausgeklammert und vernachlässigt werden, bis das Gemeinwesen unter gesamtwirtschaftlichen und sozialen Aspekten interveniert. Aber auch im Gesundheitswesen kennen wir dieses Phänomen. So kann beispielsweise die Verschiebung von Kosten aus dem ambulanten in den stationären Sektor und umgekehrt durchaus für die jeweilige Institution einen Vorteil bedeuten, obwohl sie unter einer Gesamtsicht verteuernd wirkt. Mit betriebswirtschaftlichen Verfahren läßt sich in der Beziehung zwischen sozialer Arbeit und ihren Adressaten allenfalls messen, „ob etwas richtig getan wird", nicht aber, „ob auch das Richtige getan wird". Und *Evans* stellt für das Gesundheitswesen sarkastisch, aber treffend fest, dass aus mikroökonomischer Sicht unwirksame oder gar gefährliche gesundheitliche Dienstleistungen den gleichen Gewinn erbringen können, wie wirksame und nützliche.[412]

Politische Entscheidungen und ethische Fragen indessen haben stets generellen Charakter und sind in demokratischen Gesellschaften immer am Gemeinwesen orientiert. Sie sollten es zumindest sein. Politische Entscheidungen dürfen deshalb auch nicht Unternehmern überlassen werden, da diese - insbesondere in der Marktwirtschaft - primär ihr Unternehmen und nur bedingt das Gemeinwesen im Auge haben. Der Gedanke, dass der erfolgreiche Unternehmer auch der „Chef der Gesellschaft" sein sollte, ist jedoch keineswegs abwegig. In Italien hatte sich diese Vorstellung sogar in der praktischen Politik niedergeschlagen und war 1995 als „Berlusconi-Syndrom" bekannt geworden.

---

[412] Vgl. N. Schmacke, Konzentration auf die „wirklich wichtigen Leistungen"?, in: Die Ersatzkasse, H. 11, 1997, S. 398.

# 3 „Kostenexplosion" im Gesundheitswesen?

Eines der Hauptargumente für die Renaissance von Wettbewerb und Markt ist die sich ausweitende *Weltmarktkonkurrenz* und die damit verbundene Debatte um den *Wirtschaftsstandort Deutschland*. Sie gelten als Ausgangspunkt, gleichsam als unverrückbarer Sachzwang für gegenwärtige Strategien, dem sich alles unterzuordnen hat. Das exportorientierte deutsche Kapital - ausgerichtet auf die Eroberung internationaler Marktanteile - sieht seine Position als „Exportweltmeister" bedroht, obwohl dafür angesichts der enormen Exportüberschüsse in den vergangenen Jahren kein Anlaß bestand. Es fordert deshalb Ruhe und Bescheidenheit an der Heimatfront. Und das betrifft nicht nur die Löhne und Gehälter insgesamt, sondern konzentriert sich in den letzten Jahren zunehmend auf die so genannten Lohnnebenkosten, zu denen auch die Ausgaben für die Krankenversorgung zählen. Die Gespenster der „Standortfrage" und der „Europäischen Vereinigung" haben zu einer wahren *Sparpanik* geführt, einer unkontrollierten und irrationalen Massenreaktion, obwohl das Ifo-Institut für Wirtschaftsforschung bereits im August 1996 in einem Gutachten dem Bundesministerium für Wirtschaft bestätigte, dass der Standort Deutschland besser als sein Ruf sei. Und „bei Betrachtung des Standortfaktors Löhne hätten Berechnungen ergeben, daß die Lohnstückkosten der deutschen Gesamtwirtschaft ... im internationalen Vergleich nicht zu hoch seien oder sich übermäßig ungünstig entwickelt hätten"[413]. In die gleiche Richtung argumentiert auch der Sachverständigenrat für die Konzertierte Aktion im Gesundheitswesen in seinem Sondergutachten 1996: „Innerhalb der EU deuten Entwicklung und Niveau der deutschen Abgabenquote (Summe aus Steuern und Sozialabgaben) nicht auf Standort- oder Wettbewerbsnachteile hin."[414] Inzwischen sind es weniger die internationale Wettbewerbsfähigkeit des „deutschen" Kapitals und die europäische Integration, als vielmehr die Finanzkrise des Staates. Die angebotsorientierte Wirtschaftspolitik der konservativ-liberalen Bundesregierung mit ihren neoliberalen Rezepten, die die Massenarbeitslosigkeit noch weiter anheizten, fegte die Kassen des Staates leer. Und die „leeren Kassen" sind inzwischen das Hauptargument für weitere Restriktionen.

Von den Ausgaben für die Krankenversorgung wird seit nahezu 20 Jahren behauptet, dass sie „explodieren", dass die Bundesbürger über ihre

---

[413] Der Standort Deutschland ist besser als sein Ruf, in: Frankfurter Allgemeine Zeitung vom 1. August 1996.

[414] SVRKAiG, Sondergutachten 1996, Tab. 8 (S. 51), Punkt 29.(S. 53), Punkt 46.(S. 69). Zu ähnlichen Ergebnissen kommt auch C.F. Hofmann, Deutsche Wettbewerbsvorteile, in: Bundesarbeitsblatt 11, 1996, S. 10f.

Verhältnisse lebten oder sie gar mißbrauchten und damit selbst ihre Arbeitsplätze gefährdeten. Was liegt auf diesem Hintergrund also näher als zu fordern, dass genau diese Kosten und insbesondere die Ausgaben, die in den Bereich der gesetzlichen Krankenversicherung fallen, gesenkt werden müssen. Und es wird davon ausgegangen und erwartet, dass die Effizienz der Krankenversorgung deutlich erhöht werden könne, ohne ihre Qualität zu beeinträchtigen.[415]

Beim näheren Hinschauen zeigt sich jedoch folgendes: Richtig ist, dass die *absoluten Ausgaben* für Gesundheit in den letzten 25 Jahren steil angestiegen sind. Sie haben sich mehr als verfünffacht. (Abb. 5) Aber auch das Sozialprodukt hat sich entsprechend erhöht. Der *prozentuale Anteil* der Gesundheitsausgaben am *Sozialprodukt* - und zwar insgesamt ebenso wie der Anteil, der von der gesetzlichen Krankenversicherung aufgebracht wird - ist von 1975 bis in die 90er Jahre fast konstant geblieben. Anfang der 90er Jahre kam es zu einem durch die deutsche Vereinigung verursachten geringfügigen Anstieg, der auf die geringere Wirtschaftskraft der neuen Bundesländer zurückgeführt wird. Das bestreiten inzwischen auch die gesundheitspolitisch relevanten Entscheidungszentralen nicht mehr ernsthaft, obwohl das Argument in der gesundheitspolitischen Debatte immer wieder benutzt wird. (Abb. 6)

Es handelte sich dabei offensichtlich um ein ideologisches Konstrukt, ein Gemenge aus Wahrem und Falschem zur Rechtfertigung von Interessen. Der konservativ-neoliberalen Bundesregierung ging es nämlich vor allem in ihrer letzten Phase nicht um eine rationalere Ressourcenverwendung und einen sozialverträglichen „Umbau" des Gesundheitswesens, sondern lediglich um die finanzielle Entlastungen der Unternehmen im Rahmen der gesetzlichen Krankenversicherung. Die steigende Belastung der Versicherten wurde bewußt in Kauf genommen. Ihren Gipfel fand diese Politik in Bestrebungen, die Arbeitgeberbeiträge festzuschreiben und zukünftige Beitragserhöhungen allein von den abhängig Beschäftigten tragen zu lassen.

---

[415] K. Stegmüller, Wettbewerb im Gesundheitswesen - Konzeptionen zur „dritten Reformstufe" der Gesetzlichen Krankenversicherung, Frankfurt a.M. 1996.

*Abb. 5: Entwicklung der Ausgaben für Gesundheit nach Leistungsarten*

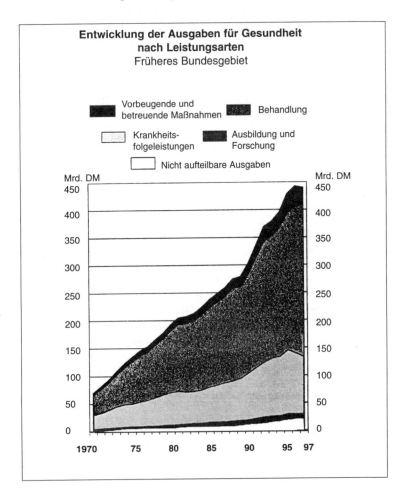

Quelle: Statistisches Bundesamt: Gesundheitswesen, Fachserie 12, Reihe S. 2 (1970 bis 1997), Wiesbaden 2000, S. 11

*Abb. 6: Gesundheitsausgaben und Ausgaben der Krankenkassen in Prozent des Bruttosozialprodukts (alte Bundesländer) 1970 bis 1995*

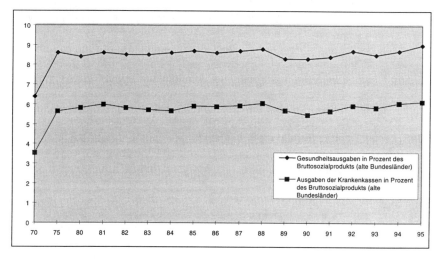

Quelle: OECD Health Data 1996; eigene Berechnung

Schauen wir unter dem Gesichtspunkt der Weltmarktkonkurrenz auf den internationalen Vergleich der Gesundheitsausgaben, so ist festzustellen, dass ausgerechnet die USA mit ihrem wettbewerbsorientierten Gesundheitswesen mit 14 Prozent (1996/7)[416] die höchsten Ausgabenanteile am Sozialprodukt (BIP) hatten und überdies die höchsten Verwaltungskosten an den gesamten Gesundheitsausgaben (24 Prozent)[417] verzeichneten. Interessant ist auch, dass der Anstieg der Gesundheitsausgaben in Großbritannien mit seinem kostengünstigen nationalen Gesundheitsdienst genau mit dem Jahr (1991) einsetzte, in dem die neu eingeführten „Internen Märkte" oder „Quasi-Märkte", die den Wettbewerb stimulieren sollen, wirksam zu werden begannen.[418] Auch hier haben sich seit der Einführung des gesteuerten Wettbewerbs im NHS die Verwaltungskosten fast verdoppelt und betragen nun zwischen 11-16 Prozent des NHS-Budgets.[419] In Deutschland belaufen sich die Ausgaben für Verwaltung auf rund 13 Prozent der Gesundheitsausgaben - in der gesetzlichen Krankenversicherung seit vielen Jahren um 5 Prozent.

In diesem Zusammenhang werden immer wieder Argumente vorgetragen, dass vor allem sozialmedizinische Entwicklungen und technologische Neuerungen - also *Altersentwicklung* und *medizinischer Fortschritt* - kostentreibend wirken. Freilich muß an solche Entwicklungen gedacht werden, weil hier tatsächlich relevante *langfristige* Veränderungen stattfinden. Werden nämlich die Menschen älter, steigt ihre durchschnittliche Lebenserwartung, so können mehr chronische Krankheiten auftreten. Pathologische Verschleißerscheinungen und Krankheiten mit einer langen Entstehungsphase haben dann die erhöhte Chance, zum Ausbruch zu kommen. Aber ihr Stellenwert als *kurzfristiger* Hauptverursacher der Kosten- und Ausgabenentwicklung wird auch vom Sachverständigenrat mit Recht in den Bereich der Mythologie verwiesen. In seinem Sondergutachten von 1995 formuliert er: „So beträgt die durchschnittliche demographisch verursachte Steigerungsrate der gesamten GKV-Behandlungsausgaben bis zum

---

[416] OECD Gesundheitsdaten 1998.

[417] D. Himmelstein, S. Woolhandler, Costs without Benefit, New England Journal of Medicine, 314, 1986, S. 441-445; dies., The National Health Program Chartbook, Cambridge 1992, S. 81, ebenso: Ausgabe 1996, S. 117.

[418] H. Glennester, J. Le Grand, The Devepolment of Quasi-Markets in Welfare Provision in the U.K., in: International Journal of Health Services, Vol. 25, Nr. 2, 1995, S. 208f; R. Lawson, Eine konservative Revolution? Thatcher, Major und der britische Wohlfahrtsstaat, in: WSI-Mitteilungen, Jg. 49, H.4, 1996, S. 271. Hier wird darauf verwiesen, daß die Gesundheitsverwaltung und -bürokratie nach den Reformen bedeutend teurer geworden sind.

[419] J.T.Hart, Patients as Producers, in: St. Iliffe, H.-U. Deppe (Hrsg.), Health Care in Europe: Competition or Solidarity? Frankfurt a.M. 1996, S. 137; McKinsey-Studie, zitiert nach: Frankfurter Allgemeine Zeitung vom 2. November 1996.

Jahre 2000 nach der alten Schätzung zur Basis 1991 0,61%, nach der neuen zur Basis 1995 in der unteren Variante 0,74% und in der oberen Variante 0,86%."[420] Das entspricht etwa auch dem Ausgabeneffekt durch demographische Veränderungen, der für Kanada und Schweden geschätzt wird.[421] Und in seinem Sondergutachten von 1997 heißt es sogar: Rein demographiebedingt liegt die jahresdurchschnittliche Wachstumsrate der gesamten Behandlungsausgaben auf der Basis von 1995 bis zum Jahr 2040 lediglich bei 0,15 Prozent.[422]

Auf ein weiteres Phänomen ist in diesem Zusammenhang zu verweisen: Gemeinhin wird eine steigende Lebenserwartung mit steigenden Kosten für die Gesundheitsversorgung gleichgesetzt, da die Inanspruchnahme medizinischer Leistungen im Alter zunimmt. Allerdings konnte inzwischen in empirischen Untersuchungen nachgewiesen werden, dass mit zunehmendem Alter die Kosten für Versterbende im letzten Lebensjahr deutlich zurückgehen. Es heißt sogar:

„Der mit einer Sterblichkeitsentwicklung gemäß optimierter Prognose verbundene Anstieg der über 65jährigen um bis zu 20% gegenüber der 8. koordinierten Bevölkerungsvorausberechnung wird durch den gleichzeitigen Rückgang der altersspezifischen Verbrauchsziffern an kurativen, insbesondere stationären, Leistungen fast gänzlich kompensiert; bei ´komprimierter Morbidität´ und damit noch stärker sinkenden altersspezifischem Ressourcenverbrauch ist sogar eine komplette Kompensation möglich."[423]

Der *medizinisch-technische Fortschritt* kann die Gesundheitsausgaben in die Höhe treiben, muß dies aber nicht zwangsläufig. Es handelt sich dabei um ein Mengen- und Qualitätsproblem, das sich keineswegs als „Naturereignis" oder „Sachzwang" erklären läßt, sondern auf dem Hintergrund handfester Interessen zu sehen ist. So entwickelt sich z.B. die medizintechnische Diagnostik um ein vielfaches schneller als die entsprechenden therapeutischen Möglichkeiten, die solche Verbesserungen für die Patienten erst sinnvoll machen. Außerdem birgt der medizinisch-technische Fort-

---

[420] SVRKAiG, Gesundheitsversorgung und Krankenversicherung 2000, Sondergutachten 1995, Baden-Baden 1995, S. 44.

[421] R.G. Evans, Tension, Compression, and Shear: Directions, Stresses, and Outcomes of Health Cost Control, in: Journal of Health Politics, Policy and Law, Bd. 15, Nr. 1, 1990, S. 101-128.

[422] SVRKAiG, Gesundheitswesen in Deutschland, Bd. II, Sondergutachten 1997, Punkt 396.

[423] A. Seidler, R. Busse, F.W. Schwartz, Auswirkungen einer weiteren Steigerung der Lebenserwartung auf den medizinischen Versorgungsbedarf, in: Die Ersatzkasse, H.9, 1996, S. 317-322. Im Sondergutachten 1996 des SVRKAiG heißt es dazu: „Die Versorgungskosten für Ältere wurden aufgrund linearer Daten bislang überschätzt. Vielmehr sinken die Kosten für die Versterbenden in ihrem letzten Lebensjahr mit zunehmendem Alter deutlich, da - zumindest für die stationäre Versorgung - sowohl der Kumulationseffekt medizinischer Leistungen als auch die Dauer der Leistungen abnehmen." (S. 176)

schritt auch erhebliche kostensenkende Möglichkeiten in sich. Dank der Entwicklung in der mikroinvasiven Chirurgie und der Anästhesie können heute beispielsweise Eingriffe ambulant oder teilstationär durchgeführt werden, die vor Jahren noch mit einem wochenlangen Krankenhausaufenthalt verbunden waren. Neue Behandlungsmethoden sind also nicht a priori teurer als alte. Hier wäre eine kritische Wirkungsforschung, transparente Steuerung und Planung angebracht, anstelle einer unreflektieren Bewunderung neuer Technologien. Deshalb scheint es auch plausibel, wenn der Sachverständigenrat bereits 1991 schrieb: „Für den *medizinisch-technischen Fortschritt* kann ähnlich wie bei der Altersentwicklung von Jahr zu Jahr nur ein marginaler Einfluß auf die Ausgabenentwicklung unterstellt werden."[424]

Es bedarf also noch deutlicher Differenzierungen, bevor demographische Veränderungen und medizinisch-technische Fortschritte als aussagekräftiges Argument für einen relevanten Kostenanstieg im Gesundheitswesen angeführt werden können.

## 4 Anstieg des Beitragssatzes in der GKV

Was allerdings in regelmäßigen Abständen angestiegen ist, sind die *Beitragssätze* der GKV. Und das drückt tatsächlich - wenn auch eine andere - krisenhafte Entwicklung aus. (Abb. 7)

Die Beitragssätze der Krankenkassen orientieren sich nämlich nicht am Sozialprodukt bzw. dem Volkseinkommen insgesamt, sondern lediglich an einem Teil des Volkseinkommens - der Lohnquote. Und diese ist im Vergleich zur Gewinnquote bei wachsendem Volkseinkommen stetig gesunken. Sie hatte 1982 mit 76,9 Prozent ihren Höchststand erreicht und betrug 1994 nur noch 70,1 Prozent (Abb. 8). Diese Tendenz wird sich offensichtlich auch in absehbarer Zukunft nicht ändern. Darin spiegeln sich nämlich das Phänomen der ansteigenden unfreiwilligen Massenarbeitslosigkeit und die Ergebnisse der zurückhaltenden Tarifauseinandersetzungen wider. Damit ist die Finanzierungsbasis der gesetzlichen Krankenversicherung geschrumpft. Ihr Einnahmepotenzial ist zurückgegangen und diejenigen, die noch Einkommen aus Erwerbsarbeit erzielen (Beitragzahler), haben diese Ausfälle zu kompensieren. Sie müssen mehr bezahlen. Also steigen die Beitragssätze.

---

[424] SVRKAiG, Stabilität ohne Stagnation? Sondergutachten 1991, Ziff. 23; siehe auch: SVRKAiG, Sachstandsbericht 1994, Gesundheitsversorgung und Krankenversicherung 2000, Baden-Baden 1994, S. 106f.

*Abb.7: Gesetzliche Kostendämpfungsmaßnahmen und Beitragssatzentwicklung in der GKV 1975 bis 1996*

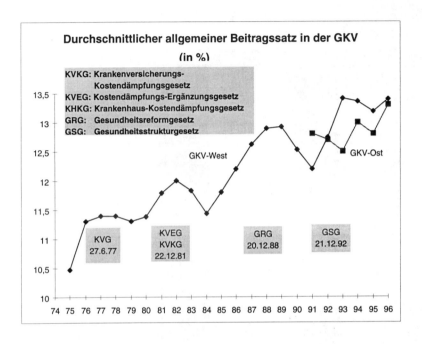

*Abb.8:* *Verteilung des Volkseinkommens (früheres Bundesgebiet) 1982 und 1994*

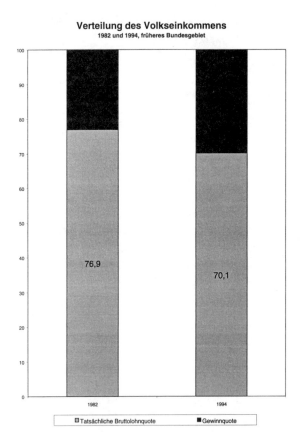

Quelle: Schäfer, C. (1998): Das Ende der Bescheidenheit wäre der Anfang der Vernunft. Zur Verteilungsentwicklung in 1997/98 und den Vorjahren; in: WSI-Mitteilungen 10/1998, S. 676

Selbst der SVRKAiG konnte sich - wenn auch spät - dieser Erkenntnis in seinem Sondergutachten von 1997 nicht mehr verschließen. Hier heißt es:

„Die zunehmende strukturelle Arbeitslosigkeit, die ungünstige Konjunkturentwicklung und das schwache Wirtschaftswachstum führten in den letzten Jahren zu einem nur geringen Anstieg der Lohnsumme bzw. der beitragspflichtigen Einnahmen und erneut zu Defiziten der GKV. Bei einem weiterhin nur mäßigen Anstieg der beitragspflichtigen Einnahmen droht ein Einbruch der Finanzierungsbasis. Aus dieser Sicht krankt die GKV derzeit weniger an einem exzessiven Leistungs- und Ausgabengebahren als an einer notleidenden Finanzierungsgrundlage, was jedoch nicht als Leugnung zukünftigen Ausgabendrucks interpretiert werden darf. ...Der sich abzeichnende Trend einer rückläufigen Einnahmebasis rückt den fiskalischen Aspekt in den Mittelpunkt der neu entfachten Diskussionen um eine Finanzierungsreform der GKV, wohingegen distributive und allokative Aspekte eher den Rang von Nebenbedingungen einzunehmen scheinen."[425] Und etwas später heißt es: „Es ist leicht nachvollziehbar, daß wirtschaftspolitische Maßnahmen, die eine prosperierende Wirtschaftsentwicklung und einen Abbau der Arbeitslosigkeit fördern, automatisch zu einem stärkeren Wachstum der beitragspflichtigen Einnahmen und damit zu einer Milderung der Finanzierungsprobleme in der GKV führen würden."[426]

*Hagen Kühn* hat in seinem Artikel „Zwanzig Jahre `Kostenexplosion`" diesen Sachverhalt schon vor einiger Zeit einleuchtend dargestellt und empirisch belegt. Zusammenfassend schreibt er: „Während der GKV-Anteil am BSP seit 1975/80 unverändert ist, ist der Anteil der Löhne und Gehälter gesunken. Wären also in den achtziger Jahren bis heute die Beschäftigung und Lohnquote konstant geblieben, so würde der heutige Beitragssatz exakt dem des Jahres 1980 entsprechen. Anders ausgedrückt: wäre bei der gegebenen empirischen Ausgangslage (also gegebener „Kostenexplosion"!) der Lohnanteil am Sozialprodukt gestiegen, dann wäre der Beitragssatz sogar gefallen."[427]

Ergänzt wird diese Entwicklung durch den seit Jahren anhaltenden Verschiebebahnhof innerhalb der Sozialversicherung[428], der der gesetzlichen Krankenversicherung zusätzliche finanzielle Lasten aus der Arbeitslosen- und Rentenversicherung aufbürdet. Es gibt deshalb auch Überlegungen, bestimmte Leistungen der Sozialversicherung über Steuern zu finanzieren. Die Dynamik der Beitragssatzentwicklung in der gesetzlichen Krankenversicherung geht allerdings eindeutig von der Einnahmeseite aus.

---

[425] SVRKAiG, Gesundheitswesen in Deutschland, Kostenfaktor und Zukunftsbranche, Bd. II, Sondergutachten 1997, Punkt 409.

[426] Ebenda, Punkt 417.

[427] H. Kühn, Zwanzig Jahre „Kostenexplosion", in: Jb. für Krit. Medizin, Bd. 24, Hamburg 1995, S. 156f. Vgl. auch: B. Braun, H. Kühn, H. Reiners, Das Märchen von der Kostenexplosion, Populäre Irrtümer der Gesundheitspolitik, Frankfurt a.M. 1998.

[428] H.-U. Deppe, R. Rosenbrock, Gesundheitssystem und ökonomisches Interesse, in: Jb. f. Krit. Medizin, Bd. 5, Berlin 1980, S. 43-50, bes. S.46ff.

In diese Richtung argumentiert auch der frühere sozialdemokratische Sozialminister *Ehrenberg*:

„Der Anstieg der Beitragssätze in der Krankenversicherung geht zu einem wesentlichen Teil auf den Anstieg der *Arbeitslosenzahl* und der *Sozialhilfeempfänger* zurück. Für Arbeitslosengeld- bzw. Arbeitslosenhilfeempfänger zahlen die Bundesanstalt für Arbeit und der Bund die Krankenkassenbeiträge. Berechnungsgrundlage ist ein um 20 Prozent gemindertes Arbeitseinkommen, berechnet *nur* nach der tariflichen Arbeitszeit. Und die Sozialhilfeträger zahlen einen Mindestbeitrag, der im Regelfall unter 200 DM im Monat liegt. 1980 zahlte die Bundesanstalt für Arbeit für 576 000 Leistungsempfänger *volle* Beiträge an die Krankenversicherung, 1994 für 2,9 Millionen verminderte Beiträge. Die um das Zweieinhalbfache gestiegene Zahl der Sozialhilfeempfänger (im vereinten Deutschland) belastet die Kostenrechnung der Krankenkassen ebenfalls schwer. Sie müssen hier für Millionen Menschen den gleichen Leistungsanspruch wie für Vollbeitragszahler bei drastisch gemindertem Beitragseinnahmen erbringen.“[429]

Ähnlich verhält es sich bei der *Krankenversicherung der Rentner*. Für die Mitglieder der Rentenversicherung wird nämlich ein einheitlicher Beitragssatz zur Krankenversicherung festgelegt. Und dieser liegt deutlich unter dem Geldbetrag, der tatsächlich für die Krankenversorgung der Rentner aufgebracht werden muß. Die Finanzierungslücke betrug 1996 mehr als 50 Mrd. DM.[430] Sie wurde von denjenigen, die einen Arbeitsplatz hatten - auch das ist freilich unter der Rubrik „Solidarität" zu betrachten - ausgeglichen. Der Anstieg der Rentner, Frührentner und Vorruheständler macht sich hier also deutlich bemerkbar. Hätte nämlich die Rentenversicherung das so entstandene Defizit kompensiert, dann hätte allein dadurch der Beitragssatz in der gesetzlichen Krankenversicherung 1991(9%) sogar geringfügig unter dem von 1975 (9,3%) gelegen.[431]

Selbst wenn gerade mit kollektiven und öffentlichen Finanzmitteln sparsam und effizient umgegangen werden sollte, so ist die ausschließliche Konzentration darauf lediglich ein Laborieren am Symptom. Das Argument, dass die Einführung von mehr Wettbewerb und Märkten die „Lohnnebenkosten", die von der gesetzlichen Krankenversicherung verausgabt werden, wesentlich senkt, ist äußerst fragwürdig, zumal die Hauptursachen des Anstiegs der Beitragssätze in Deutschland damit nicht in Verbindung stehen, sondern primär von der Einnahmeseite ausgehen. Gleichwohl hält der Druck nach mehr Effizienz durch Wettbewerb im Gesundheitswesen an - ja scheint sogar noch anzusteigen. Die losgetretene ideologische Lawine ist kaum noch zu bremsen. Welche Auswirkungen das auf die Krankenversorgung haben kann, welche Chancen und Gefahren daraus für die Medizin entstehen können, soll im folgenden ausgeführt werden.

---

[429] H. Ehrenberg, Nicht der Sozialstaat, die Arbeitslosigkeit ist teuer!, in: Soziale Sicherheit, Heft 3, 1996, S.84f.

[430] Vgl. ausführlich Teil A, Kap. 4.

[431] D.G. v. Stillfried, Die Ausgaben für medizinische Versorgung im Alter: Solidarität oder Eigenverantwortung?, in: Arbeit und Sozialpolitik, H. 3-4, 1994, S. 64f.

# 5  Markt, Wettbewerb und Medizin

## 5.1  Markt und Krankheit

Der Markt ist der Ort, auf dem Waren angeboten und nachgefragt werden. Er reagiert auf Kosten, die sich in Preisen ausdrücken und trägt traditionell zur Verteilung arbeitsteilig hergestellter Güter bei. Die Menschen, die hier tätig werden, gehen spezifische gesellschaftliche Beziehungen ein. Sie treten als Käufer und Verkäufer von Waren auf und verfolgen bestimmte eigene Interessen. Obwohl Märkte per se keine Interessen haben, gibt es aber keine realen Märkte ohne Interessen. Bezogen auf die Krankenversorgung heißt das: Märkte beziehen die Kranken in das Wirtschaftsgeschehen ein und schließen sie zugleich in mehr oder minder großem Umfang von den ökonomischen Chancen aus. Unter solchen Bedingungen kommt es zu einer Kommodifizierung öffentlicher Aufgaben mit non-profit Charakter, die das gesellschaftliche Risiko Krankheit absichern sollen. Der Markt als Distributionsinstrument sollte deshalb auch nur dort eingesetzt werden, wo gesellschaftliche Steuerung nicht mehr möglich oder unsinnig ist. Darüber hinaus sind Märkte insbesondere hinsichtlich ihrer Transparenz sehr unterschiedlich. Zu denken ist dabei beispielsweise an einen qualitäts- und preistransparenten Gemüsemarkt, auf dem der Wechsel von Händler zu Händler sich problemlos gestaltet, den industriellen Markt mit wenigen Anbietern, streng vertraulichen Preisabsprachen und längerfristigen Kooperationen oder gar einen Waffenmarkt mit seinen konspirativen Regeln. Solche Märkte haben ihre eigenen unterschiedlichen Gesetzmäßigkeiten und werden von dem Charakter der jeweiligen Waren und Interessen geprägt.

Kann die Beziehung zwischen Arzt und Patient - wie auf dem Markt - tatsächlich transparent sein? Immerhin geht es um Vertrauen und Intimität verbunden mit Schweigepflicht. Weltweit gibt es kein Gesundheitswesen, das rein marktwirtschaftlich organisiert ist. Es geht hier allenfalls um ein Mehr oder Weniger. Der Staat, das politische Gemeinwesen, hat überall bei der Gestaltung und Organisation des Umgangs mit Krankheit und Gesundheit letztlich die Verantwortung, selbst bei der Entscheidung darüber, welche Teile des Gesundheitswesens dem Markt preisgegeben werden. Warum? Es hat sich herausgestellt, dass *Gesundheit oder Krankheit als Ganzes keinen Warencharakter*[432] annehmen kann und das hängt u.a. mit folgenden Besonderheiten zusammen:

---

[432] Vgl. hierzu auch: SVRKAiG, Sondergutachten 1997, Ziffer 25ff.

- Gesundheit ist ein lebensnotwendiges, nicht käufliches *soziales Gut*. Es ist ein kollektives, öffentliches und „meritorisches Gut", ähnlich wie Atemluft, Trinkwasser, Bildung oder Verkehrs- und Rechtssicherheit. Dabei handelt es sich aus gesundheitsökonomischer Sicht um Güter oder Dienste, die aufgrund politischer Entscheidungen in größerem Umfang bereitgestellt werden sollten, als es den manifesten Präferenzen der einzelnen Bürger entspricht. Niemand sollte von ihrer Nutzung ausgeschlossen werden. Ihre Herstellung oder ihr Konsum erzeugt zusätzlichen Nutzen, der über den unmittelbaren Konsumnutzen des einzelnen hinausgeht und einen kollektiven Nutzen erbringt (Zusatznutzen).[433] Letzerer läßt sich nur gesellschaftlich und nicht betriebswirtschaftlich regulieren. Es geht dabei in der bürgerlichen Gesellschaft um die Qualifikation der Ware Arbeitskraft. Diese besteht nicht allein in dem, was dem jeweiligen Individuum persönlich hilft und nützt, sondern auch und vor allem in einer Qualifizierung, die die Verwertung der Ware Arbeitskraft im Prozeß der Kapitalakkumulation verbessert.[434]
- Auf Krankheit kann nicht wie auf bestimmte Konsumgüter oder Dienstleistungen verzichtet werden.
- Der Patient weiß nicht, wann und warum er krank wird, an welcher Krankheit er leiden wird. Er hat in der Regel nicht die Möglichkeit, Art, Zeitpunkt und Umfang der in Anspruch zu nehmenden Leistungen selbst zu bestimmen. Krankheit ist ein von den Individuen kaum steuerbares Ereignis. Es ist ein *allgemeines Lebensrisiko*.
- Der Patient befindet sich durch sein Kranksein in einer Position der *Unsicherheit, Schwäche, Abhängigkeit und Hilfsbedürftigkeit*. Dies ist nicht selten verbunden mit Angst und Scham. Der Patient bedarf deshalb eines besonderen Schutzes.[435]
- Das Arzt-Patient-Verhältnis ist keine gewöhnliche Produzenten-Konsumenten-Beziehung. Es gibt kein Gleichgewicht von Anbietern und Nachfragern. Der nachfragende Patient wird mit dem „Monopol" des ärztlichen Wissens konfrontiert. Er weiß nicht, durch welche Zielsetzungen die Handlungen seines Arztes motiviert sind. Es besteht *Anbieterdominanz*.
- Die *Nachfrage* ist in vielen Fällen *angebotsinduziert*. Sie erfolgt zunächst unspezifisch und wird erst durch die Kompetenz eines medizinischen Experten spezifiziert und definiert. Der Arzt diagnostiziert, berät

---

[433] Vgl. F.-X. Kaufmann, Herausforderungen des Sozialstaates, Frankfurt a.M. 1997, S. 37.

[434] Vgl. H.-U. Deppe (Hrsg.), Vernachlässigte Gesundheit, Köln 1980, S. 111 und passim.

[435] SVRKAiG, Jahresgutachten 1992, Ziffer 352.

über Art und Umfang der Leistung und führt diese in vielen Fällen selbst durch. Dabei können Anreize bestehen, die Behandlungsleistungen anhand anderer Parameter zu optimieren. Aufgrund der begrenzten Wissenschaftlichkeit der praktischen Medizin hat der Arzt überdies einen breiten *Ermessensspielraum* bei seinen diagnostischen und therapeutischen Entscheidungen (Indikationsstellung). Evidence-based Medicine, die strikte Anwendung wissenschaftlich gesicherter Forschungsergebnisse, ist für viele Ärzte noch immer ein unbekanntes Fremdwort.

- Die *Konsumentensouveränität*[436] ist im Gesundheitswesen deutlich eingeschränkt. Der Patient ist nämlich in der Regel nicht in der Lage, die ärztliche Tätigkeit fachkundig beurteilen oder kontrollieren zu können. Er ist in seiner Urteilsfähigkeit stark reduziert. Es besteht ein erhebliches Informations- und Kompetenzgefälle zwischen ihm und dem sachverständigen Arzt. Entscheidungen von Patienten sind deshalb von Defiziten, „sachfremden" Kriterien und Unsicherheiten geprägt. Informationen über die Qualität eines Arztes sind unzureichend und resultieren in der Regel aus informellen Hinweisen von Laien.

- Der Patient befindet sich im Augenblick der Nachfrage häufig bis regelmäßig in einer Situation, in der ihm die Beobachtung des Marktes nach geeigneten Leistungen und Anbietern sowie das Aushandeln von Leistungen und Preisen nicht zugemutet werden kann. Insbesondere bei ernsthaften akuten Erkrankungen, bei psychiatrischen Krankheiten oder im hohen Alter ist er in einem Zustand, der rationale Entscheidungen reduziert. Auch ist umgekehrt der rationale Zugang zum Patienten nicht immer gewährleistet.

- Die Nachfrage nach medizinischen Leistungen ist darüber hinaus *nicht preiselastisch*, d.h. dass sie mit sinkenden Preisen steigt bzw. mit steigenden Preisen sinkt. Entscheidungen über Innovationen, Produktion, Versorgungsstrukturen, Mengen und Preise in der Krankenversorgung können nicht wie auf Gütermärkten im Wege individuell konkurrierender Suchprozese nach dem jeweiligen ökonomischen Nutzenprinzip getroffen werden. Geht es doch bei einem großen Teil der Nachfrage - und gerade bei lebenswichtigen - um ärztlich verordnete Leistungen.

- Und schließlich: In der Regel haben diejenigen Patienten den größten Bedarf an Gesundheitsleistungen, die aus den *unteren Sozialschichten* kommen und über die geringsten finanziellen Ressourcen verfügen.[437]

Schon die Beschreibung des Verhältnisses von Markt und Patient macht offensichtlich, dass hier öffentliche Schutzfunktionen wahrgenommen wer-

---

[436] H. Reiners, Ordnungspolitik im Gesundheitswesen, WIDO-Materialien, Bd. 30, Bonn 1987, S. 91.

[437] A. Mielck (Hrsg.) Krankheit und soziale Ungleichheit, Opladen 1994.

den müssen. Und die meisten der aufgeführten Argumente gelten nicht nur für den Patienten, also den bereits Kranken in medizinischer Behandlung, sondern auch für den noch gesunden Versicherten. Es spricht also viel dafür, daß die Versorgung von Krankheit sich nicht dem Mechanismus von Angebot und Nachfrage unterwerfen läßt, denn Märkte reagieren nur auf Kosten, die sich in Preisen ausdrücken. Reflexive Konzepte, die davon ausgehen, dass marktwirtschaftlich erzeugte Defizite sich auch durch marktwirtschaftliche Steuerung im Sinne einer „Selbstheilung" beheben lassen, können offensichtlich nicht auf die Krankenversorgung übertragen werden. Dagegen spricht auch die Geschichte ihrer Institutionalisierung. Das Gesundheitswesen gilt deshalb als ein Beispiel für die Theorie des *Marktversagens*.[438] Die Ergebnisse, die die Verteilungskräfte des Marktes, die „invisible hands" *(Adam Smith),* hervorbringen können, sind hier insuffizient. Sie werden allerdings nicht selten von interessierter Seite zur Befriedigung kommerzieller Ziele genutzt. Der Staat, das Gemeinwesen, hat deshalb wichtige Aufgaben wahrzunehmen. Richtungweisende Entscheidungen und Rahmenbedingungen im Gesundheitswesen müssen in einer Demokratie politisch gefällt und im Vertrags- und Leistungsrecht formuliert werden. Gleichwohl kennen wir Gesundheitssysteme, in denen Märkte - Teilmärkte und Quasi-Märkte - existieren, die die Grundlage für Wettbewerb bilden. Schauen wir uns deshalb einmal an, wie sich wirtschaftliche Konkurrenz im Gesundheitswesen auf die Art der Krankenversorgung bis in die intimen Beziehungen zwischen Arzt und Patient hinein auswirkt.

### 5.2 Wirtschaftliche Konkurrenz und Krankheit

Der Markt ist also die Voraussetzung für die Ausübung von Konkurrenz. Erst dann kann um das günstigste Angebot gehandelt werden. Gemeinhin heißt es: „Konkurrenz belebt das Geschäft". Angst vor dem Verlust der materiellen Existenzgrundlage oder das Streben nach Gewinn als Triebkraft individuellen Handels erzwingt persönliche Initiative und Kreativität. Selbstbestimmte Lebensformen entstehen zwar so nicht, aber für die Nachfrager und Konsumenten wird eine Vielfalt von Wahlmöglichkeiten geschaffen. Diese können jedoch nur sinnvoll genutzt werden, wenn der Markt transparent ist und ständig beobachtet wird. Dabei kommt es nicht selten zu erheblichen Unübersichtlichkeiten. Die Konkurrenz ist freilich kein Naturphänomen, sondern entspringt Beziehungen, die Menschen bewußt unter spezifischen Bedingungen miteinander eingehen. Sie ist histo-

---

[438] Weltbank, Weltentwicklungsbericht 1993, Investitionen in die Gesundheit, Washington 1993, S. 5ff.

risch vermittelt und folglich veränderbar. Konkurrenz ist ein Gesellschaftsprinzip.

*Rolf Rosenbrock* schrieb für diese spezifischen Bedingungen treffend: „Wettbewerb ist in der Marktwirtschaft das Wetteifern der einzelnen am Wirtschaftsprozeß beteiligten Subjekte mit dem Ziel des größten Gewinns. Einen `solidarischen Wettbewerb` wird es nicht geben".[439] Bei Strafe des Untergangs ist das einzelne Wirtschaftssubjekt auf dem glatten Parkett des Wettbewerbs dazu gezwungen, den Eigennutz zur handlungsleitenden Maxime zu machen - bis hin zum sozialdarwinistischen Prinzip des „Survival of the fittest" *(Herbert Spencer)*.

Mit welchen Auswirkungen ist also infolge einer umsichgreifenden Konkurrenz zu rechnen?

- Wettbewerb individualisiert, stellt den Eigennutz über das Gemeinwohl und wirkt entsolidarisierend. Er kann gesellschaftszerstörende Potenziale entfalten.

- Mit der Expansion und Intensivierung des Neoliberalismus hat sich Wettbewerb sogar zur „hypercompetition" entwickelt.[440] Sie zeichnet sich durch die ständige Initiative aus, Vorsprung und Vorteil zu verteidigen. Was in diesem Umfeld zählt, ist der Bruch mit dem Status quo durch permanente Aggressivität. Und die Unternehmen wissen, wenn sie es nicht tun, machen es ihre Konkurrenten. Die Kassenärzte haben dieses Phänomen 1996 und in den Jahren danach als „Hamsterradeffekt" erfahren müssen.

- Wettbewerb korrespondiert generell - aber insbesondere in der gegenwärtigen Phase der Umgestaltung des öffentlichen Sektors - mit der Metapher vom „Rosinenpicken" oder „Absahnen". Als Steuerungsinstrument wirkt Wettbewerb deshalb sozial selektiv und polarisierend. Er ist damit gegen Solidarität gerichtet. Das Resultat von Konkurrenz ist immer: Gewinner und Verlierer. Und die Verlierer sind die Schwachen.

- Nach Untersuchungen aus den USA verursachen die teuersten 10 Prozent der Versicherten ca. 60 Prozent der Kosten. Die Abschiebung teurer

---

[439] R. Rosenbrock, Leistungssteuerung durch die Gesetzliche Krankenversicherung, Probleme und Optionen, in: IKK-Bundesverband (Hrsg.), 3. IKK-Forum, Soziale Krankenversicherung: Erfolgs- oder Auslaufmodell? Bergisch Gladbach, Mai 1994, S. 47.

[440] R.A. D´Aveni, R. Gunther, Hypercompetition, Managing the Dynamics of Strategic Manoeuvering, London 1994; E. Altvater, F. Haug, O. Negt u.a., Turbo-Kapitalismus, Gesellschaft im Übergang ins 21. Jahrhundert, Hamburg 1997. Ein Shareholder-Value-Denken hat sich durchgesetzt: Die Zeitspannen für den Kapitalrückfluß werden erheblich verkürzt. Investitionen sind nur noch dann attraktiv, wenn sie schon nach kurzer Zeit einen wirtschaftlichen Nutzen versprechen.

Versicherter verspricht also ein erheblich besseres Marktergebnis als mühsames Ringen um Verbesserungen im Versorgungssystem.[441]

- Unter einer gesamtwirtschaftlichen Perspektive - und dabei denke ich auch an das Gesundheitswesen - wirkt Konkurrenz verteuernd und ist unwirtschaftlich. Am offensichtlichsten treibt sie die Verwaltungs- und Werbungskosten in die Höhe (siehe USA). Auch das ist nicht neu. Dazu schrieb schon *Karl Marx* 1867: „Während die kapitalistische Produktionsweise in jedem individuellen Geschäft Ökonomie erzwingt, erzeugt ihr anarchisches System der Konkurrenz die maßloseste Verschwendung der gesellschaftlichen Produktionsmittel und Arbeitskräfte, neben einer Unzahl jetzt unentbehrlicher, aber an und für sich überflüssiger Funktionen."[442]

- Wettbewerb ist auf Expansion angelegt. Das Sozialgesetzbuch spricht indessen für die Leistungen der Krankenversicherung von einem „Wirtschaftlichkeitsgebot".[443] Dieses widerspricht im Grunde einer Wettbewerbsorientierung. Wirtschaftlichkeit erfordert nämlich Beschränkung auf das Notwendige.[444] Die Herstellung von Gesundheitsgütern soll nicht maximiert werden, sondern zweckmäßig und ausreichend sein. Hier provoziert existentieller Wettbewerb die Überschreitung des medizinisch Notwendigen. Und im Gesundheitswesen sind Innovationen auch nicht um jeden Preis gefragt, sondern nur solche, die die Qualität der Versorgung verbessern oder die Kosten ohne Qualitätsverlust senken.

*Wirtschaftlicher Wettbewerb im Gesundheitswesen um den Versicherten* (aus der Sicht der Krankenkassen) *und den Patienten* (aus der Sicht der Leistungsanbieter) ist keine abstrakte Konkurrenz, sondern ist immer konkreter Wettbewerb um den *rentablen Versicherten oder Patienten.* Und das, was rentabel ist, bemißt sich zuerst an dem einzelwirtschaftlichen Interesse der jeweiligen Institution:

So sind die *Leistungserbringer* an der Zahlungsfähigkeit des Patienten interessiert, also dem Umfang seines Versicherungsschutzes, weiter an der Art (Pauschale, Einzelleistung etc.) und Höhe ihrer Honorierung und nicht

---

[441] R. Rosenbrock, Gesundheitspolitik, Veröffentlichungsreihe der Arbeitsgruppe Public Health, P98-203, Berlin 1998, S. 83.

[442] K. Marx, Das Kapital, Bd. 1, Berlin 1962, S. 552. Dazu paßt das Rundschreiben der Verwaltungsdirektion eines deutschen Universitätsklinikums im Mai 1998, in dem es heißt: „Wegen der ungeklärten finanziellen Situation müssen wir intern prüfen, ob teuere Leistungsbereiche, die in den letzten Jahren ausgebaut wurden, auf dem derzeitigen Niveau weiter betrieben werden können. Hiervon ist besonders die Intensivmedizin betroffen."

[443] §12 SGB V.

[444] K. Redeker, Hemmnisse und Perspektiven für ein wettbewerbsorientiertes Krankenhaus aus rechtlicher Sicht, in: das Krankenhaus, Heft 7, 1997, S. 394.

zuletzt auch daran, wie stark die von ihnen erbrachten Leistungen fachlich kontrolliert werden.

Die *Krankenversicherungen* sind unter dem Gesichtspunkt der Rentabilität daran interessiert, Erwerbstätige mit hohen Einkommen und einem möglichst geringen Krankheitsrisiko zu versichern.

*Resultat*: Der ideale Versicherte bzw. Patient ist derjenige, der die höchste Rentabilität verspricht, das geringste Krankheitsrisiko mit sich bringt und die großzügigste Versicherung hat. Trotz des Versuchs, solche Zielorientierungen in der deutschen Gesundheitspolitik abzuschwächen (Risikostrukturausgleich[445], Härtefallregelungen), wird es auf keinen Fall Wettbewerb um alte und chronisch kranke Patienten aus den unteren Sozialschichten oder gar um „Härtefälle" geben - also gerade um jene großen Gruppen, die medizinischer Hilfe am dringendsten bedürfen. Das ist nicht eine Frage des „bösen Willens" oder fehlender ethischer Grundsätze, sondern das ist Ausdruck des Prinzips des wirtschaftlichen Wettbewerbs. Denn dieser bedeutet per se *Selektion*.

Wie soll also der keineswegs geringe Anteil der Patienten versorgt werden, deren Behandlung nicht wirtschaftlich rentabel ist? Von der Beantwortung dieser Frage bleibt freilich auch die *Moral einer Gesellschaft* nicht unberührt. *Len Doyal* sieht gerade in der Art und Weise, wie mit jener Krankengruppe - also jenen, die am leichtesten verwundbar sind - umgegangen wird, einen Maßstab für den moralischen Wert einer Gesellschaft:

„The moral worth of any society can be measured by the way in which it treats its most vulnerable members. If we do not understand what it means to take rights seriously of the ill and disease then it is unlikely that we will do so for others who lack the strength or ability to defend themselves. This is what good politics and good social medicine are all about. It is also what good clinical medicine and good medical ethics ought to be about."[446] Man könnte es auch so formulieren: Sage mir, wie Du mit den chronisch Kranken aus den unteren Sozialschichten umgehst, und ich sage Dir, wie es um die Moral Deiner Gesellschaft bestellt ist.

*Wettbewerb bestimmt die Qualität der Medizin:* Mit der Konkurrenz um das wirtschaftlich günstigste Leistungsangebot ist notwendig das Problem

---

[445] Dieser ist in der vorliegenden Form jedoch noch unzureichend, da er lediglich am Ausgleich der Einnahmen (beitragsfrei versicherte Familienmitglieder, Alter und Geschlecht) und nicht an der unterschiedlichen Morbidität zwischen den Krankenkassen orientiert ist (z.B. Härtefälle, chronische Krankheiten, Behinderte). Zudem wird die Anzahl der Sozialhilfeempfänger und Langzeitarbeitslosen nicht berücksichtigt.

[446] L. Doyal, Medical Ethics and Good Health Care: The Ideology of Individualism, in: F.J. Mercado Martinez, L. Robles Silva (Hrsg.), La medicina al final del milenio, Guadalajara 1995, S. 62.

der Einhaltung von verbindlichen Qualitätsstandards verknüpft. Unter dem Druck der Preiskonkurrenz wächst nämlich die Neigung, den Preis von Leistungen gegebenenfalls auf Kosten der Qualität zu senken.[447] Trotz vielfältiger Anstrengungen gibt es bislang kein praktikables Instrument öffentlicher Qualitätskontrolle. Die Patienten selbst sind vielfach nicht in der Lage, Notwendigkeit und Qualität medizinischer Leistungen einschätzen zu können oder nehmen diese allenfalls lange nach der Inanspruchnahme wahr. Sie vertrauen sich deshalb dem fachlichen Urteil von Ärzten an, das auf einem breiten Ermessensspielraum beruht. Lohnt es sich überhaupt, einen hohen medizinischen Qualitätsstandard zu offerieren, wenn die Patienten nur sehr begrenzt in der Lage sind, diesen adäquat erkennen und honorieren zu können? Nicht zu vergessen ist, dass die Ärzte selbst wiederum Interessenten sind. Ein wettbewerbsbedingter Qualitätsverlust läßt sich nur durch den Ausbau bürokratischer Kontrollmechanismen verhindern. Diese verursachen allerdings erhebliche Kosten. Qualität kann auch zu einem Marketing-Faktor werden und orientiert sich dann an dem, was Versicherte aus Laiensicht unter Qualität verstehen. Die Verallgemeinerung der These, dass Wettbewerb die Kosten senkt und gleichzeitig die Qualität erhöht, ist äußerst fragwürdig. In Anlehnung an us-amerikanische Erfahrungen wird sogar davon ausgegangen, dass die Forcierung des Wettbewerbs bestehende Fehlentwicklungen in der Leistungsstruktur und der Qualität der Medizin noch verstärkt wie: zuviel Technik und Medikamente bei zuwenig Kommunikation und zuwenig zeitaufwendiger psychosozialer Betreuung, zuviel Diagnose, aber zuwenig bzw. schlechte Therapie, zuviel Medizin und zuwenig bzw. zu schlechte Pflege.[448] Wettbewerb erhöht den Druck nach Ausweitung der Leistungsmenge. Das verschiebt medizinische Eingriffe in frühe Krankheitsstadien. Damit reduziert sich zwar in der Regel das Risiko des Eingriffs, aber die Gewähr für einen anhaltenden Erfolg ist damit nicht in jedem Fall gegeben. So kann die frühe Diagnose und der rechtzeitige operative Eingriff bei einer bösartigen Geschwulst lebensrettend sein, während die Herz-Katheder-Diagnostik zeigt, dass immer mehr Untersuchungen ohne therapeutische Konsequenzen bleiben. Es muß somit nach der Notwendigkeit für zahlrei-

---

[447] Th. Gerlinger, K. Stegmüller, „Ideenwettbewerb" um Wettbewerbsideen - Die Diskussion um die „dritte Stufe" der Gesundheitsreform, in: H. Schmitthenner (Hrsg.), Der „schlanke Staat". Zukunft des Sozialstaates - Sozialstaat der Zukunft, Hamburg 1995, S. 170f.

[448] H. Kühn, Gesundheitspolitik ohne Ziel: Zum sozialen Gehalt der Wettbewerbskonzepte in der Reformdebatte, in: H.-U. Deppe, H. Friedrich, R. Müller (Hrsg.), Qualität und Qualifikation im Gesundheitswesen, Frankfurt a.M. 1995, S. 31.

che diagnostische Untersuchungen gefragt werden.[449] Und es hat sich gezeigt, wenn kostengünstigere und schonendere Verfahren zur Anwendung kommen, die Gefahr besteht, dass Indikationsgebiete ausgedehnt werden.[450] Oder in der Laboratoriumsmedizin: Aufgrund des Wettbewerbs ist es zu einer merkantilen Mengenausweitung mit einer häufig indikationslosen Massenproduktion von Laborwerten gekommen. Über die damit verbundene Kostenproblematik hinaus hat diese Entwicklung zu einer hohen Rate „falsch positiver" Ergebnisse mit negativen klinischen Konsequenzen geführt.[451]

*Wettbewerb bestimmt* nicht nur die Qualität einzelner medizinischer Leistungen, sondern auch *den Charakter der Medizin.* Als wesentliches Strukturmerkmal der Medizin in internationalen Vergleichsstudien gilt, ob und wie weit sie präventiv und/oder kurativ ausgerichtet ist. Wie weit z.B. Prävention und Gesundheitsförderung in die Gesellschaft eindringen. Da Wettbewerb zunächst und vor allem auf den kurzfristigen Vorteil abzielt, denn investierte Ausgaben stehen unter dem Druck der schnellen Amortisierung, müssen Leistungen, die sich erst langfristig rentieren, aber gleichwohl gesundheitlich notwendig sind, aufgeschoben oder gar vernachlässigt werden. Besonders davon betroffen ist das mit viel Mühe in den 80er Jahren in die gesundheitspolitische Debatte gebrachte Paradigma der Prävention und Gesundheitsförderung, dessen Erfolge sich freilich nur langfristig realisieren lassen. Hinzu kommt, dass gerade die unteren Sozialschichten, also die Einkommensschwachen, einer gezielten Gesundheitsförderung bedürfen. *Hartmut Reiners* formulierte dazu für den Wettbewerb der Krankenkassen treffend:

„1. Die gegliederte Krankenversicherung bedeutet automatisch Wettbewerb. Prävention und Gesundheitsförderung werden dadurch zu Wettbewerbsinstrumenten; es besteht kein Anreiz zu gemeinschaftlichem Handeln.
2. Krankenkassen haben kein ökonomisches Interesse an der Prävention im Sinne von Einsparen bei Leistungsausgaben; vielmehr sind die entsprechenden Aktivitäten auf Mitgliedergewinnung ausgerichtet.
3. Krankenkassen sind strukturell nur bedingt in der Lage, in der *Verhältnisprävention* Verantwortung zu übernehmen; ihre Domäne liegt in der individuellen Gesundheitsförderung.

---

[449] J.v. Dahl, A. Sasse, P. Hanrath, Leistungsentwicklung im stationären Bereich: Innere Medizin, in: M. Arnold, D. Paffrath (Hrsg.), Krankenhaus-Report '97, Stuttgart 1997, S. 61.
[450] SVRKAiG, Sondergutachten 1996, Punkt 257.
[451] M. Krieg, Laboratoriumsmedizin - Im Sog der Kommerzialisierung, in: Deutsches Ärzteblatt, H.14, 1997, S. 902-906.

Ohne staatliche Initiative und Koordinierung sind die Erfolge der Krankenkassen in der Prävention auf vergleichsweise nachgeordnete, zumeist nach sozialer Schichtung stark eingegrenzte Gebiete der *Verhaltensprävention* beschränkt."[452]

Unter Bedingungen des wirtschaftlichen Wettbewerbs gerinnt also Gesundheitsförderung zum reinen Marketing für exclusive Versichertenkreise, verkommt zur Formel vom individuellen Fehlverhalten und vertut die Chance, zur Veränderung des Charakters der Medizin paradigmatisch beizutragen. Und im Beitragsentlastungsgesetz von 1996 sind sogar Entscheidungen gefallen, diesen zaghaften Ansatz wieder aus der paritätischen Beitragsfinanzierung herauszunehmen und auf ein Minimalprogramm zu reduzieren. Ersatzlos gestrichen wurden u.a. in §20 SGB V:

„1.Die Krankenkassen haben ihre Versicherten allgemein über Gesundheitsgefährdungen und über die Verhütung von Krankheiten aufzuklären und darüber zu beraten, wie Gesundheitsgefährdungen vermieden und Krankheiten verhütet werden können. Sie sollen den Ursachen von Gesundheitsgefährdungen und Gesundheitsschäden nachgehen und auf ihre Beseitigung hinwirken. (...)
4. Die Krankenkasse kann in der Satzung Ermessensleistungen zur Erhaltung und Förderung der Gesundheit und zur Verhütung von Krankheit vorsehen. Sie kann in der Satzung Art und Umfang dieser Leistungen bestimmen und dabei auch Leistungen in Form von Zuschüssen vorsehen. (...)"

Diese Entscheidung wurde unmittelbar nach dem Regierungswechsel 1998 rückgängig gemacht.

# 6 Markt, Wettbewerb und Arzt-Patient-Verhältnis

## 6.1 Der primäre Ort von Krankheit ist die Intimsphäre

Beim *Arzt-Patient-Verhältnis* handelt es sich um spezifische soziale Beziehungen, die Menschen miteinander eingehen, welche nicht in der Öffentlichkeitssphäre der bürgerlichen Gesellschaft liegen. Sie befinden sich vielmehr in der *Intimssphäre*, die als abgeschirmter Kern des Privaten beschrieben wird. Und die Merkmale des Intimen widersprechen der geforderten Transparenz des Marktes konstitutiv. Gleichwohl können wir feststellen, dass sich die traditionellen Zuordnungen zu den einzelnen Sphären der Gesellschaft seit Anfang der 70er Jahre verändern. Das Intime ist stärker öffentlich geworden. Zu denken ist dabei vor allem an den Umgang mit sexuellen Fragen, psychischen Problemen und der persönlichen Betroffen-

---

452 H. Reiners, Zuständigkeiten und Kompetenzen in der "gesundheitlichen Prävention: eine organisierte Verantwortungslosigkeit? In: R. Rosenbrock, H. Kühn, B.M. Köhler, Präventionspolitik, Berlin 1994, S. 105f (Hervorhebung d. Verf.).

heit durch Krankheit. Man spricht darüber - auch öffentlich. Die Selbst-
hilfebewegung hat dabei eine nicht unbedeutende Rolle gespielt. Parallel zu
dieser Entwicklung kommt es auch zu einer Veränderung des Arzt-Patient-
Verhältnisses. Seiner Herkunft nach ist es paternalistisch und autoritär
strukturiert. Hier gilt der Arzt als *Anwalt* eines unmündigen Patienten. Die
Veränderung dieses Verhältnisses geht zwar langsam, aber offensichtlich in
eine Richtung, die mehr *partnerschaftlich* orientiert ist. Dabei bekommen
Mitbestimmung und Mitverantwortung, aber auch Information und Kontrolle zunehmend Bedeutung. Der Arzt als „Anwalt" wird immer mehr zum
„*Treuhänder*".[453]

### 6.2 Zum Wandel des Morbiditätsspektrums

Diese Entwicklung wird unterstützt durch eine Veränderung des *Morbidi-
tätsspektrums*: Seit einigen Jahrzehnten findet nämlich eine Verlagerung
von den akut lebensbedrohlichen zu den chronisch lebensbegleitenden Erkrankungen statt. Auch dieser Prozeß führt zu einer Machtverschiebung im
Arzt-Patient-Verhältnis. Noch anfangs unseres Jahrhunderts war der *Arzt*
vor allem *Helfer* und Retter in akuten bedrohlichen Situationen meist jun-
ger Patienten ausgestattet mit erheblicher Entscheidungsmacht und nahezu
unangreifbarer Autorität („Halbgott in Weiß"). Der Arzt jedoch, der heute
einem alten Patienten mit einer chronischen Erkrankung gegenübertritt,
muß dagegen eine erhebliche Einschränkung seiner Interventionsmöglich-
keiten erkennen. Er heilt nicht mehr, sondern lindert allenfalls die Beschwerden, verbessert damit die Lebensqualität und hilft über akute Kri-
sensituationen hinweg, ohne allerdings das Grundproblem der dauerhaft
gestörten Funktion lösen zu können. Der Arzt tritt also nicht mehr als derjenige auf, der den Patienten von seiner Krankheit befreit. Er ist zunehmend *Berater* bei der Bewältigung langfristiger gesundheitlicher Probleme
und *Vermittler* für die medizinische und soziale Unterstützung durch andere. Damit korrespondiert auf der anderen Seite der Zweierbeziehung ein
autarker und mündiger werdender Patient, der nicht mehr abzuwendende
Krankheitsfolgen *akzeptiert* und sein Leben mit Krankheit fortsetzt.[454]

---

[453] T.C. James, The Patient-Physician Relationship: Convenant or Contract? In: Mayo
Clin. Proc., Vol. 71, 1996, S. 917-918.
[454] C. Herzlich, J. Pierret, Kranke gestern, Kranke heute. Die Gesellschaft und das Leiden, München 1991.

## 6.3 Informed consent

Als Basis für die partnerschaftliche Entwicklung des Arzt-Patient-Verhältnisses gilt das Prinzip des *„informed consent"*, der „Einwilligung nach Aufklärung". Hier wird davon ausgegangen, dass der Patient in die Auswahl und Entscheidung für eine bestimmte Behandlung seiner Krankheit einbezogen wird, ja sogar selbst darüber bestimmen kann, sofern er ausreichend informiert ist. Und die Verantwortung für Entscheidungen wird dann nicht mehr allein vom Arzt, sondern von Arzt und Patient gemeinsam getragen. Auch die Haftung für die Behandlungsfolgen wird damit geteilt. Voraussetzung für dieses wünschenswerte und anzustrebende Ziel ist allerdings, dass der Arzt für die Anamnese und Beratung Zeit aufbringt („5-Minuten-Medizin") und dass er sein professionelles Wissen, die Grundlage seiner Expertenmacht, dem Patienten uneigennützig zugängig und verständlich macht, machen will und machen kann („sprechende Medizin"). Das wiederum ist von bestimmten Einsichten, Fähigkeiten und Interessen des Arztes sowie einem spezifischen Bildungs- und Aufklärungsgrad des Patienten abhängig. Solange allerdings dafür notwendige Kenntnisse und Fähigkeiten bei den Ärzten nicht systematisch ausgebildet sind, das Bildungsniveau der Patienten ungleich ist, und die erforderliche Zeit durch Effizienzanreize wegrationalisiert wird oder gewährte Zeitvorgaben gar abgerechnet, aber nicht kompetent erbracht werden, bleibt die autonome Mitentscheidung des Patienten lediglich eine formale und abstrakte Möglichkeit, ja gerinnt zur ideologischen Rhetorik, die real - zumindest von den Angehörigen der unteren Sozialschichten - am wenigsten wahrgenommen werden kann. Hier wird das Konzept des "informed consent" nicht selten zum „leeren Ritual", bei dem der Patient nur mit komplexen Informationen überschüttet wird.[455] Es findet unter diesen Bedingungen allenfalls eine Machtverschiebung aber kein Machtabbau statt.

Freilich wurde und wird der Kranke als Subjekt in der paternalistisch-autoritären Medizin vernachlässigt und es besteht hier zweifellos ein deutlicher Nachholbedarf. Insgesamt ist es aber schwierig zu sagen, ob sich die Entwicklung der Objekt-Subjekt-Relation in der Arzt-Patient-Beziehung generalisieren läßt und ob sie generalisiert werden sollte. Die Situation stellt sich nämlich für unterschiedliche Krankheitsgruppen differenziert dar. So können beispielsweise chronisch Kranke, solang sie dazu fähig sind, nicht selten ihren individuellen Krankheitsstatus und den medizinischen Umgang damit besser als professionelle Experten einschätzen. Hier

---

[455] SVRKAiG, Jahresgutachten 1992, Baden-Baden 1992, S. 108.

kann der Arzt tatsächlich supervidierende Aufgaben wahrnehmen. Schwieriger wird es schon bei chronischen Krankheiten im fortgeschrittenen Alter und bei bestimmten psychiatrischen Erkrankungen. Ganz anders sieht es indessen bei akuten lebensbedrohlichen Krankheiten oder Unfällen aus, die schnelle professionelle Interventionen erfordern (z.B. Notfallmedizin). Den partnerschaftlichen Umgang mit dem Zwang zur individuellen Verantwortung zu verbinden, ist also in der Medizin nur gestuft und differenziert möglich.

## 6.4 Der Patient ist nicht nur „Konsument", sondern auch „Ko-Produzent"

An dieser Stelle macht es Sinn, eine grundsätzliche Bemerkung zum Patienten als „Konsumenten" zu machen. Er wird als solcher evident, wenn es um den Verbrauch medizinischer Leistungen geht. Aber das Arzt-Patienten-Verhältnis, der unmittelbare Arztkontakt, kann nicht nur unter diesem Aspekt gesehen werden. Seit über 20 Jahren wird in der englischen Literatur[456] diskutiert, dass der Patient bei der Wiederherstellung seiner Gesundheit oder der Linderung von Beschwerden eher *„Ko-Produzent"* als Konsument ist. Das gilt insbesondere für die Erhebung der Anamnese als entscheidender Grundlage für die Diagnose. Nach Hampton u.a. (1975) macht die Anamnese 85%, die klinische Untersuchung 7% und das Labor sowie andere technische Tests 8% bei der Findung einer endgültigen Diagnose aus. Die Leistung des Arztes und der Einsatz von Technik allein genügt also nicht. Die Stellung des Patienten als Ko-Produzent korrespondiert auch mit anderen gesellschaftlichen Bereichen wie der Erziehung und Ausbildung, dem Sport oder dem Strafvollzug. Die Reduktion des Patienten auf einen Konsumenten oder Klienten entspricht allerdings einer zunehmenden Ökonomisierung mit dem sich ausbreitenden Konsumverhalten in alle gesellschaftlichen Bereiche. Dieses Denkmuster macht den Patienten zum Adressaten eines verführbaren Objekts.[457] Es geht in die falsche Richtung. Der Patient sollte vielmehr - dort, wo es möglich ist - als betroffenes Subjekt in die Erhaltung und Wiederherstellung seiner Gesundheit einbezogen werden, so wie es dem realen Prozeß der Krankenversorgung entspricht.

---

[456] J.T. Hart, Patients as Producers, in: St. Iliffe, H.-U. Deppe (Hrsg.), Health Care in Europe: Competition or Solidarity? Frankfurt a.M. 1996, S. 136-149.
[457] H.-U. Deppe, Zum ʹObjektʹ der Medizin, in: Das Argument, 50/3, 1969, S. 284-298.

## 6.5    Die Arzt-Patient-Beziehung ist asymmetrisch

In der Medizinsoziologie gilt die *Arzt-Patient-Beziehung* nach wie vor als eine strukturell *asymmetrische*. Unterschiedliche Wissensverteilung und instrumentelle Fähigkeiten, einseitige fachliche und soziale Kompetenzen bis zur Verordnung von Sanktionen statten die soziale Position des Arztes mit der Macht des Experten aus. Nur - ob und wie der Arzt diese professionelle Macht einsetzt und ausspielt - oder gar mißbraucht, hängt wesentlich von der Struktur und der Machtverteilung im Gesundheitswesen[458] sowie von „externen Einflüssen" ab. Dabei spielt eine nicht unerhebliche Rolle, welchen Stellenwert z.b. die professionelle Macht bei der Gestaltung des eigenen Einkommens hat, nach welchen Kriterien Überweisungen und Verordnungen vorgenommen werden oder was die ausgesprochenen und unausgesprochenen Richtlinien der Indikationsstellung sind. In der ambulanten Versorgung ist die Konkurrenz z.B. ein nicht zu unterschätzender externer Faktor. Es ist bekannt, dass die „Klientenzentrierung" der Ärzte steigt, je stärker die Konkurrenz um Patienten einkommenswirksam wird. Die Anpassungsbereitschaft der Kassenärzte ist dabei nahezu grenzenlos, ob es sich um die Standortwahl ihrer Praxis, Sprechzeiten, die Anzahl der behandelten Patienten, Arzneimittelverordnungen, Verschreibungen bis hin zu therapeutischen Anwendungen handelt, von denen bekannt ist, dass sie nicht nur unwirksam - sondern gelegentlich sogar schädlich - sind. Das Desaster mit dem Einheitlichen Bewertungsmaßstab (EBM) Anfang 1996 war dafür ein lebendiges Beispiel.[459]

## 6.6    Ermessensspielraum, Indikationsstellung und Fehldiagnosen

Woher kommt es also, dass die Ärzte in ihren Entscheidungen so flexibel sein können? Es ist nicht nur ihre Stellung in der ambulanten Versorgung als Unternehmer, die über praktische Erfahrungen mit der Marktwirtschaft verfügen. Auch im Krankenhaus mit seinen abhängig Beschäftigten ist das Spektrum medizinischer Entscheidungen breit. Ein wesentlicher Grund dafür ist offenbar die begrenzte Wissenschaftlichkeit der angewandten Medizin mit ihrer notwendigen Orientierung auf den *„Einzelfall"*. Ein weiterer Grund ist der *Zwang zur Praxis*. Er konfrontiert die Medizin konstitutiv mit den Unzuverlässigkeiten der menschlichen Wirklichkeit, die sich auch mit mathematischer Glaubwürdigkeit nur bedingt erfassen und in ärztliche

---

[458] V. Wanek, Machtverteilung im Gesundheitswesen - Struktur und Auswirkungen, Frankfurt a.M. 1994, S.91ff.

[459] Th. Gerlinger, Wettbewerbsordnung und Honorarpolitik, Frankfurt a.M. 1997.

Handlungsbezüge integrieren lassen. Dadurch entsteht ein großer *Ermessensspielraum*, der bis an die Grenze der Beliebigkeit gehen kann. Er begünstigt zudem gegensätzliche Handlungsweisen: Entweder, dass zu viel - oder, dass zu wenig gemacht werden kann. Das betrifft nicht nur die Indikationsstellung, also die Begründung für die angemessene Anwendung eines bestimmten Heilverfahrens, sondern auch die unterschiedlichen Methoden, mit denen solche ärztlichen Maßnahmen durchgeführt werden können. Damit korrespondiert einerseits die rechtlich fixierte *Therapiefreiheit* des einzelnen Arztes und andererseits, dass ein nicht-indizierter Eingriff den rechtswidrigen Tatbestand der *Körperverletzung* erfüllen kann.

Die begrenzte Wissenschaftlichkeit der angewandten Medizin manifestiert sich offensichtlich auch in einer keineswegs vernachlässigbaren Häufigkeit von *Fehldiagnosen*. Solche kommen zustande, wenn aus erkennbaren Befunden und den damit verbundenen Überlegungen falsche Schlußfolgerungen gezogen werden. Trotz der Einführung, Weiterentwicklung und routinemäßigen Anwendung neuer bildgebender Verfahren konnte zwischen 1960 und 1980 anhand von Obduktionen der Havard Medical School keine Reduktion in der Fehldiagnosehäufigkeit nachgewiesen werden. Der Prozentsatz der Fehldiagnosen blieb mit ca. 10 Prozent gleich hoch. Bei weiteren 12 Prozent der Patienten lag zusätzlich eine nicht gestellte Diagnose vor.[460] An der 1. Medizinischen Universitätsklinik in Kiel kam eine Untersuchung zu ähnlichen Ergebnissen: Zwischen 1959 und 1989 bewegte sich die Rate der Fehldiagnosen zwischen 7 und 12 Prozent. Des weiteren konnte in 25 Prozent der Fälle eine nicht gestellte Diagnose nachgewiesen werden. Die häufigsten diagnostischen Irrtümer waren Lungenarterienembolien, Myokardinfarkte, Malignome und Infektionen.[461] US-amerikanische Autoren vertreten die Meinung, dass in Krankenhäusern die klinische und die pathologisch-anatomische Diagnose in etwa 40 Prozent der Fälle nicht übereinstimmt. In europäischen Universitätskliniken stehen 35 bis 40 Prozent der als todesursächlich vermuteten pathogenetischen Prozesse in deutlicher Diskrepanz zum Ergebnis klinischer Obduktionen. Bei diesen Fällen seien die klinischen Diagnosen nicht völlig falsch, aber doch korrekturbedürftig, ergänzungsbedürftig und insgesamt verbesserungswürdig. Die Häufigkeit von Sektionen ist in Deutschland trotz ihrer besonderen Bedeutung erheblich zurückgegangen. Die Obduktionsrate aller

---

[460] L. Goldmann u.a., The Value of Autopsy in 3 Medical Eras, in: New England Journal of Medicine, Heft 308, 1983, S. 1000-1005, zitiert nach: W. Kirch (Hrsg.), Fehldiagnosen in der Inneren Medizin, Stuttgart 1992, S. 7f.

[461] Ch. Schafii, W. Kirch, Thema: Fehldiagnosen, in: Der Kassenarzt, Heft 40, 1993, S. 34f. Es gilt dabei zu berücksichtigen, daß in Universitätskliniken die Patienten mit den schwersten und kompliziertesten Krankheiten liegen. Und Autopsien werden vor allem bei unklaren Diagnosen vorgenommen.

in deutschen Krankenhäusern verstorbenen Patienten betrug 1980 14,6 Prozent und 1995 nur noch 1,2 Prozent.[462]

Das *Institute of Medicine* in Washington kommt noch zu viel weitreichenderen Ergebnissen. Es geht davon aus, dass nur etwa 4 Prozent aller medizinischen Dienstleistungen, die täglich erbracht werden, dem Anspruch auf *wissenschaftliche Nachweisbarkeit* (Evidence) genügen. 45 Prozent der Gesundheitsleistungen bewegten sich im Mittelfeld und für 51 Prozent gebe es überhaupt keinen wissenschaftlichen Nachweis im engeren Sinn.[463] Eine andere Schätzung vertritt, dass lediglich 10 bis 20 Prozent aller Therapieempfehlungen auf „harten" wissenschaftlichen Daten beruhen.[464] Und ein Expertengremium der WHO kam 1996 zu dem Ergebnis, „daß nur im Fall von etwa 20 Prozent aller medizinischen Leistungen eine gute empirische Evidenz für den Nutzen erbracht werden kann, während im Bereich der übrigen 80 Prozent ein stufenloser Übergang von mehr oder weniger stark plausibler Evidenz bis hin zu gar keiner Evidenz zu konstatieren sei".[465] Die Internistenzeitschrift *Medizinische Klinik* ließ die in ihr zwischen 1979 und 1996 publizierten 132 Originalarbeiten, in denen die Ergebnisse kontrollierter Studien mitgeteilt wurden, überprüfen. Die untersuchten Arbeiten erfüllten die Anforderungen an methodisch hochwertige kontrollierte Studien „nicht oder nicht befriedigend". Nur in sechs von 132 Arbeiten gab es beispielsweise Angaben über Fallzahlplanungen, eine Voraussetzung, um überhaupt statistisch bedeutsame Aussagen machen zu können.[466]

## 6.7 Unterschiedliche ärztliche Entscheidungen

Dieses personenbezogene, unsichere, sensible und komplexe Feld ist anfällig für Außeneinwirkungen. Geld, Konkurrenz, juristische Absicherung, Karriereabsichten, wirtschaftliche Existenz- und Arbeitsplatzängste haben deshalb ein Leichtes, darauf Einfluß zu nehmen und den Entscheidungsprozeß für eine bestimmte Maßnahme bewußt oder unbewußt zu funktio-

---

[462] E B, Obduktionen – Bedenklicher Rückgang, in: Deutsches Ärzteblatt, H. 13, 2000, S. 685.

[463] F.M. Gerlach, Was ist medizinisch notwendig?, in: Bericht des Workshops des AOK-Bundesverbandes am 24. Juni 1997 in Königswinter, S. 26; ebenfalls: E. Mehl, Chr. Tophoven, Was ist medizinisch notwendig?, in: Die Ortskrankenkasse, H. 17-18, 1997, S. 561.

[464] R. Volkert, Der lange Weg in die Praxis, in: Deutsches Ärzteblatt, H. 27, 1998, S. 1368.

[465] Bericht des Workshops des AOK-Bundesvorstandes, a.a.O., S. 79, 101; ebenso: Die Ortskrankenkasse, H. 17-18, 1997, S. 563.

[466] Deutsches Ärzteblatt, H. 13, 1999, S. 639.

nalisieren. In der praktischen Medizin wird zunehmend um Marktanteile gekämpft.[467] Es gibt zahlreiche Beispiele dafür, dass sich unterschiedliche ärztliche Entscheidungen bei gleicher oder ähnlicher Morbiditätslage nicht mit „medizinischem Sachverstand" erklären lassen:
- So wurden 1993 in den USA 2,5 mal soviele Frauen hysterektomiert und knapp doppelt soviele Kaiserschnitte durchgeführt wie in Schweden. Im selben Jahr wurden in den USA 4,4 mal soviele koronare Bypässe operiert wie in Kanada.[468]
- Auffallend ist, „daß laut Umfrage Ärzte im eigenen Erkrankungsfall in beträchtlichem Umfang auf Leistungen verzichten würden, die sie an Patienten aber durchaus erbringen."[469] Bei der Befragung von Urologen durch die American Medical Association (AMA) zu sehr häufig vorkommenden Prostatahyperplasien im Stadium II (gutartige Erkrankung des Prostatadrüsen- und Bindesgewebes) zeigt sich beispielsweise im Falle einer eigenen Erkrankung, dass lediglich 40,5 Prozent dieser Berufsgruppe eine transurethrale Prostataresektion (Entfernung von Prostatagewebe) bei sich selbst durchführen lassen würde. Jedoch wird dieser Eingriff bei über 80 Prozent der Patienten mit einer Prostatahyperplasie im Stadium II vorgenommen.[470]
- Dazu passen auch Ergebnisse einer Studie aus dem Schweizer Kanton Tessin: Tonsillektomien, Hysterektomien, Cholecystektomien und Hämorrhoidenentfernungen wurden bei Ärztinnen/ Ärzten und Rechtsanwältinnen/ Rechtsanwälten deutlich seltener durchgeführt als bei der Allgemeinbevölkerung. Während sich Ärztinnen/Ärzte und Rechtsanwältinnen/Rechtsanwälte kaum voneinander unterscheiden, war die Rate der Eingriffe in der Allgemeinbevölkerung um 19 bis 84 Prozent höher.[471]
- Das kassenärztliche Abrechnungsgeschehen in Deutschland zeigt, dass Internisten mit eigener Röntgeneinrichtung ein Vielfaches an Röntgen-

---

[467] R. Flöhl, Die Chirurgie kämpft um Marktanteile, in: Frankfurter Allgemeine Zeitung vom 14. April 1999.

[468] OECD Health Data 1997. In den USA gibt es eine breite Diskussion über „unnötige Operationen". Siehe: L.L. Leape, Unnecessary Surgery, in: Annu. Rev. Publ. Health, 13, 1992, S. 363-383.

[469] SVRKAiG, Gesundheitswesen in Deutschland, Bd. I, Sondergutachten 1996, Punkt 242.

[470] Ebenda.

[471] G. Domenighetti u.a., Revisting the Most Informed Consumers of Surgical Services, in: Intern. J. of Technology Ass. in Health Care, 9:4, 1993, S. 505-513, besonders S. 509. Vgl. auch: N. Schmacke, Ärzte oder Wunderheiler? Opladen 1997, S. 150. Für eine weitere Anzahl in klinischen Lehrbüchern empfohlener Standardtherapien in Deutschland siehe: F.W. Schwartz, H. Döring, M. Bitzer, Th. Grobe, Akzeptanz von Standardtherapien bei niedergelassenen Fachärzten – Potentiale für die Qualitätssicherung, in: Die Krankenversicherung, H. 3, 1996, S. 75-83.

leistungen im Vergleich zu jenen Kollegen veranlassen, die Röntgenuntersuchungen als Auftragsleistungen durchführen lassen.[472] Und der Ausschuß für Qualitätssicherung der Deutschen Röntgengesellschaft stellte auf seiner Jahrestagung 1996 fest, dass in Deutschland, verglichen mit dem Ausland, „gut ein Drittel aller Röntgenaufnahmen überflüssig" seien.[473] In Deutschland kommen auf 1000 Einwohner ca. 1250 Röntgenuntersuchungen, in Frankreich ca. 1000, in den Niederlanden und Schweden 500 bis 600 Untersuchungen.[474]

- Als Begründung für die Zulassung zur Behandlung von Kassenpatienten gab ein privates Herzzentrum seine hohe Zahl an „Notfall-Indikationen" an. Von kompetenter Seite wurde bezweifelt, „daß es soviele Notfälle im strengen Sinn, also daß sie innerhalb weniger Stunden operiert werden müssen", in der entsprechenden Region überhaupt gibt.[475]

- Im Vergleich zu anderen europäischen Ländern liegt Deutschland mit diagnostischen Herzkathederuntersuchungen und Koronarinterventionen weit an der Spitze. Im Mittel wurden 1993 in ganz Europa 1146 +/- 1024 Untersuchungen pro eine Million Einwohner durchgeführt. Deutschland überschritt diesen Wert mit 5028 um das knapp Fünffache (Frankreich: 2754, Österreich: 2721, Schweiz: 2602). Für die Koronarinterventionen gilt das gleiche. Außerdem zeigt sich, „daß zunehmend mehr Untersuchungen offenbar nicht von therapeutischen Konsequenzen im Sinne von interventionellen oder chirurgischen Revaskularisierungsmaßnahmen gefolgt werden. Es muß somit nach der Notwendigkeit bzw. der Indikation für die zahlreichen diagnostischen Untersuchungen gefragt werden."[476]

- Hinsichtlich der Arthroskopie des Kniegelenks zeigten Studien in den Niederlanden, dass etwa 78 Prozent aller vorgenommenen Eingriffe nicht notwendig gewesen wären. Derartige Beobachtungen lassen sich gegenwärtig bei der Anwendung mikroinvasiver Verfahren im Bauch- und Beckenraum machen.[477]

- In Schweden kam es nach Einführung der „internen Märkte" Anfang der 90er Jahre zu einem Abbau der bekannten Warteschlangen vor den Krankenhäusern. Die Hospitalisierung nahm zu. Aber - so heißt es in ei-

---

[472] SVRKAiG, Jahresgutachten 1988, S. 41, Punkt 83.
[473] SVRKAiG, Sondergutachten 1996, a.a.O., Punkt 246.
[474] R. Stuppardt, Überlegungen zum GKV-Leistungskatalog der Zukunft, in: IKK-Bundesvorstand (Hrsg.), Weiterentwicklung der sozialen Krankenversicherung, 5. IKK-Forum, Bergisch-Gladbach 1998, S. 15.
[475] Dem Frankfurter Herzzentrum droht das Aus, in: Frankfurter Rundschau vom 28./29. Mai 1997, S.23f. Das Argument wurde in der FR vom 12. November 1998 wiederholt.
[476] J.v. Dahl, A. Sasse, P. Hanrath, a.a.O., S. 60f.
[477] SVRKAiG, Sondergutachten 1996, a.a.O., Punkt 249.

ner diesen Prozeß begleitenden Studie: „Der Anstieg ist viel höher als die Zahlen auf den bisherigen Wartelisten. Es gibt Anzeichen einer Ausweitung der Indikation für Krankenhausbehandlung. Diese Steigerung beschränkt sich freilich nicht nur auf Herz-Kreislauferkrankungen, sondern wurde für eine große Zahl von Diagnosen gefunden, bei denen anzunehmen ist, dass die erhöhte Hospitalisierung auf geänderte Kriterien zurückgehen könnte."[478]
- Weitere Beispiele für Untersuchungen, für die ein nicht unbedeutender Anteil inadäquater Anwendungen bekannt ist, die sich auf der verfügbaren Datengrundlage derzeit aber noch nicht quantifizieren lassen, sind: Endoskopien des oberen Verdauungstraktes, Röntgen der Nasennebenhöhle bei Verdacht auf akute Sinusitis, Koronarangiographien, Röntgenuntersuchungen vor zahnmedizinischer Behandlung sowie Untersuchungen, für die zur Zeit in ihrer Anwendung als Screeningverfahren keine wissenschaftliche Evidenz besteht.[479]

Offensichtlich liegen den aufgeführten Beispielen ärztliche Entscheidungen zugrunde, die sich nicht mehr allein mit medizinischer Erkenntnis interpretieren lassen. Von vielen Ärzten wird der Widerspruch zwischen ökonomischen Zwängen und einzelfallabhängiger Patientenversorgung als grundlegend unvereinbar miteinander wahrgenommen. Utilitaristischen Denkmodellen entlehnte Kosten-Nutzen-Kalküle stossen auf eine äusserst geringe Akzeptanz. Gleichwohl ist festzustellen, dass aussermedizinische Selektionskriterien in die Entscheidungen von Ärzten eingehen. In einer Studie zu diesem Thema heisst es: „Zu beobachten ist eine schleichende Anwendung von Altersgrenzen, weitere Kriterien sind Versichertenstatus, Beruf, Bildung und sozialer Status. Doch mit den Worten eines Gesprächspartners: 'Das würde nie jemand offen sagen'. Keines dieser Kriterien ist durch moralische, rechtliche oder medizinische Legitimationsmuster gestützt."[480] In Deutschland ist das einzig legitime Verteilungskriterium die „medizinische Notwendigkeit". Sie ist von verteilungspolitischen und normativen Prämissen sowie dem jeweils spezifischen gesellschaftlichen Kontext gekennzeichnet.

---

[478] F. Diderichsen, Market Reforms in Health Care and Substainability of the Welfare State: Lessons from Sweden, in: Health Policy, 32, 1995, S.151.

[479] SVRKAiG, Sondergutachten 1996, a.a.O., Punkt 254.

[480] E. Kuhlmann, „Zwischen zwei Mahlsteinen" – Ergebnisse einer empirischen Studie zur Verteilung knapper medizinischer Ressourcen in ausgewählten klinischen Settings, in: G. Feuerstein, E. Kuhlmann (Hrsg.), Rationierung im Gesundheitswesen, Wiesbaden 1998, S. 72.

## 6.8 Das medizinisch Notwendige

Neben dem Ermessensspielraum - bedingt durch die begrenzte Wissenschaftlichkeit der angewandten Medizin und ihre Einzelfallorientierung – hat die „medizinische Notwendigkeit" von Leistungen in der Krankenversorgung besondere Bedeutung. Damit wird auch die Medizin als Wissenschaft angesprochen, denn „Qualität und Wirksamkeit der (GKV-) Leistungen haben dem allgemein anerkannten Stand der medizinischen Erkenntnisse zu entsprechen"[481]. Diese Formulierung des Sozialgesetzbuches geht zurück auf eine schon frühe und bis heute geltende Rechtssprechung, die besagt, dass Krankheit als ein Zustand zu verstehen ist, der die Notwendigkeit einer Heilbehandlung zur Folge hat.[482] Dadurch wird die Definitionsmacht dessen, was medizinisch notwendig ist, weitgehend der ärztlichen Profession übertragen. Sie steht allerdings in einem engen Zusammenhang mit dem „Wirtschaftlichkeitsgebot"[483]. Und hier heißt es: „Die Leistungen müssen ausreichend, zweckmäßig und wirtschaftlich sein; sie dürfen das Maß des Notwendigen nicht überschreiten. Leistungen, die nicht notwendig oder unwirtschaftlich sind, können Versicherte nicht beanspruchen, dürfen die Leistungserbringer nicht bewirken und die Krankenkassen nicht bewilligen." Für die Gewähr einer ausreichenden, zweckmäßigen und wirtschaftlichen medizinischen Versorgung der Versicherten soll der *Bundesausschuß der Ärzte und Krankenkassen* Richtlinien erlassen.[484] D.h., was medizinisch notwenig ist, wird von der GKV bezahlt. Was nicht notwendig ist, muß der Versicherte selbst bezahlen. Im Falle nicht notwendiger medizinischer Leistungen verschiebt sich die Zielscheibe der Leistungserbringer von der Kasse direkt auf die Kranken bzw. Versicherten. Aus der Sicht von Juristen stellt sich der Sachverhalt wie folgt dar:

„Bei dem Wirtschaftlichkeitsgebot handelt es sich im juristischen Sinne um einen unbestimmten Rechtsbegriff, der im Einzelfall auszulegen ist und so von der Unbestimmtheit in die Bestimmtheit des Einzelfalls überführt wird. Im Einzelfall kann nur *eine* Entscheidung der Krankenkasse oder des Arztes richtig sein - nicht mehrere Entscheidungen. Das unterscheidet den unbestimmten Rechtsbegriff vom freien Ermessen. Im Streitfall unterliegt die konkrete Ausfüllung des unbestimmten Rechtsbegriffs der vollen richterlichen Nachprüfung - anders als das verwaltungsgemäße Ermessen.
    Nun wäre es natürlich nicht völlig nutzlos, sich im einzelnen damit zu befassen, was Lehre und Rechtssprechung in der Vergangenheit als noch wirtschaftlich und in diesem Rahmen als zweckmäßig, notwendig und ausreichend angesehen haben. Beispiele dazu finden sich in der Literatur, wo die Begriffe ´ausreichend´und ´zweckmäßig´ auf eine höhere Stufe der Abstrahierung gebracht werden. Der Begriff ´ausreichend´ soll bei-

---

[481] §2 SGB V.
[482] Preußisches Oberverwaltungsgericht 10. Oktober 1989; Bundessozialgericht 16. Mai 1972.
[483] §12 SGB V.
[484] §92 SGB V.

spielsweise besagen, daß die Leistung genügen muß. Sie darf also weder den Grad des Genügens überschreiten noch mangelhaft oder ungenügend sein. Welche Leistung als ausreichend anzusehen ist, läßt sich nicht abstrakt bestimmen. Es kommt insoweit auf die Besonderheit des Einzelfalles an. Bei Begriffen wie ´zweckmäßig´und ´notwendig´verhält es sich ebenso."[485]

Die Frage der Abstraktion bezieht sich aber nicht nur auf den Einzelfall, das Besondere. Auch von dem gesellschaftlich Notwendigen, dem Allgemeinen, kann dabei nicht abstrahiert werden. Das, was als medizinisch notwendig gilt, ist stets historisch und gesellschaftlich vermittelt. Es ist im Kontext der kulturellen Abhängigkeit der Medizin zu sehen und läßt sich deshalb auch nicht auf eine abstrakte naturwissenschaftliche Formel reduzieren.

Im Hintergrund der Debatte um das medizinisch Notwendige steht auch die Frage, ob sich der derzeit noch für alle Krankenkassen einheitliche Leistungskatalog in einen „Grund- und Wahlleistungsbereich" zweiteilen läßt. Die Liste der Wahlleistungen könnte dann dem Wettbewerb unter den Bedingungen der „Selbstbeteiligung" preisgegeben werden. Alle ernsthaften Definitionsversuche in dieser Richtung sind allerdings bisher gescheitert. Mit der Limitierung kassenärztlicher Einkommen durch Praxisbudgets (1997) ist ein offener Streit innerhalb der Kassenärzte entbrannt, was *notwendig* ist und was darüber hinausgeht, was also die Krankenkasse bezahlt und was zusätzlich von dem Kassenpatienten zu bezahlen ist. Leistungen, die früher als notwendig galten und folglich keine Zuzahlung erforderten, sollten nun auf einmal nicht mehr notwendig sein. Zu dieser Debatte schrieb der Frankfurter Orthopäde *Winfried Beck* treffend: „ In der Medizin ist in der Regel das Notwendige auch das einzig Richtige ... Eine nicht notwendige Diagnose oder Therapie ist in der Regel nicht nur überflüssig, sondern auch schädlich. Eine nicht notwendige Röntgenaufnahme, Operation oder eine nicht indizierte Arzneimittelabgabe ist kein zusätzlicher Luxus, sondern potentiell gefährlich für den Patienten."[486] Und nach einem Urteil des Bundesgerichtshofes vom 3. Dezember 1997 kann ein Arzt sogar wegen vorsätzlicher Körperverletzung bestraft werden, wenn er an seinen Patienten „medizinisch nicht notwendige" Röntgenuntersuchungen vornimmt.[487]

---

[485] K. Jung, Was ist medizinisch notwendig? In: AOK-Bundesverband (Hrsg.), Was ist medizinisch notwendig? Workshop des AOK-Bundesverbandes, Königswinter, den 24. Juni 1997, S.16.

[486] W. Beck, In der Medizin ist das Notwenige auch das einzig Richtige, in: Frankfurter Rundschau vom 6. September 1997. Siehe hierzu auch die Debatte um den IGEL-Katalog, Teil B, Kap. 5.5.

[487] Urteil vom 3. Dezember 1997 - 2 StR 397/97.

## 6.9 Richtlinien

Ermessensspielraum und Notwendigkeit bilden den Nerv einer Diskussion, die um „überflüssige Operationen", unnötige Herzkatheder und Ballondilatationen der Herzkranzgefäße (PTCA) oder vermeidbare Krankenhausaufnahmen geführt wird. Abhilfe sollen rationale und überprüfbare Kriterien durch Leitlinien, Richtlinien, Standards bis hin zu einer Evidence-based Medicine schaffen, die zum Ziel haben, die unsystematische ärztliche Erfahrung durch wissenschaftlich gesicherte Forschungsergebnisse zu ersetzen. Dabei könnten ärztliche *Fachgesellschaften* eine wichtige selbstkontrollierende Funktion übernehmen. Allerdings sollte diese nicht überschätzt werden, denn die reale Motivation für die Erstellung von Leitlinien ist mannigfaltig. Eine Fachgesellschaft wird auch ihre interessengebundenen „Claims" abstecken. „Fachgesellschaften neigen dazu, die Grenzen des 'Normalen' so niedrig anzusetzen, dass ihre Empfehlungen erhebliche Teile der Bevölkerung per Definition zu Kranken machen ... Ob diese Vorgehensweise wirklich hilft, die Gesundheit einer Nation zu verbessern, ist unter Wissenschaftlern umstritten."[488] Hinzu kommt der *Bundesausschuß für Ärzte und Krankenkassen* mit seiner Richtlinienkompetenz. Durch solche Vorgaben kann ärztliches Handeln transparenter und überprüfbar werden. Damit steigt allerdings auch das forensische Risiko des Arztes. Der Vertragscharakter der Arzt-Patient-Beziehung bekommt eine juristisch überprüfbarere Grundlage. Schon heute beklagt die DBV-Winterthur Versicherung einen „steilen Anstieg der Schadensersatzsumme" für ärztliche Haftpflicht seit Beginn der 80er Jahre. In der Inneren Medizin hätten sich die durchschnittlichen Kosten pro Fall seit 1981 verzwölffacht.[489] Oder aber: Versorgungseinrichtungen und Krankenversicherungen entwickeln - wie in den USA - hauseigene Standards, die durch die Verknüpfung von medizinischen und betriebswirtschaftlichen Daten ermittelt werden und dann die informationelle Grundlage für die betriebliche Steuerung der Arzt-Entscheidung bilden. Ärzte in den USA werden bereits auf unterschiedlichen Verbindlichkeitsniveaus zunehmend verpflichtet, nach solchen unternehmerischen Vorgaben zu diagnostizieren und zu behandeln.[490]

---

[488] K. Koch, Annäherung an die Wirklichkeit, in: Deutsches Ärzteblatt 96, H.42, 1999, S. 2144.

[489] A. Endres, Spektakuläre Prozesse sind die Ausnahme, in: Deutsches Ärzteblatt, H. 38, 1998, S.1806f.

[490] H. Kühn, Managed Care, Medizin zwischen kommerzieller Bürokratie und integrierter Versorgung am Beispiel USA, in: Jb. f. Krit. Med., Bd. 27, Hamburg 1997, S. 20-21.

## 6.10 Vertrauens- oder Vertragsverhältnis

Die Ausweitung der Gesetzmäßigkeiten von Markt und Wettbewerb auf das Arzt-Patient-Verhältnis wird dieses tiefgreifend verändern. Das auch heute schon brüchige *Vertrauensverhältnis*[491] wird sich immer mehr in ein merkantiles *Vertragsverhältnis* verwandeln. Der Abschluß eines Vertrages ist aber nicht gerade Ausdruck von besonderem Vertrauen, sondern beruht eher auf Mißtrauen. Er soll eine riskante Beziehung zwischen mehr oder weniger Fremden kontrollierbar absichern, während Vertrauen eine persönliche enge Beziehung und gegenseitige Kenntnis voraussetzt. *Vertrauen* ermöglicht die Mitteilung intimer Informationen, die - weil sie für die Behandlung von essentieller Bedeutung sein können - auch der Schweigepflicht unterliegen. Darüber hinaus basiert das Vertrauensverhältnis auf einer ungleichen Beziehung, in der vom Experten erwartet wird, dass er nach bestem Wissen und Gewissen um das Wohl des Laien besorgt ist. Folglich kann man sich auf die Kompetenz des Experten stützen, mit seinen guten Absichten rechnen, seine Aussagen glauben, sich ihm anvertrauen. Vertrauen unterstellt verantwortliches Handeln. Leistungen, die auf der Grundlage von Vertrauen erbracht werden, gehen in Richtung eines *glaubwürdigen Versprechens*. Es beruht auf Zuverlässigkeit und Wohlgesonnenheit. „Blindes" Vertrauen indessen ist ein „fehlerhaftes Zuviel". Es ist unbegründet und kann gefährlich sein. Mißbrauchtes Vertrauen rückt in die Nähe von Verrat und führt vor allem zu emotionalen Reaktionen wie persönlicher Enttäuschung, Wut oder gar Rache.

*Verträge* dagegen beruhen auf der jeweiligen Rechtsordnung. Sie stellen übereinstimmende Willenserklärungen mit vereinbarten gegenseitigen Verpflichtungen dar. Insbesondere die Entwicklung des Marktes und des privaten Eigentums haben den Charakter des Vertragswesens geprägt. Auf dem Markt treten sich nämlich formal gleichberechtigte Eigentümer gegenüber, die ihre Waren zu einem ausgehandelten und vereinbarten Preis tauschen. Freilich sind die Käufer und Verkäufer auf ihren eigenen Vorteil aus. Und schaut man auf Nationalökonomen Mitte des 19. Jahrunderts zurück, so heißt es sogar:

> „Die nächste Folge des Privateigentums ist der *Handel*, der Austausch der gegenseitigen Bedürfnisse, Kauf und Verkauf. Dieser Handel muß unter der Herrschaft des Privateigentums, wie jede Tätigkeit, eine unmittelbare Erwerbsquelle für den Handeltreibenden werden; d.h., jeder muß suchen, so teuer wie möglich zu verkaufen und so billig wie möglich zu kaufen. Bei jedem Kauf und Verkauf stehen sich also zwei Menschen mit absolut entgegengesetzten Interessen gegenüber; der Konflikt ist entschieden feindselig, den jeder kennt die Intentionen des anderen, weiß, daß sie den seinigen entgegen-

---

[491] St. Busse, Chr. Schierwagen, Vetrauen, in: J. Sandkühler (Hrsg.), Europäische Enzyklopädie zu Philosophie und Wissenschaften, Hamburg 1990, Bd. 4, S. 719ff.

gesetzt sind. Die erste Folge ist also auf der einen Seite gegenseitiges Mißtrauen, auf der anderen Seite die Rechtfertigung dieses Mißtrauens, die Anwendung unsittlicher Mittel zur Durchsetzung eines unsittlichen Zwecks. So ist z.B. der erste Grundsatz im Handel die Verschwiegenheit, Verheimlichung alles dessen, was den Wert des fraglichen Artikels herabsetzen könnte. Die Konsequenz daraus: Es ist im Handel erlaubt, von der Unkenntnis, von dem Vertrauen der Gegenpartei den möglichst großen Nutzen zu ziehen, und ebenso, seiner Ware Eigenschaften anzurühmen, die sie nicht besitzt. *Mit einem Wort, der Handel ist der legale Betrug* (kursiv, d.V.). Daß die Praxis mit dieser Theorie übereinstimmt, kann mir jeder Kaufmann, wenn er der Wahrheit die Ehre geben will, bezeugen."[492]

Bei einer ärztlichen Behandlung wird die Rechtsbeziehung zwischen Arzt bzw. Krankenhaus und Patienten heute durch die Vorschriften des Bürgerlichen Gesetzbuchs (§611 BGB), die Rechtsprechung und das Sozialgesetzbuch bestimmt. Dem liegt ein Dienstleistungsverhältnis zugrunde. Die Leistung, die der Arzt für den Patienten erbringt, besteht in seinem Bemühen um Hilfe und Heilung. Sie führt zwar nicht immer zu dem gewünschten Heilungserfolg, der auch vom Arzt nicht verlangt werden kann. Der Arzt schuldet dem Patienten vielmehr eine Behandlung nach den anerkannten Regeln der medizinischen Wissenschaft. Die Behandlung muß in Anamnese, Diagnostik und Therapie Facharztstandards entsprechen. Obwohl der Arzt zu Aufklärung verpflichtet ist und den Patientenwillen zu respektieren hat, willigen Patienten häufig in die vom Arzt vorgeschlagenen Behandlungsmaßnahmen ein, ohne ihr Risiko voll zu durchschauen. Der Patient vertraut in dieser Situation dem Arzt gutgläubig. Nachgewiesene und vom Arzt verschuldete Schäden sind entschädigungspflichtig.

Mit der zunehmenden Kommerzialisierung des Arzt-Patient-Verhältnisses wird vom Arzt eine spezielle, meßbare Leistung zu einem festgesetzten Preis verlangt. Diese Leistung bekommt in zunehmendem Maße Merkmale einer Ware oder Dienstleistung, die unter Bedingungen des Wettbewerbs hergestellt und verteilt wird. Entsprechend verwandelt sich der Patient mehr und mehr in einen Kunden bzw. Klienten, an dem verdient werden soll. Und der „beste Kunde" ist in der Regel der, an dem am meisten verdient wird. Patienten werden unter solchen Bedingungen dann vielleicht wie „königliche Kunden" *bedient*, aber nicht mehr wie kranke Menschen *behandelt*.[493] Je mehr der Wettbewerb zunimmt, desto mehr wird die kaufkräftige Nachfrage des Patienten angesprochen. Es wird damit ein merkantiler Anreiz geschaffen, dass mehr Leistungen erbracht werden, die Patienten *wünschen* gegenüber jenen, die sie *brauchen*. Sie orientieren sich immer mehr an dem, was Patienten /Versicherte aus *Laien-*

---

492 F. Engels, Umrisse zu einer Kritik der Nationalökonomie, in: Marx/Engels Werke, Bd.1, Berlin 1964, S. 503.

493 Dieser Gedanke läßt sich auch für andere Gesellschaftsbereiche formulieren. Vgl. hierzu: J. Wertheimer, Die Universität bedient keine Kunden, sondern erzieht Menschen, in: Frankfurter Rundschau vom 4. Dezember 1997.

*sicht* unter Qualität verstehen. Die Qualität ärztlichen Handelns reduziert sich immer mehr auf die kurzfristige *Zufriedenheit* von Patienten. Und durch Zufriedenheit sollen „Kunden" gebunden werden.

# 7 Zufriedenheit des Patienten als Richtschnur ärztlichen Handelns

Auf welch unsicherem Boden sich die Ausrichtung ärztlichen Handelns an dem subjektiven Merkmal der „Zufriedenheit"[494] bewegen kann, läßt sich u.a. an der ärztlichen Verschreibung von Arzneimitteln verdeutlichen. Ärzte verweisen in diesem Zusammenhang nicht selten auf die Erwartungshaltung („Begehrlichkeit") ihrer Patienten. Viele Kranke verlangten Medikamente. Sie setzten Ärzte fordernd unter Druck. Wenn sie kein Rezept erhielten, seien sie unzufrieden und fühlten sich schlecht behandelt. Inwieweit diese Einschätzung die Verordnung von Medikamenten beeinflußt, untersuchten Anfang der 90er Jahre zwei vergleichbare Studien in Australien und England. Dabei wurde eine verblüffende Beobachtung gemacht: Höher noch als die Erwartungshaltung der Patienten war die Meinung der Ärzte darüber, ob ihre Patienten ein Medikament wünschen. Waren nämlich die befragten Allgemeinärzte der Meinung, dass ihre Patienten eine Arzneimittelverschreibung erwarteten, so erhielten diese eine 10mal höhere Verschreibungsrate als die Patienten, von denen die Ärzte annahmen, dass sie keine Verschreibung erwarteten.[495] Allerdings waren die Erwartungen der Patienten und die Einschätzung der Ärzte keineswegs identisch. Die Fehleinschätzung der Ärzte war nicht unerheblich. So wollten 13 Prozent der Patienten, denen Ärzte eine Erwartungshaltung unterstellten, keine Arzneimittelverschreibung.[496]

Das Phänomen der Zufriedenheit hat sich inzwischen in den entwickelten Industrieländern als eine *„Kultur der Zufriedenheit"* ausgebreitet, die heute - insbesondere in den USA - die Haltung der Mehrheit und nicht

---

[494] Vgl. hierzu auch Teil A, Kap. 11.

[495] J. Cockburn, S. Pit, Prescribing Behaviour in Clinical Practice: Patients'Expections and Doctors'Perception of Patients'Expections - a Questionary Study, in: BMJ, Vol. 315, 1997, S. 521.

[496] N. Britten, O. Ukoumune, The Influence of Patients'Hopes of Receiving a Prescription on Doctors'Perception and the Decision to Prescribe: a Questionnaire Survey, in: BMJ, Vol. 315, 1997, S. 1509. Zu ähnlichen Ergebnissen für Deutschland kommt: E. Lippert-Urbanke, Primärärztliche Arzneimittelverordnung: Wechselseitige Erwartungen von Arzt und Patient, Diss.med. Universität Göttingen 1997.

mehr der Minderheit darstellt, schreibt *J. K. Galbraith*[497]. Aus der Geschichte könne gelernt werden,

> „daß einzelne Personen - aber auch Gruppen - die im Hinblick auf ihre wirtschaftliche, soziale und politische Lage begünstigt sind, sämtliche sozialen Werte und jegliche politische Kontinuität dem System zuordnen, von dem sie selbst am meisten profitieren. Diese Zuordnung erfolgt auch dann, wenn es schlagende Beweise dafür gibt, daß das Gegenteil richtig ist. Es ist allein der Glaube der Begünstigten, der diese anhaltende, aber an kurzfristigen Zielen ausgerichtete Zufriedenheit hervorruft und dafür sorgt, daß sich die ökonomischen und politischen Vorstellungen der Zeit dem anpassen. Es gibt einen sehr aufnahmebereiten politischen Markt für das, was uns zufriedenstellt und absichert. Und es wird immer soziale Gruppen geben, die diesen Markt bedienen und seine Früchte in Form von Geld oder öffentlichem Applaus ernten."[498]

Die „geheimen Verführer" des Marktes, seine werbenden Potenziale, werden sich genau auf die Patientengruppe konzentrieren, um deren Zufriedenheit konkurriert wird. Die Rentabilität und kommerzielles Eigeninteresse, die genuinen Begleiterscheinungen des wirtschaftlichen Wettbewerbs, werden sich deutlicher in den Vordergrund drängen. Auf seiten der Patienten werden Leistungen dann stärker unter dem Gesichtspunkt der Einklagbarkeit (Kunstfehler-Prozesse) und der Kontrolle (second opinion) gesehen. Das Kostenbewußtsein der Patienten wird steigen, insbesondere wenn daran die Höhe ihrer Versicherungsbeiträge geknüpft ist. Andererseits wird sich aus Furcht vor Haftungsansprüchen die „Absicherungsmedizin" („defensive Medizin") ausweiten, d.h. es werden immer mehr diagnostische Maßnahmen durchgeführt, auch wenn sich daraus keine wissenschaftlich vertretbaren therapeutischen Konsequenzen ergeben. Das Wort vom „diagnostischen Overkill" macht bereits seit einiger Zeit die Runde.

Darüber hinaus wird sich die Richtung der *Entscheidungsstruktur* im Arzt-Patient-Verhältnis verändern: Während noch heute weitgehend das medizinisch Notwendige und der Schweregrad einer Krankheit als handlungsleitendes Entscheidungsziel gelten, werden es unter den Bedingungen des Wettbewerbs immer stärker ökonomische Kriterien. Sie werden gleichsam zum Maßstab von „Triage". Dass es sich hierbei nicht um reine Spekulation handelt, bestätigen auch Äußerungen von *Roger Lawson* über die Auswirkungen der wettbewerbsorientierten Reformen des NHS unter der Major-Regierung in Großbritannien seit 1991:

> „Es gibt inzwischen auch ernsthafte Bedenken, und zwar sowohl unter Befürwortern als auch Gegnern der Reformen, daß die neuen Strukturen allzu oft zu Situationen führen, in denen die Entscheidung über Behandlung nicht von klinischer Notwendigkeit abhängt, sondern von den finanziellen Möglichkeiten der ´Käufer´ gesundheitlicher Dienstleistungen."[499]

---

[497] J.K. Galbraith, Die Herrschaft der Bankrotteure, Hamburg 1992, S. 21ff.
[498] Ebenda, S. 12.
[499] R. Lawson, a.a.O., S. 271.

Und da der Wettbewerb darauf abzielt, kostengünstige und kostenungünstige Leistungen möglichst scharf aufzutrennen, werden mit seinem immer tieferen Eindringen Mischkalkulationen, die früher teure, aber notwendige Leistungen auffingen, zunehmend an den Rand gedrängt.

## 8 Ethische Aspekte

Unter den ökonomisierenden Bedingungen der Krankenversorgung kommen selbst gut informierte Patienten in eine schwierige und unübersichtliche Situation. Was bedeuten nämlich ärztliche Auskünfte während einer Behandlung wie: Das ist medizinisch nicht notwendig; das Risiko des Eingriffs ist bei ihnen zu hoch; diese Maßnahme ist in ihrem Fall unwirksam. Heißt das, sie ist medizinisch nicht gerechtfertigt - oder heißt es lediglich, sie ist zu teuer? Woher weiß der Patient, warum ihm der Arzt diesen Rat gegeben hat? Ist es tatsächlich die Therapie der Wahl, die für seine Krankheit medizinisch erforderlich ist? Werden ihm Behandlungsalternativen verschwiegen? Hängen von solchen Empfehlungen vielleicht das Einkommen, die Karriere, der Arbeitsplatz des Arztes oder gar die wirtschaftliche Bonität eines Krankenhauses ab, die den Aktienkurs und die Dividende bestimmen? Oder ist dem Arzt gerade mitgeteilt worden, dass sein Budget bereits überschritten ist? Damit zeichnet sich die Grenze betriebswirtschaftlicher Rationalität in der Krankenversorgung ab, die dann vielleicht noch rentabel ist, aber nicht mehr dem Gesellschaftsvertrag unserer Zivilisation entspricht. Der Druck der wirtschaftlichen Konkurrenz setzt das betriebswirtschaftliche Modell der Gefahr aus, seine immanenten destruktiven Potenziale zu ignorieren. Und das führt zu einer *Kulturwende* in der Medizin.[500]
Dieser hier entfalteten Diskurs fortschreitender Entfremdung in der Beziehung zwischen Arzt und Patient unter den Bedingungen ihrer Kommerzialisierung läßt sich nach *Jürgen Habermas* für die Gesellschaft insgesamt feststellen:

„Entfremdungseffekte entstehen vornehmlich dann, wenn Lebensbereiche, die funktional auf Wertorientierungen, bindende Normen und Verständigungsprozesse angelegt sind, monetarisiert und bürokratisiert werden." Und weiter heißt es: „Eine wachsende gesellschaftliche Komplexität bewirkt noch nicht per se Entfremdungseffekte. Sie kann ebenso die Optionsspielräume und Lernkapazitäten erweitern ... Soziale Pathologien ergeben sich erst in der Folge einer Invasion von Tauschbeziehungen und bürokratischen Regelungen in die kommunikativen Kernbereiche der privaten und öffentlichen

---

[500] H.-U. Deppe, Vor einer Kulturwende in der Medizin, in: Soziale Sicherheit, H. 5, 1999, S. 183-185.

Sphären der Lebenswelt. Diese Pathologien sind nicht auf Persönlichkeitsstrukturen beschränkt, sie erstrecken sich ebenso auf die Kontinuierung von Sinn und auf die Dynamik der gesellschaftlichen Integration."[501]

# 9 Kritische Medizin

In seinen Grundzügen ist das alles keineswegs neu und seit längerem absehbar. Die erwerbswirtschaftlich entfremdete Medizin wird seit Jahrzehnten kritisiert. Erinnert sei hier an den bekannten Artikel des Psychiaters *Erich Wulff* aus dem Jahre 1971 mit dem Titel „Der Arzt und das Geld".[502] Neu ist allerdings, dass sich heute diese Entwicklung in einem gesellschaftlichen Klima vollzieht, das von Individualismus, Eigennutz, Geld und nicht zuletzt von Wettbewerb als Ersatz für fehlende gesellschaftliche Utopien geprägt wird. Wir brauchen aber konkrete Utopien. Wenn nämlich die utopischen Oasen - wie zum Beispiel ein sozial gerechtes Gesundheitswesen - austrocknen, breitet sich eine Wüste von Banalitäten und Ratlosigkeit aus.[503] Wem das überzogen und zu abgehoben oder gar als „Sozialromantik" erscheint, dem sei allerdings empfohlen, sich einmal etwas näher in den USA umzuschauen.[504] In diesem wettbewerbsorientierten Gesundheitssystem können wir bereits heute als Realität erkennen, was für uns vielleicht noch Zukunftsmusik ist. Hier provoziert das dogmatische Beharren auf dem Marktprinzip bereits dessen selbstzerstörerischen Kräfte.[505] Und es wird für die Gesellschaft immer schwieriger, die Kontrolle über die entfesselten Marktkräfte wieder zurückzugewinnen. Die gescheiterte Gesundheitsreform von Clinton 1993 ist dafür ein Symptom.

# 10 Wettbewerb und Menschenrecht „Gesundheit"

Abschließend soll der Blick, der über unsere geographischen und nationalen Grenzen hinausreicht, noch ein Stück weit ergänzt werden. Immerhin werden seit Ende der 80er Jahre zahlreiche und wichtige sozialpolitische Entscheidungen mit der europäischen Integration und insbesondere der

---

[501] J. Habermas, Die postnationale Konstellation, Frankfurt a.M. 1998, S. 227f.

[502] E. Wulff, Der Arzt und das Geld, Der Einfluß von Bezahlungssystemen auf die Arzt-Patient-Beziehung, in: Das Argument, Jg.13, Heft 11/12, 1971, S.955-970.

[503] J. Habermas, Die Neue Unübersichtlichkeit, Frankfurt a.M. 1985, S. 161.

[504] H.-U. Deppe, Gesundheitspolitik in Europa und den USA, in: Arbeit und Sozialpolitik, Jg. 47, Heft 7/8, 1993, S.41-46; H. Kühn, Healthismus, Eine Analyse der Präventionspolitik und Gesundheitsförderung in den USA, Berlin 1993.

[505] J.K. Galbraith, a.a.O., S. 65ff.

Währungsunion (Maastricht-Kriterien) begründet. Schon 1988 formulierte Kanzleramtsminister *Schäuble (CDU):*„Unsere Arbeitskosten sind hoch, wir belegen einen Spitzenplatz ... Wir tun das unsere, sie zu senken. Dazu dienen die Strukturreform unserer Krankenversicherung und die Reform der gesetzlichen Rentenversicherung.“[506] Bundesminister *Seiters (CDU)* erklärte 1989: „Die Bundesregierung hat aus diesem Grunde im Innern ein umfangreiches Reformprogramm durchgesetzt. Steuer- und Gesundheits-, Renten- und Postreform bilden ein Gesamtkonzept, daß unsere Gesellschaft insgesamt offener und flexibler macht - und damit auch besser auf die europäischen Veränderungen vorbereitet.“[507]

In Frankreich lähmte im Dezember 1995 ein Generalstreik das Land. Er war gerichtet gegen den Sozialabbau und Kürzungen in der sozialen Krankenversorgung. Die damals gerade gewählte konservative französische Regierung riskierte mit ihrem brüsken Wendemanöver den „sozialen Frieden“. Kurz zuvor hatte sie nämlich im Wahlkampf noch genau das Gegenteil versprochen. Es kam zu einer spontanen Politisierung der sozialen Lage.[508] In Bonn demonstrierten im Juni 1996 350.000 Menschen mit den Gewerkschaften gegen die sozialpolitischen Sparbeschlüsse der Bundesregierung. Mit Massenprotesten und Arbeitsniederlegungen setzten sich die Metallarbeiter und Bauarbeiter gegen die gesetzlich verordnete Kürzung der Lohnfortzahlung im Krankheitsfall im Herbst 1996 zur Wehr. Auch in den folgenden Tarifverhandlungen war die Lohnfortzahlung stets das Hauptthema. Auf der europäischen Ebene kam 1996 zum ersten Mal seit Ende des 2. Weltkriegs der PDS, der aus dem PCI hervorgegangen ist, in Italien an die Regierung. 1997 erreichte die Labour Party in Großbritannien einen erdrutschartigen Wahlsieg. Nur einige Wochen später ging die Sozialistische Partei in Frankreich erfolgreich aus der vorgezogenen Wahl hervor und übernahm die Regierungsführung. Selbst im neoliberalen Musterland Neuseeland kam die Labour Party im Herbst 1999 wieder zurück an die Macht.[509] In all diesen Wahlkämpfen und Protestaktionen standen sozial- und gesundheitspolitische Themen an oberster Stelle der Forderungen!

---

[506] W. Schäuble, Die Zukunft des Industriestandortes Bundesrepublik Deutschland, in: Presse- und Informationsamt der Bundesregierung, Pressemitteilung Nr. 225 vom 23.6.1988.

[507] R. Seiters, Die Europapolitik der Bundesregierung, in: Bulletin, Nr. 66, 1989, S. 582; vgl. auch H. Kohl, Europas Zukunft - Vollendung des Binnenmarktes 1992, in: Bulletin, Nr. 40, 1988, S. 1017f.

[508] Die volkswirtschaftlichen Ausfälle durch die Arbeitskämpfe in Frankreich werden auf zwei Milliarden DM geschätzt. Nach: R.D. Schwartz, Parteien streiten über höhere Staatsverschuldung, in: Frankfurter Rundschau vom 21. Mai 1996.

[509] I.-E. Schäfer, Wenn der Staat schwindsüchtig wird, in: Blätter für deutsche und internationale Politik, H. 9, 1999, S. 1101-1109.

Auch in Deutschland kam es im Herbst 1998 zu einem Regierungswechsel. Die insbesondere seit 1997 spürbare Neoliberalisierung des in den deutschen Sozialstaat eingebundenen Gesundheitssystems trug mit zu der Stimmung in der Bevölkerung bei, die den Regierungswechsel ermöglichte. In der neuen Regierungskoalition haben BÜNDNIS 90/DIE GRÜNEN das Gesundheitsministerium übernommen. Schon kurz nach ihrem Amtsantritt legte die neue Gesundheitsministerin, *Andrea Fischer*, das „Gesetz zur Stärkung der Solidarität in der gesetzlichen Krankenversicherung" (Vorschaltgesetz) vor, das bereits am 1. Januar 1999 in Kraft trat. Es nahm wichtige Entscheidungen der vorangegangenen Regierung zurück: Zuzahlungen der sozialversicherten Patienten, Leistungsausgrenzungen und in die gesetzliche Krankenversicherung eingeführte Elemente der privaten Versicherungswirtschaft. Das „Gesetz zur Reform der gesetzlichen Krankenversicherung ab dem Jahr 2000" trat „abgespeckt" Anfang des Jahres 2000 in Kraft. Die unabgegoltenen Versprechen der sozialen Medizin werden damit zwar nicht eingelöst, aber es werden traditionelle Forderungen der Kritischen Medizin und Demokratischen ÄrztInnen, des DGB und der sozialen Krankenversicherungen berücksichtigt. Allerdings ist zu befürchten, dass die künftige Gesundheitspolitik dem Druck der sich wendenden Sozialdemokratie und Grünen in Richtung auf eine Fortsetzung der vorangegangenen neoliberalen Politik nicht standhält. Ob es also nach dem Regierungswechsel auch zu einem anhaltenden Politikwechsel in der Gesundheitspolitik kommt, ist offen. Meßlatte dafür wird das Verhältnis zum Neoliberalismus und der damit verbundenen angebotsorientierten Wirtschaftspolitik sein.

Die erwähnten Protestaktionen und das Wahlverhalten zeigen, dass der gesellschaftliche Umgang mit Krankheit im Bewußtsein der Bevölkerung nach wie vor einen hohen Stellenwert hat und dass Gesundheit als ein sensibles soziales Feld angesehen wird. Der politische Umgang damit erfordert deshalb besondere soziale Verantwortung. Und das sich vereinigende Europa darf die sträflich vernachlässigte „soziale Dimension", in der die Gesundheitspolitik lediglich eine Marginalie darstellt, nicht mehr länger nur als notwendiges Übel betrachten. Die vorgeschobenen Argumente von Wirtschaftstandort und Europäischer Vereinigung, ihr scheinbarer Sachzwang, machen blind gegenüber einem drohenden sozialen Desaster. Wir haben zur Kenntnis zu nehmen, dass immer weiter vorangetriebener wirtschaftlicher Wettbewerb im Gesundheitswesen den Gesellschaftsvertrag zwischen Kapital und Arbeit über das Recht auf Gesundheit bzw. körperliche Unversehrtheit und schließlich auch die Würde des Menschen in einem sozialen und demokratischen Rechtsstaat verändert und erodiert. Es kommt zu einer Ökonomisierung von Dimensionen des menschlichen Zusammenlebens, die dessen humanen, kulturellen und sozialen Charakter zerstört. Die schamlose Instrumentalisierung von sozialen Grundwerten für eine Verschleierung partikularer Interessen verleitet zu der falschen Annahme, dass sich der Sinn von Menschenrechten[510] in ihrem Missbrauch erschöpfe. *Menschenrechte lassen sich aber nicht kommerzialisieren, sie lassen sich auch nicht vermarkten, ohne daß sie daran zerbrechen.*

Eingangs wurde dargelegt, dass der deutsche Sozialstaat gegen Ende des 19. Jahrhunderts die politische Reaktion des Obrigkeitsstaates auf die gesellschaftlichen Auswirkungen der destruktiven Potenziale des wirtschaftlichen Prinzips der Konkurrenz war. Am Ende des 20. Jahrhunderts erfährt der Sozialdarwinismus - jetzt im Gewand der Standortdebatte und der neoliberalen Deregulierungstheologien - eine Renaissance. Die heute weltweit konkurrenzlose Marktwirtschaft unterliegt der Versuchung, ihre inneren Defizite zu ignorieren. Die ungeteilte Herrschaft des Marktes und des Verbrauchers hat sich inzwischen sogar des Staates bemächtigt (Reagen, Thatcher). Die Experten der Marktwirtschaft maßen sich an, zu definieren, was unter Demokratie und Gesundheit zu verstehen und wie sie zu gestalten sind. Der französische Soziologe *Pierre Bourdieu* kritisiert deshalb den Neoliberalismus nicht nur als neue „Religion" und als Philosophie der Herrschaft des Finanzkapitals, sondern auch zurecht als eine Gefahr für die Demokratie. Er schrieb:

„Worum es heute geht, das ist die Rückeroberung der Demokratie aus den Händen der Technokratie: Es muß Schluß sein mit der Tyrannei der 'Experten', vom Stil der Weltbank oder dem internationalen Währungsfond, die ohne jede Diskussion die Verdikte des neuen Leviathan, 'der Finanzmärkte', durchdrücken und nicht verhandeln können, sondern lediglich 'erklären'; man muß mit dem neuen Glauben an die historische Zwangsläufigkeit brechen, den die Theoretiker des Liberalismus verbreiten; es gilt, neue Formen einer kollektiven politischen Anstrengung zu erfinden, die geeignet sind, die Sachzwänge, insbesondere die ökonomischen, zu erfassen (was Aufgabe der Fachleute sein kann), sie aber auch zu bekämpfen und, wenn nötig, unwirksam zu machen."[511] Darüber hinaus sieht er in der verselbständigten Dynamik der Marktkräfte ein Potenzial, das auch vor der „Zerstörung der Zivilisation" nicht Halt macht - „einer Zivilisation, die mit der Existenz des öffentlichen Dienstes verbunden ist: Jene der republikanischen Rechtsgleichheit, des Rechts auf Bildung, auf Gesundheit, auf Kultur, auf Forschung, auf Kunst und, vor allem anderen, auf Arbeit."[512]

---

[510] Das „Recht auf Gesundheit" zählt zu den wirtschaftlichen, sozialen und kulturellen Menschenrechten, die 1966 in einem verbindlichen völkerrechtlichen Vertrag, auf den sich die Vereinten Nationen geeinigt hatten, besiegelt und 1976 in Kraft gesetzt wurden. Bis 1996 wurden sie von 135 Staaten ratifiziert. Das entspricht drei Viertel der UN-Mitglieder. Vgl. hierzu: H. Klenner, Menschenrechte, in: H.J. Sandkühler, Europäische Enzyklopädie zu Philosophie und Wissenschaften, Bd. 3, Hamburg 1990, S. 371; M. Windfuhr, Die vergessenen Rechte, in: Die Zeit vom 20. Dezember 1996, S. 7.

[511] P. Bourdieu, „Contre la déstruction d'une civilisation ...", in: Blätter für deutsche und internationale Politik, Heft 2, 1996, S. 178.

[512] Ebenda, S. 177.

Es geht also zunächst darum, den Mythos des neoliberalen Sachzwangs zu eskamotieren, seine inneren Widersprüche und Zerstörungspotenziale sichtbar zu machen, sie einer kritischen Reflexion zu unterziehen und nach realisierbaren Lösungen zu suchen. Den europäischen Gesellschaften wird dabei die Aufgabe nicht erspart bleiben, die Frage neu zu beantworten, wo der wirtschaftliche Wettbewerb enden und wo die sozialen Bürgerrechte beginnen sollen - wie die Grenze zwischen beiden neu zu ziehen ist. Nach über 100 Jahren der „Zivilisierung" des gesellschaftsgestaltenden Konkurrenzprinzips durch die europäischen Sozialstaaten ist es erneut zur Disposition zu stellen. Es sind heute wiederum Überlegungen anzustellen, durch welche politischen Maßnahmen und auf welchen politischen Ebenen dessen verselbständigende Dynamik sich kontrollieren und regulieren läßt. Die positiven Errungenschaften des Sozialstaates dürfen dabei nicht leichtfertig verspielt werden. Die Lösung dieses Problems kann allerdings nicht allein auf die „Zivilisierung" der destruktiven Potenziale beschränkt werden, sondern hat diese selbst zu hinterfragen. Unter demokratischen Gesichtspunkten sind die damit verbundenen Machtstrukturen, die der rücksichtslosen Diktatur des Neoliberalismus zum Durchbruch verhelfen, zu reflektieren und in konkretes politisches Handeln einzubeziehen. Der gesellschaftliche Umgang mit Krankheit und Gesundheit, seine Nähe oder Ferne zu Solidarität und sozialer Gerechtigkeit, kann dafür ein sensibler Maßstab sein.

# Literaturverzeichnis

Abendroth, W. (1967): Antagonistische Gesellschaft und politische Demokratie, Neuwied

Abholz, H.-H. (1976): Krankheit und soziale Lage - Befunde der Sozialepidemiologie, Frankfurt a.m.

Abholz, H.-H. (1980): Möglichkeiten und Vernachlässigung von Prävention. In: Deppe, H.-U. (Hrsg.): Vernachlässigte Gesundheit, Köln,
S. 284-296

Abholz, H.-H. (1998): Warum so viel Geschrei um den IGEL-Katalog? In:
die Ersatzkasse, H. 4, S. 153

Alber, J. (1988): Die Gesundheitssysteme der OECD-Länder im Vergleich.
In: Schmidt, M.G. (Hrsg.), Staatstätigkeit. International und historisch vergleichende Analysen, Opladen, S. 116-150

Alber, J. (1992): Das Gesundheitswesen in der Bundesrepublik Deutschland, Frankfurt a.m.

Altvater, E., Haug, F., Negt, O. (u.a.) (1997): Turbo-Kapitalismus, Gesellschaft im Übergang ins 21. Jahrhundert, Hamburg

Arbeit und Sozialpolitik, H. 3/4, 1997: Mehr Gesundheit durch Gesundheitsziele (Schwerpunktthema)

Arbeitsrechtliches Gesetz zur Förderung von Wachstum und Beschäftigung
(Arbeitsrechtliches Beschäftigungsförderungsgesetz) v. 25. September 1996, in: Bundesgesetzblatt, Teil I, Nr. 48 v. 27. September 1996, S. 1476-1479

Arnold, M., Paffrath, D. (Hrsg.) (1993): Krankenhaus-Report '93, Stuttgart

Arnold, M., Schirmer, B. (1990): Gesundheit für ein Deutschland, Köln

Aust, B. (1994): Zufriedene Patienten? Eine kritische Diskussion von Zu-
friedenheitsuntersuchungen in der gesundheitlichen Versorgung,
Veröffentlichungsreihe Wissenschaftszentrum Berlin, P94-201,
Berlin

Bäcker, G., Bispinck, R., Hofemann, K., Naegele, G. (2000): Sozialpolitik
und soziale Lage in Deutschland, 3. Aufl., 2 Bd., Wiesbaden

Bandelow, N.C., Schubert, K. (1998): Wechselnde Strategien und kontinuierlicher Abbau solidarischen Ausgleichs. Eine gesundheitspolitische Bilanz der Ära Kohl. In: Wewer, G. (Hrsg.): Bilanz der Ära
Kohl, Opladen, S. 113-127

Beck, W. (1997): In der Medizin ist das Notwenige auch das einzig Richtige. In: Frankfurter Rundschau vom 6. September 1997

Beck, W. (1998): Mit dem IGEL ans Portemonnaie. In: Mabuse, Nr. 113, S.
13-14

Benos, A., Deppe, H.-U., Iliffe, St. (Hrsg.) (1998): Equity and Freedom in
Health Care. Arbeitspapiere aus der Abt. f. Medizinische Soziologie, Nr. 19, Frankfurt a.M.

Bergmann-Pohl, S. (1997): Eröffnung der Konferenz: Bestandsaufnahme
und Perspektiven der EU-Politik im Bereich des Gesundheitswesens aus Sicht der Bundesregierung In: Gesellschaft für Versicherungswissenschaft und -gestaltung (GVG) (Hrsg.), Auswirkungen
der Politik der Europäischen Union auf das Gesundheitswesen
und die Gesundheitspolitik in der Bundesrepublik Deutschland,
Bonn, S. 27-36

Berlinguer, G. (1999): Globalization and Global Health. In: International
Journal of Health Services, Vol 29: Nr. 3, S. 579-595

Birnbaum, N. (1999): Die Vereinigten Staaten heute. In: Blätter für deutsche und internationale Politik, H. 4, S. 446-456

Bischoff, J., Deppe, F., Kisker, K.P. (Hrsg.) (1998): Das Ende des Neoliberalismus? Hamburg

Blum, K. (1998): Patientenzufriedenheit bei ambulanten Operationen,
Weinheim

Böhret, C., Jann, W., Kronenwett, E. (1988): Innenpolitik und politische
Theorie, 3. Aufl., Opladen

Bornkamp-Baake, G. (1998): Die Pflegeversicherung, Hamburg

Bourdieu, P. (1996): „Contre la déstruction d´une civilisation ...". In: Blätter für deutsche und internationale Politik, H. 2, S. 177-179

Braun, B, Kühn, H., Reiners, H. (1998): Das Märchen von der Kostenexplosion, Populäre Irrtümer der Gesundheitspolitik. Frankfurt a.M.

Braun, B., Müller, R. (1997): Die Kürzung des Krankengeldes. In: Jahrbuch
für Kritische Medizin, Bd. 28, Hamburg, S. 80-98

Braun, B., Reiners, H. (1999): Über die Notwendigkeit politischer Steuerung im Gesundheitswesen. In: Blätter für deutsche und internationale Politik, H. 9, S. 1083-1091

Brenner, G., Kerek-Bodden, H.E., Koch, H. (1998): Mehr Fälle seit Einführung der Plastikkarte. In: Deutsches Ärzteblatt, H. 45, S. 2198-2199

Britten, N., Ukoumune, O. (1997): The Influence of Patients´ Hopes of Receiving a Prescription on Doctors´ Perception and the Decision to Prescribe: a Questionnaire Survey. In: BMJ, Vol. 315, S.1506-1511

Broll, G., Broll, H., Lehr, A. (2000): Am Ende ging es nur noch um die GKV-Ost. In: Das Krankenhaus, H. 1, S. 9-11

Bultemeier, A., Neubert, N. (1998): Arbeitsmarktentwicklung und Arbeitsmarktpolitik in Ostdeutschland. In: Lutz, R., Zeng, M. (Hrsg.): Armutsforschung und Sozialberichterstattung in den neuen Bundesländern, Opladen, S. 287-307

Bundesärztekammer: Tätigkeitsbericht ´99, Köln-Lövenich 1999

Bundesministerium für Arbeit und Sozialordnung (Hrsg.) (1994): Übersicht über das Sozialrecht, 3.Aufl., Bonn

Bundesministerium für Arbeit und Sozialordnung (Hrsg.) (1997): Übersicht über das Sozialrecht, 4. Aufl., Bonn

Bundesministerium für Gesundheit, Daten des Gesundheitswesens 1995

Bundesministerium für Gesundheit, Pressemitteilung, Nr. 14 v. 26. Februar 1998

Bundesministerium für Jugend, Familie und Gesundheit, Daten des Gesundheitswesens 1980

Busse, R., Schwartz, F.W. (1997): Herausforderungen an den Bundesausschuß der Ärzte und Krankenkassen. In: Arbeit und Sozialpolitik, Heft 11/12, S. 51-57

Busse, St., Schierwagen, Chr. (1990): Vertrauen. In: Sandkühler, J. (Hrsg.): Europäische Enzyklopädie zu Philosophie und Wissenschaften, Bd. 4, Hamburg, S. 719-721

CDU-Dokumentation 9/87, vom 12. März 1987

Clade, H. (1997): Beihilfe-Diktat. In: Deutsches Ärzteblatt, H. 47, S. 2541

Clauss A., (Hess. Sozialminister), Dokumentation über die Wirtschaftlichkeitsprüfungen von Krankenhäusern in Hessen, Januar 1978
(hektographiertes Manuskript)

Cockburn, J., Pit, S. (1997): Prescribing Behaviour in Clinical Practice: Patients' Expections and Doctors' Perception of Patients' Expections - a Questionary Study. In: BMJ, Vol. 315, S. 520-523

D'Aveni, R.A., Gunther, R. (1994): Hypercompetition, Managing the Dynamics of Strategic Manoeuvering, London

Dahl, J.v., Sasse, A., Hanrath, P. (1997): Leistungsentwicklung im stationären Bereich: Innere Medizin. In: Arnold, M., Paffrath, D. (Hrsg.):
Krankenhaus-Report '97, Stuttgart, S. 51-62

Dahrendorf, R. (1961): Homo sociologicus, Köln

Dauth, S. (1996): Arzneimittelzulassung in der EU: London macht Tempo.
In: Deutsches Ärzteblatt, H. 12, S. 577-578

Dehlinger, E., Brennecke, R. (1992): Die Akzeptanz der sozialen Sicherung
in der Bevölkerung der Bundesrepublik Deutschland. In: Das Gesundheitswesen, Nr. 54, S. 229-243

Deppe, H.-U. (1969): Zum 'Objekt' der Medizin. In: Das Argument, 50/3,
S. 284-298

Deppe, H.-U. (1976): Zur Soziologie des niedergelassenen Arztes. In: Argument-Sonderband, AS 12, Lohnarbeit, Staat, Gesundheitswesen, Berlin, S.71- 87

Deppe, H.-U. (Hrsg.) (1980): Vernachlässigte Gesundheit, Köln

Deppe, H.-U. (Hrsg.) (1983): Gesundheitssysteme und Gesundheitspolitik
in Westeuropa, Frankfurt a.M.

Deppe, H.-U. (1987): Krankheit ist ohne Politik nicht heilbar, Frankfurt
a.M.

Deppe, H.-U. (1993): Gesundheitspolitik im Kontext der deutschen Verei-
nigung und europäischen Integration. In: Deppe, H.-U., Friedrich,
H., Müller, R. (Hrsg.) Gesundheitssystem im Umbruch: Von der
DDR zur BRD, Frankfurt a.M., S. 9-37

Deppe, H.-U. (1993): Gesundheitspolitik in Europa und den USA. In: Arbeit und Sozialpolitik, Jg. 47, Heft 7/8, S. 41-46

Deppe, H.-U. (1996): Soziale Verantwortung und Transformation von Gesundheitssystemen, Frankfurt a.M., S.33-66

Deppe, H.-U. (1996): Thesen zur Transformation und zum Sinn des internationalen Vergleichs von Gesundheitssystemen. In: Behrens, J., Braun, B., Morone, J., Stone, D., (Hrsg.): Gesundheitssystementwicklung in den USA und Deutschland, Wettbewerb und Markt als Ordnungselemente im Gesundheitswesen auf dem Prüfstand des Systemvergleichs, Baden-Baden, S. 75-77

Deppe, H.-U. (1997): The Human Right to Health Cannot Be „Economized" without Destroying It. In: International Association of Health Policy (Hrsg.): Beyond Medical Care: Policies for Health (Proceedings of the 9th congress, Montreal 1996), Québec, S. 173-177

Deppe, H.-U. (1999): Neoliberalismus in der Medizin. In: Iben, G., Kemper, P., Maschke, M. (Hrsg.): Ende der Solidarität? Münster, S. 99-115

Deppe, H.-U. (1999): Vor einer Kulturwende in der Medizin. In: Soziale Sicherheit, H. 5, S. 183-185

Deppe, H.-U., Friedrich, H., Müller, R. (Hrsg.) (1993): Gesundheitssystem im Umbruch: Von der DDR zur BRD, Frankfurt a.M.

Deppe, H.-U., Lenhardt, U. (1990): Westeuropäische Integration und Gesundheitspolitik, Marburg

Deppe, H.-U., Rosenbrock, R. (1980): Gesundheitssystem und ökonomische Interessen. In: Jahrbuch für Kritische Medizin, Bd. 5, Berlin S. 43-50

Deutscher Bundesrat, Drucksache 732/99 vom 16.12.1999

Deutscher Bundesrat, Drucksache 733/99 vom 16.12.1999

Deutscher Bundestag, Drucksache 11/4699 vom 6. Juni 1989

Deutscher Bundestag, Drucksache 11/6380, Bonn 12. Februar 1990

Deutscher Bundestag, Drucksache 12/3608 vom 5. Januar 1992

Deutscher Bundestag, Drucksache 14/45 vom 17. November 1998

Deutscher Bundestag, Drucksache 14/1245 vom 23. Juni 1999

Deutscher Bundestag, Drucksache 14/2369 vom 15.12.1999

DGB kritisiert Ärztestreik. In: Soziale Sicherheit, H. 12, 1998, S. 420

DGB-Vorstellungen zur Gesundheitspolitik in der 14. Legislaturperiode vom September 1998 (hektographiertes Manuskript)

Diderichsen, F. (1995): Market Reforms in Health Care and Substainability of the Welfare State: Lessons from Sweden. In: Health Policy, 32, S.141-153

Döhler, M., Manow-Borgwarth, Ph. (1992): Korporatisierung als gesundheitspolitische Strategie. In: Staatswissenschaften und Staatspraxis, H.1, S. 72

Domenighetti, G., Casabianca, A., Gutzwiller F., Martinoli S. (1993): Revisting the Most Informed Consumer of Surgical Services. In: Intern. J. of Technology Ass. in Health Care, 9:4, S. 505-513

Doyal, L. (1995): Medical Ethics and Good Health Care: The Ideology of Individualism. In: Mercado Martinez, F.J., Robles Silva, L. (Hrsg.): La medicina al final del milenio, Guadalajara, S. 55-63

Eberle, G. (1997): Bleibt uns die soziale Krankenversicherung erhalten?, St. Augustin

Eberle, G. (1998): Die Entwicklung der GKV zum heutigen Stand. In: Sozialer Fortschritt, H. 3, S.53-58

Eckart, W.U. (1998): „ ... nicht ausschließlich im Wege der Repression", Die Anfänge der deutschen Kranken-, Unfall- und Invaliditätsversicherung in der Ära Bismarck. In: Forum Wissenschaft, Nr. 1, S. 27- 30

Ehrenberg, H. (1996): Nicht der Sozialstaat, die Arbeitslosigkeit ist teuer! In: Soziale Sicherheit, Heft 3, S. 83-91

Elkeles, Th., Mielck, A. (1997): Ansätze zur Erklärung und Verringerung gesundheitlicher Ungleichheit. In: Jb. für Kritische Medizin, Bd. 26, Hamburg, S. 23-44

Endres, A. (1998): Spektakuläre Prozesse sind die Ausnahme. In: Deutsches Ärzteblatt, H. 38, S. 1806-1807

Engels, F. (1962): Die Lage der arbeitenden Klasse in England. In: Marx/Engels Werke, Bd. 2, Berlin S. 225-506

Engels, F. (1964): Umrisse zu einer Kritik der Nationalökonomie. In: Marx/Engels Werke, Bd. 1, Berlin, S. 499-525

Entwurf eines Gesetzes zur Änderung des Entgeltfortzahlungsgesetzes und des Fünften Buches Sozialgesetzbuch, Deutscher Bundesrat, Drucksache 519/96 vom 5.7.1996

Entwurf eines Gesetzes zur Stärkung der Finanzgrundlagen der gesetzlichen Krankenversicherung in den neuen Ländern (GKV-Finanzstärkungsgesetz-GKVFG), Deutscher Bundestag, Drucksache 13/9377 vom 9.12.1997

Entwurf eines Gesetzes zur Stärkung der Solidarität in der gesetzlichen Krankenversicherung, Deutscher Bundestag, Drucksache 14/24 vom 9. November 1998

Erster Bericht über die Entwicklung der Pflegeversicherung, Deutscher Bundestag, Drucksache 13/9528 vom 19. Dezember 1997

Erstes Gesetz zur Neuordnung von Selbstverwaltung und Eigenverantwortung in der gesetzlichen Krankenversicherung (1. GKV-Neuordnungsgesetz - 1. NOG) v. 23. Juni 1997. In: Bundesgesetzblatt, Teil I, Nr. 42 vom 30. Juni 1997

Esping-Andersen, G. (1998): Die drei Welten des Wohlfahrtskapitalismus. Zur Politischen Ökonomie des Wohlfahrtsstaates. In: Lessenich, St., Ostner, I. (Hrsg.): Welten des Wohlfahrtskapitalismus, Der Sozialstaat in vergleichender Perspektive, Frankfurt a.M., S. 20-56

Esping-Andersen, G: (1990): The Three Worlds of Welfare Capitalism, Cambridge

Evans, R.G. (1990): Tension, Compression, and Shear: Directions, Stresses, and Outcomes of Health Cost Control. In: Journal of Health Politics, Policy and Law, Bd. 15, Nr. 1, S. 101-128

Flöhl, R. (1999): Die Chirurgie kämpft um Marktanteile. In: Frankfurter Allgemeine Zeitung vom 14. April 1999

Frühbuß, J. (1995): Soziale Ungleichheit und zahnmedizinische Versorgung. In: Zeitschrift für Gesundheitswissenschaften, 2. Beiheft, S.130-137

Galas, E. (1997): 2. GKV-Neuordnungsgesetz: Zur Verlagerung des Morbiditätsrisikos auf die Krankenkassen. In: Die Ersatzkasse, Heft 9, S. 317-321

Galbraith, J.K. (1992): Die Herrschaft der Bankrotteure, Hamburg

Gepkens, A., Gunning-Schepers, L.J. (1996): Interventions to Reduce Socioeconomic Health Differences, A Review of the International Literature. In: European Journal of Public Health, 6, S. 218-226

Gerdelmann, W., Ballast, Th. (1997): Förderung des ambulanten Operierens. In: Die Ersatzkasse, H. 6, S. 193-198

Gerlach, F.M. (1997): Was ist medizinisch notwendig? In: Bericht des Workshops des AOK-Bundesverbandes am 24. Juni 1997 in Königswinter

Gerlinger, Th. (1997): Punktlandung im Hamsterrad. In: Jb. für Kritische Medizin, Bd. 28, Hamburg, S. 113-115

Gerlinger, Th. (1997): Wettbewerbsordnung und Honorarpolitik, Frankfurt a.M.

Gerlinger, Th. (2000): Arbeitsschutz und europäische Integration, Opladen

Gerlinger, Th., Deppe, H.-U. (1994): Zur Einkommensentwicklung bei niedergelassenen Ärzten, Frankfurt a.M.

Gerlinger, Th., Giovanella, L., Michelsen, K. (1997): Von der Kostendämpfung zum Systemwandel. Zur „Dritten Stufe" der Gesundheitsreform. In: Z , Heft 29, S. 118-130

Gerlinger, Th., Schönwälder, Th. (1996): Die dritte Stufe der Gesundheitsreform - das GKV-Weiterentwicklungsgesetz. In: Soziale Sicherheit, Heft 4, S. 125-130

Gerlinger, Th., Stegmüller, K. (1995): „Ideenwettbewerb" um Wettbewerbsideen - Die Diskussion um die „dritte Stufe" der Gesundheitsreform. In: Schmitthenner, H. (Hrsg.): Der „schlanke Staat". Zukunft des Sozialstaates - Sozialstaat der Zukunft, Hamburg, S. 152-179

Gerst, Th. (1999): Medizinische Dienste, Neuer Machtfaktor im Gesundheitswesen. In: Deutsches Ärzteblatt, H. 39, S. 1964-1967

Gesetz zur Entlastung der Beiträge in der gesetzlichen Krankenversicherung (Beitragsentlastungsgesetz - BeitrEntlG) v. 1. November 1996. In: Bundesgesetzblatt, Teil I, Nr. 55 v. 7. November 1996, S.1631-1633

Gesundheitspolitik: Was bleibt von der GKV-Gesundheitsreform 2000. In: Arbeit und Sozialpolitik, H. 1/2, 2000, S. 32-40

GKV-Spitzenverbände: Leistungskatalog ist vollständig - IGEL-Liste gefährlich. In: DOK : Politik, Praxis, Recht, H. 8/9, 1998, S. 253

Glennerster, H., Le Grand, J. (1995): The Development of Quasi-Markets in Welfare Provision in the U.K. In: International Journal of Health Services, Vol. 25, Nr. 2, S.203-218

266

Goldmann, L., Sayson, R., Robbihs, S., Cohn, L.H., Bettmann, M., Weisberg, M. (1983): The Value of Autopsy in 3 Medical Eras. In: New England Journal of Medicine, Heft 308, 1983, S. 1000-1005. Zitiert nach: Kirch, W. (Hrsg.) (1992): Fehldiagnosen in der Inneren Medizin, Stuttgart

Grünenwald, K. (1978): Wirtschaftlichkeitsprüfungen von Krankenhäusern. In: Die Ortskrankenkasse, H. 11, S. 363-368

Güntert, B., v. Relbnitz, Ch., Wagner, U. (1996): Patientenzufriedenheit - eine wichtige Dimension des Total Quality Management. In: Public Health Forum, H.11, S.9

Haase, I. (1995): „Patientenbedürfnisse" in der Diskussion. In: Haase, I., Dierks, M.-L., Schwartz, F.W. (Hrsg.): Patientenbedürfnisse im Gesundheitswesen, Sankt Augustin, S. 9-14

Habermas, J. (1985): Die Neue Unübersichtlichkeit, Frankfurt a.M.

Habermas, J. (1998): Die postnationale Konstellation, Frankfurt a.M.

Hart, J.T. (1996): Patients as Producers. In: Iliffe, St., Deppe, H.-U. (Hrsg.): Health Care in Europe: Competition or Solidarity? Frankfurt a.M., S. 136-149

Hassemer, W. (1996): Sitzen die Richter auf ihrer Insel und betrachten das Festland? In: Frankfurter Rundschau vom 28. September (Dokumentation)

Hauß, F., Naschold, F., Rosenbrock, R. (1981): Schichtenspezifische Versorgungsprobleme im Gesundheitswesen, hrsg. v. Bundesminister für Arbeit und Sozialordnung, Bonn-Bad Godesberg

Heinisch, R. (1996): Bestandsaufnahme und Perspektiven der EU-Politik im Bereich des Gesundheitswesens aus Sicht des Europäischen Parlaments. In: Gesellschaft für Versicherungswissenschaft und -gestaltung (GVG) (Hrsg.), Auswirkungen der Politik der Europäischen Union auf das Gesundheitswesen und die Gesundheitspolitik in der Bundesrepublik Deutschland, Bonn, S. 37-46

Helmert, U., Mielck, A., Shea, St. (1997): Poverty and Health in West Germany. In: Sozial- und Präventivmedizin, 42, S. 276-285

Herzlich, C., Pierret, J. (1991): Kranke gestern, Kranke heute. Die Gesellschaft und das Leiden, München

Himmelstein, D., Woolhandler, S. (1986): Costs without Benefit, New England Journal of Medicine, H. 314, S. 441-445

Himmelstein, D., Woolhandler, S. (1992): The National Health Program Chartbook, Cambridge, ebenso Ausgabe 1998

Hobsbawn, E. (1995): Zeitalter der Extreme: Weltgeschichte des 20. Jahrhunderts, München

Hoffmeister, H., Hüttner, H. (1995): Die Entwicklung sozialer Gradienten in den Nationalen Gesundheits-Surveys 1985-1991. In: Zeitschrift für Gesundheitswissenschaften, 2. Beiheft, S. 113-129

Hofmann, C.F. (1996): Deutsche Wettbewerbsvorteile. In: Bundesarbeitsblatt H. 11, S. 5-11

Hofmann, W. (1969): Grundelemente der Wirtschaftsgesellschaft, Reinbek

Initiativkreis Medizin und gesellschaftlicher Fortschritt (Hrsg.) (1973): Medizin und gesellschaftlicher Fortschritt, Köln

Jachertz, N. (1999): Geschlossener Widerstand gegen das Globalbudget. In: Deutsches Ärzteblatt, H. 39, S. 1951

James, T.C. (1996): The Patient-Physician Relationship: Convenant or Contract? In: Mayo Clin. Proc., Vol. 71, S. 917-918

Jung, K. (1997): Was ist medizinisch notwendig? In: AOK-Bundesverband (Hrsg.): Was ist medizinisch notwendig? Workshop des AOK-Bundesverbandes, Königswinter, den 24. Juni 1997

Jung, K. (1997): Wofür Ärzte und Krankenkassen nun mehr Verantwortung tragen müssen. In: Ärzte-Zeitung vom 1. September 1997, S. 6-7

Jung, K. (1997): Zwei Jahre Erfahrungen mit der Pflegeversicherung - Zum Stand der Umsetzung des SGB XI. In: Die Krankenversicherung, H. 3, S. 65-70

Jung, K., Gawlik, Ch., Gibis, B., Pötsch, R., Rheinberger, P., Schmacke, N., Schneider, G. (2000): Bundesausschuß der Ärzte und Krankenkassen, Ansprüche der Versicherten präzisieren. In: Deutsches Ärzteblatt, H. 7, S. 322-327

Jütte, R. (Hrsg.) (1997): Geschichte der deutschen Ärzteschaft, Köln

Kaesbach, W. (1997): Arzneimittel - Festbeträge am Wendepunkt. In: Arbeit und Sozialpolitik, H. 1/2, S.21-25

Kamke, K. (1998): Bundesausschuß gewinnt an Bedeutung, in: Deutsches Ärzteblatt, H. 1/2, S. 21

Kaufmann, F.-X. (1997): Herausforderungen des Sozialstaates, Frankfurt a.M.

Kirch, P. (1998): Stabilisierung der Krankenversicherung in den neuen Ländern. In: Soziale Sicherheit, H. 3, S. 81-87

Klein, T. (1996): Mortalität in Deutschland: Aktuelle Entwicklung und soziale Unterschiede. In: Zapf, W., Schupp, J., Habich, R. (Hrsg.), Lebenslagen im Wandel, Sozialberichtserstattung im Längsschnitt, Frankfurt a.M., S. 366-377

Klenner, H. (1990): Menschenrechte. In: Sandkühler, J. (Hrsg): Europäische Enzyklopädie zu Philosophie und Wissenschaften, Bd. 3, Hamburg, S. 366-372

Klosterhuis, H., Müller-Fahrnow, W. (1994): Sozialschicht und Sterblichkeit bei männlichen Angestellten aus den alten Bundesländern. In: Mielck, A. (Hrsg.), Krankheit und soziale Ungleichheit, Opladen, S. 319-330

Knieps, F. (1998): Herausforderungen und Handlungsmöglichkeiten für die AOK. In: DOK : Politik, Praxis, Recht, H. 5/6, S. 156-162

Knieps, F. (1999): Der Spitzentanz im Haifischbecken ... In: Arbeit und Sozialpolitik, H. 1/2, S. 10-19

Knieps, F. (1999): Rot-grün: Zwischen hohen Erwartungen und begrenzten Möglichkeiten. In: Mabuse, H. 117, S. 14-17

Koalitionsvereinbarung zwischen der Sozialdemokratischen Partei und Bündnis 90/ Die Grünen vom 20. Oktober 1998. Abgedruckt in: Frankfurter Rundschau vom 22. Oktober 1998

Koch, K. (1999): Annäherung an die Wirklichkeit. In: Deutsches Ärzteblatt 96, H. 42, S. 2142-2145

Kohl, H. (1988): Europas Zukunft - Vollendung des Binnenmarktes 1992. In: Bulletin, Nr. 40, S. 333-336

Korzilius, H. (1999): Die Fördermittel fließen. In: Deutsches Ärzteblatt, H. 26, S. 1402-1403

Korzilius, H. (1999): KBV-Notprogramm: Protest gegen ein perfides System. In: Deutsches Ärzteblatt, H. 31-32, S. 1611-1612

Korzilius, H. (1999): Nicht neu, wenig konkret. In: Deutsches Ärzteblatt, H. 46, S. 2373

Krieg, M. (1997): Laboratoriumsmedizin - Im Sog der Kommerzialisierung. In: Deutsches Ärzteblatt, H.14, S. 726-729

Krimmel, L. (1998): Mit dem „IGEL" aus der Grauzone. In: Deutsches Ärzteblatt, H. 11, S. 479-483

Kühn, H. (1988): Krankenhauspolitik im Zeitalter der Kostendämpfung. In: Jahrbuch für Kritische Medizin 13, Argument Sonderband 155, Hamburg, S. 30-46

Kühn, H. (1993): Healthismus, Eine Analyse der Präventionspolitik und Gesundheitsförderung in den USA, Berlin

Kühn, H. (1995): Gesundheitspolitik ohne Ziel: Zum sozialen Gehalt der Wettbewerbskonzepte in der Reformdebatte. In: Deppe, H.-U., Friedrich, H., Müller, R. (Hrsg.): Qualität und Qualifikation im Gesundheitswesen, Frankfurt a.M., S. 11-35

Kühn, H. (1995): Zwanzig Jahre „Kostenexplosion". In: Jahrbuch für Kritische Medizin, Bd. 24, Hamburg, S. 145-161

Kühn, H. (1996): Kritische Anmerkungen zur globalen Fixierung des Beitragssatzes in der gesetzlichen Krankenversicherung. In: Behrens, J. u.a. (Hrsg.): Gesundheitssystementwicklung in den USA und Deutschland, Baden-Baden, S. 81-88

Kühn, H. (1997): Managed Care. Medizin zwischen kommerzieller Bürokratie und integrierter Versorgung am Beispiel USA. In: Jahrbuch für Kritische Medizin, Nr. 27, Hamburg, S. 7-52

Kuhlmann, E. (1998): „Zwischen zwei Mahlsteinen" – Ergebnisse einer empirischen Studie zur Verteilung knapper medizinischer Ressourcen in ausgewählten klinischen Settings. In: Feuerstein, G., Kuhlmann, E. (Hrsg.): Rationierung im Gesundheitswesen, Wiesbaden, S. 11-80

Kukla, G. (1998): Erster Bericht über die Entwicklung der Pflegeversicherung. In: Die Krankenversicherung, Februar, S.45-46

Lawson, R. (1996): Eine konservative Revolution? Thatcher, Major und der britische Wohlfahrtsstaat. In: WSI-Mitteilungen, Jg. 49, H.4, S. 263-272

Leape, L.L. (1992): Unnecessary Surgery. In: Annu. Rev. Publ. Health, 13, S. 363-383

Leibfried, St., Pierson, P. (1997): Halbsouveräne Wohlfahrtsstaaten. In: Blätter für deutsche und internationale Politik, H. 12, S. 1457-1467

Lippert-Urbanke, E. (1997): Primärärztliche Arzneimittelverordnung: Wechselseitige Erwartungen von Arzt und Patient, Diss.med. Universität Göttingen 1997

Manow, Ph. (1994): Gesundheitspolitik im Einigungsprozeß, Frankfurt a.M.

Marx, K. (1962): Das Kapital. Bd.1, Berlin

Maus, J., Korzilius, H. (1998): Vorschaltgesetz: Neue Regierung auf alten Pfaden. In: Deutsches Ärzteblatt, H. 47, S. 2293-2294

McKeown, Th. (1982): Die Bedeutung der Medizin, Frankfurt a.M.

Mehl, E., Tophoven, Chr. (1997): Was ist medizinisch notwendig?: Überblick über den Workshop des AOK-Bundesverbandes vom 24. Juni 1997. In: DOK : Politik, Praxis, Recht, H. 17/18, S. 559-564

Meister, R. (1997): Das Sozialstaatsprinzip des Grundgesetzes. In: Blätter für deutsche und internationale Politik, H. 5, S. 608-619

Michelsen, K. (1999): Schweden: Beispielhaft - auf die eine oder andere Weise. In: Schmacke, N. (Hrsg.): Gesundheit und Demokratie. Von der Utopie der sozialen Medizin, Frankfurt a.M., S. 325-340

Mielck, A. (Hrsg.) (1994): Krankheit und soziale Ungleichheit, Opladen

Mielck, A., Helmert, U. (1994): Krankheit und soziale Ungleichheit: Empirische Studien in West-Deutschland. In: Mielck, A. (Hrsg.), Krankheit und soziale Ungleichheit, Opladen, S. 93-124

Mielck, A., Helmert, U. (1998): Soziale Ungleichheit und Gesundheit, in: Hurrelmann, K., Laaser, U. (Hrsg.): Handbuch Gesundheitswissenschaften, Weinheim, S. 519-535

Modellvorhaben zur Prüfung der Notwendigkeit der Krankenhausbehandlung, Zusammenfassender Bericht über die Ergebnisse der Erhebung in den Bundesländern, Essen, Februar 1997

Mossialos, E. (1997): Citizens' Views on Health Care Systems in the 15 Member States of the European Union. In: Health Economics, H. 6, S. 109-116

Müller, J., Schneider, W. (1997): Mitgliederbewegungen und Beitragssätze in Zeiten des Kassenwettbewerbs. In: Arbeit und Sozialpolitik, H. 3/4, S. 11-24

Müller, J., Schneider, W. (1999): Entwicklung der Mitgliederzahlen, Beitragssätze, Versichertenstrukturen und RSA-Transfers in Zeiten des Kassenwettbewerbs - empirische Befunde im dritten Jahr der Kassenwahlrechte. In: Arbeit und Sozialpolitik, H. 3/4, S. 20-39

Navarro, V. (1990): Race or Class Versus Race and Class: Mortality Differentials in the United States. In: The Lancet, Vol. 336, S. 11238-11240

Navarro, V. (1999): The Political Economy of the Welfare State in Capitalist Countries. In: International Journal of Health Services, Vol. 29:1, S. 1-50

Neuffer, A.B. (1997): Managed Care, Umsetzbarkeit des Konzepts im deutschen Gesundheitssystem, Bayreuth

Nullmeier, F. (1997): Sozialstaat. In: Andersen, U., Woyke, W. (Hrsg.): Handwörterbuch des politischen Systems der Bundesrepublik Deutschland, Opladen S. 508-511

OECD Gesundheitsdaten 1998

OECD Health Data 1997

Oldiges, F.J. (1997): Bundesausschuß der Ärzte und Krankenkassen: Ein neues Machtzentrum?. In: Die Ortskrankenkasse, H.12, S. 367-371

Oldiges, F.J. (1998): Wechselwirkung zwischen Leistungsrecht und Vertragsrecht in der gesetzlichen Krankenversicherung. In: Sozialer Fortschritt, H. 3, S. 69-75

Oppolzer, A. (1986): Wenn Du arm bist, mußt Du früher Sterben. Soziale Unterschiede in Gesundheit und Sterblichkeit, Hamburg

Orde, B. a. (1996): Gesundheitpolitik vor dem „Aus"? Die 3. Stufe der Gesundheitsreform, das Beitragsentlastungsgesetz. In: Soziale Sicherheit, Heft 8/9, S. 292-298

Orde, B.a. (1999): Politikwechsel im Gesundheitswesen. In: Soziale Sicherheit, H. 1, S. 1-6

Perschke-Hartmann, Ch. (1994): Die doppelte Reform, Opladen

Pfeiffer, D., Walzik, E. (1997): Demographischer Wandel und Kostenentwicklung im Gesundheitswesen. In: Die Ersatzkasse, Heft 9, S. 309-316

Presse- und Informationsamt der Bundesregierung, Sozialpolitische Umschau, Nr. 114, 16. März 1998

Presse- und Informationsamt der Bundesregierung, Sozialpolitische Umschau, Nr. 74, 1999

Presseschau in: VDÄÄ, Rundbrief, Nr.1, Januar 1999

Priester, K. (1993): Lean Welfare - Mit Pflegeversicherung und Karenztagen zum Umbau des Sozialstaats. In: Blätter für deutsche und internationale Politik, Heft 9, S. 1086-1098

Priester, K. (1999): „Mit 5 Mark sind Sie dabei!" Prävention, Gesundheitsförderung und die Gesundheitsreform 2000. In: Mabuse Nr. 122, Nov. /Dez., S. 59-62

Rebscher, H. (1998): Der IGEL ist ein stacheliges Tier .... In: die Ersatzkasse, H.4, S. 152

Redeker, K. (1997): Hemmnisse und Perspektiven für ein wettbewerbsorientiertes Krankenhaus aus rechtlicher Sicht. In: das Krankenhaus, Heft 7, S. 394-397

Regierung setzt abgespeckte Reformversion durch. In: Das Krankenhaus, H.1, 2000, S. 5

Reiners, H. (1987): Ordnungspolitik im Gesundheitswesen, Ausgangspunkte und Konzepte, WIdO-Materialien Bd. 30, Bonn

Reiners, H. (1993): Das Gesundheitsstrukturgesetz - Ein „Hauch von Sozialgeschichte"? Werkstattbericht über eine gesundheitspolitische Weichenstellung, Veröffentlichungsreihe der Forschungsgruppe Gesundheitsrisiken und Präventionspolitik, Wissenschaftszentrum Berlin für Sozialforschung, P93-210, Berlin

Reiners, H. (1994): Zuständigkeiten und Kompetenzen in der gesundheitlichen Prävention: eine organisierte Verantwortungslosigkeit? In: Rosenbrock, R., Kühn, H., Köhler, B.M. (Hrsg.): Präventionspolitik, Berlin, S. 96-114

Resolution der Vertreterversammlung der KBV zur Gesundheitsreform 2000. In: Deutsches Ärzteblatt, H. 23, 1999, S. 1201

Rieser, S. (1999): Bloß keine Revolution im Gesundheitswesen, in: Deutsches Ärzteblatt, H. 12, S. 571-572

Rieser, S. (1999): Demonstration des Bündnis Gesundheit 2000: 25000mal "Ja" zur Resolution gegen die Reform. In: Deutsches Ärzteblatt, H. 39, S. 1952-1953

Rieser, S. (1999) Nachdenken im Spagat. In: Deutsches Ärzteblatt, H. 25, S. 1333

Rosen, G. (1975): Die Entwicklung der sozialen Medizin. In: Deppe, H.-U., Regus, M. (Hrsg.), Seminar: Medizin, Gesellschaft, Geschichte, Frankfurt a.M., S. 74-131

Rosenbrock, R. (1994): Leistungssteuerung durch die Gesetzliche Krankenversicherung, Probleme und Optionen In: IKK-Bundesverband (Hrsg.), 3. IKK-Forum, Soziale Krankenversicherung: Erfolgs- oder Auslaufmodell? Bergisch Gladbach, Mai, S. 41-51

Rosenbrock, R. (1997): PKV und Armenkasse? Die GKV nach der „Dritten Stufe der Gesundheitsreform". In: Die Krankenversicherung, H. 9 September, S. 242-247

Rosenbrock, R. (1998): Gesundheitspolitik, Veröffentlichungsreihe der Arbeitsgruppe Public Health, Wissenschaftszentrum Berlin für Sozialforschung, P98-203, Berlin

Rosenbrock, R. (1999): Das Globalbudget - Chancen und Risiken für die Versorgungsqualität. In: Die Krankenversicherung, H. 6, S. 174-179

Rosenbrock, R., Kühn, H., Köhler, B.M. (Hrsg.) (1994): , Präventionspolitik, Gesellschaftliche Strategien der Gesundheitssicherung, Berlin

Sachverständigenrat für die konzertierte Aktion im Gesundheitswesen, Medizinische und ökonomische Orientierung, Jahresgutachen 1987, Baden-Baden 1987

Sachverständigenrat für die konzertierte Aktion im Gesundheitswesen, Medizinische und ökonomische Orientierung, Jahresgutachten 1988, Baden-Baden 1988

Sachverständigenrat für die konzertierte Aktion im Gesundheitswesen, Herausforderungen und Perspektiven der Gesundheitsversorgung, Jahresgutachten 1990, Baden-Baden 1990

Sachverständigenrat für die konzertierte Aktion im Gesundheitswesen, Das Gesundheitswesen im vereinten Deutschland, Jahresgutachten 1991, Baden-Baden 1991

Sachverständigenrat für die konzertierte Aktion im Gesundheitswesen, Ausbau in Deutschland und Aufbruch nach Europa, Jahresgutachten 1992, Baden-Baden 1992

Sachverständigenrat für die konzertierte Aktion im Gesundheitswesen, Gesundheitsversorgung und Krankenversicherung 2000, Sachstandsbericht 1994, Baden-Baden 1994

Sachverständigenrat für die konzertierte Aktion im Gesundheitswesen, Gesundheitsversorgung und Krankenversicherung 2000, Sondergutachten 1995, Baden-Baden 1995

Sachverständigenrat für die konzertierte Aktion im Gesundheitswesen, Gesundheitswesen in Deutschland, Bd. I, Sondergutachten 1996, Baden-Baden 1996

Sachverständigenrat für die konzertierte Aktion im Gesundheitswesen, Gesundheitswesen in Deutschland, Bd. II, Sondergutachten 1997, Baden-Baden 1998

Schäfer, I.-E. (1999): Wenn der Staat schwindsüchtig wird. In: Blätter für deutsche und internationale Politik, H. 9, S. 1101-1109

Schäuble, W. (1988): Die Zukunft des Industriestandortes Bundesrepublik Deutschland. In: Presse- und Informationsamt der Bundesregierung, Pressemitteilung Nr. 225 vom 23.6.1988

Schafii, Ch., Kirch, W. (1993): Thema: Fehldiagnosen. In: Der Kassenarzt, H. 40, S. 34-36

Schleert, D. (1995): Alternativen in der Arzneimitteldistribution. In: Arbeit und Sozialpolitik, H.1/2, S. 42-51

Schmacke, N. (1993): Schritte in die Öffentlichkeit, Die Wiederentdeckung der kommunalen Gesundheitsämter, Düsseldorf

Schmacke, N. (1997): Ärzte oder Wunderheiler? Opladen

Schmacke, N. (1997): Konzentration auf die „wirklich wichtigen Leistungen"? In: Die Ersatzkasse, H. 11, S. 397-401

Schmitz, H. (1997): Die Spar-Krallen von Gesundheitsminister Seehofer greifen vorerst nicht. In: Handelsblatt v. 17. Juli 1997, S. 2

Schräder, W.F., Jacobs, K. (1996): Von der Poliklinik zum Gesundheitszentrum, Berlin

Schwabe, U., Paffrath, D. (Hrsg.) (1996): Arzneimittel-Report '96, Stuttgart

Schwanenflügel, M. v. (1996): Die Entwicklung der Kompetenzen der Europäischen Union im Gesundheitswesen, Berlin

Schwartz, F.W., Badura, B., Leidl, R., Raspe, H., Siegrist, J. (Hrsg.) (1998): Das Public Health Buch, München

Schwartz, F.W., Döring, H., Bitzer, M., Grobe, Th. (1996): Akzeptanz von Standardtherapien bei niedergelassenen Fachärzten – Potentiale für die Qualitätssicherung. In: Die Krankenversicherung, H. 3, S. 75-83

Schwartz, R.D. (1996): Parteien streiten über höhere Staatsverschuldung. In: Frankfurter Rundschau vom 21. Mai 1996

Seidler, A., Busse, R., Schwartz, F.W. (1996): Auswirkungen einer weiteren Steigerung der Lebenserwartung auf den medizinischen Versorgungsbedarf. In: Die Ersatzkasse, H. 9, S. 317-322

Seiters, R. (1989): Die Europapolitik der Bundesregierung, in: Bulletin, Nr. 66, S. 581-585

Siegrist, J. (Hrsg.) (1993): Soziale Ungleichheit und Krankheit, Sonderheft Sozial- und Präventivmedizin, 38, S. 109-178

Siegrist, J., Möller-Leimkühler, A.M. (1998): Gesellschaftliche Einflüsse auf Gesundheit und Krankheit. In: Schwartz, F.W. u.a. (Hrsg.): Das Public Health Buch, München, S. 94-109

Simon, M. (1997): Das Krankenhaus im Umbruch. Veröffentlichungsreihe der Arbeitsgruppe Public Health, Wissenschaftszentrum Berlin für Sozialforschung, P97-204, Berlin

Sozialbericht 1997, Deutscher Bundestag, Drucksache 13/10142 vom 17. März 1998

Statistisches Bundesamt (Hrsg.) (1998): Gesundheitsbericht für Deutschland, Wiesbaden

Statistisches Bundesamt, Gesundheitswesen, Fachserie 12, Reihe 1, Ausgewählte Zahlen für das Gesundheitswesen 1995, Wiesbaden 1997

Statistisches Bundesamt, Gesundheitswesen, Fachserie 12, Reihe 4, Todesursachen in Deutschland 1997, Wiesbaden 1999

Statistisches Bundesamt, Gesundheitswesen, Fachserie 12, Reihe 6.1, Grunddaten der Krankenhäuser und Vorsorge- oder Rehabilitationseinrichtungen 1998, Wiesbaden 2000

Statistisches Bundesamt, Gesundheitswesen, Fachserie 12, Reihe 6.2, Diagnosedaten der Krankenhauspatienten 1997, Wiesbaden 1999

Statistisches Bundesamt, Gesundheitswesen, Fachserie 12, Reihe 6.3, Kostennachweis der Krankenhäuser 1998, Wiesbaden 2000

Statistisches Bundesamt, Gesundheitswesen, Fachserie 12, Reihe S.2, Ausgaben für Gesundheit 1970-1997, Wiesbaden 2000

Stegmüller, K. (1996): Wettbewerb im Gesundheitswesen - Konzeptionen zur „dritten Reformstufe" der Gesetzlichen Krankenversicherung, Frankfurt a.M.

Stegmüller, K. (1997): Medizinische Versorgung und Rehabilitation unter dem Vorzeichen der „Spargesetze". In: Jahrbuch für Kritische Medizin, Bd. 28, Hamburg, S. 55-79

Stillfried, D.G. v. (1994): Die Ausgaben für medizinische Versorgung im Alter: Solidarität oder Eigenverantwortung? In: Arbeit und Sozialpolitik, H. 3/4, S. 62-68

Stuppardt, R. (1998): Überlegungen zum GKV-Leistungskatalog der Zukunft, in: IKK-Bundesvorstand (Hrsg.), Weiterentwicklung der sozialen Krankenversicherung, 5. IKK-Forum, Bergisch-Gladbach

Tätigkeitsbericht der Kassenärztlichen Bundesvereinigung 1998, Köln 1999

Tennstedt, F. (1977): Soziale Selbstverwaltung, Geschichte der Selbstverwaltung in der Krankenversicherung, Bd. 2, Bonn

Townsend, P.(1990) Widening Inequalities of Health in Britain. In: International Journal of Health Services, Vol.20, Nr. 3, S. 363-372

Tunstall-Pedoe, K., Kuulasmaa, K., Mähönen, M., Tolonen, H., Ruokokoski, E. Amouyel, Ph. (1999): Contribution of Trends in Survival and Coronary-Event Rates to Changes in Coronary Heart Disease Mortality: 10-year Results from 37 WHO MONICA Project Populations. In: The Lancet, Vol. 353, May 8, S. 1547-1557

Vertrag von Amsterdam. In: Presse- und Informationsamt der Bundesregierung, Bulletin, Nr. 94, 1997

Volkert, R. (1998): Der lange Weg in die Praxis. In: Deutsches Ärzteblatt, H. 27, S. 1368

Vollmer, R.J. (1994): Die neue Pflegeversicherung, Elftes Buch SGB, Textausgabe mit systematisch zugeordneten Amtlichen Bedründungen, Remagen

Walter, B. (1977): Gesundheitsreform in der Sackgasse. In: Stuttgarter Nachrichten v. 16. Juli 1977, S. 2

Wanek, V. (1994): Machtverteilung im Gesundheitswesen - Struktur und Auswirkungen, Frankfurt a.M.

Wanek, V. (1999): Entschuldungsprogramm AOK-Ost. In: Die Krankenversicherung, H. 11, S. 310-311

Wanek, V. (1999): Strategie der Unionsparteien. In: Die Krankenversicherung, H. 11, S. 310

Wasem, J. (1997): Vom staatlichen zum kassenärztlichen System. Eine Untersuchung des Transformationsprozesses der ambulanten ärztlichen Versorgungung in Deutschland, Frankfurt a.M.

Wasem, J. (1998): Sachleistung oder Kostenerstattung: Steuerung zwischen Effizienz und Gleichheit?. In: Sozialer Fortschritt, H. 3, S. 58-64

Wasem, J. (1999): Globalbudget und Sicherstellungsauftrag. In: Sozialer Fortschritt, H. 11, S. 271-275

Wasem, J., Güther, B. (1998): Das Gesundheitssystem in Deutschland: Einstellungen und Erwartungen der Bevölkerung, Eine Bestandsaufnahme, Neuss

Weltbank, Weltentwicklungsbericht 1993, Investitionen in die Gesundheit, Washington 1993

Wertheimer, J. (1997): Die Universität bedient keine Kunden, sondern erzieht Menschen. In: Frankfurter Rundschau vom 4. Dezember 1997

Whitehead, M. (1997): Bridging the Gap, Working towards Equity in Health and Health Care, Sundyberg

Wie Tony Blair und Gerhard Schröder sich Sozialdemokratie vorstellen. In: Frankfurter Rundschau vom 10. Juni 1999, S. 18

Wilkinson, R.G. (1996):Unhealthy Societies, The Afflictions of Inequalitiy, London/ New York

Williams, R.B. (1998): Lower Socioeconomic Status and Increased Mortality. In: JAMA, Vol. 279, June 3, S. 1745-1746

Windfuhr, M. (1996): Die vergessenen Rechte. In: Die Zeit vom 20. Dezember 1996, S. 7

Wingenfeld, K. (1998): Maßstäbe zur Bemessung von Pflegebedürftigkeit nach dem Pflegeversicherungsgesetz. In: Jahrbuch für kritische Medizin, Nr. 29, Hamburg, S. 95-111

Wulff, E. (1971): Der Arzt und das Geld, Der Einfluß von Bezahlungssystemen auf die Arzt-Patient-Beziehung. In: Das Argument, Jg.13, Heft 11/12, S.955-970

Ziller, P. (1997): Seehofer wechselt Kurs bei Zuzahlungen. In: Frankfurter Rundschau v. 27. November 1997

Zinn, K.G. (1999): Keynes und kein Ende? Zur Geschichte und zur Zunkunft einer ökonomischen Doktrin. In: Gewerkschaftliche Monatshefte, H. 2, S. 65-76

Zweites Gesetz zur Neuordnung von Selbstverwaltung und Eigenverantwortung in der gesetzlichen Krankenversicherung (2. GKV-Neuordnungsgesetz - 2. GKV-NOG) v. 23. Juni 1997, in: Bundesgesetzblatt, Teil I, Nr. 42 v. 30. Juni 1997, S. 1520-1536

Zwischenbericht der Enquete-Kommission „Strukturreform der gesetzlichen Krankenversicherung" vom 31. Oktober 1988, Deutscher Bundestag, Drucksache 11/3267, S.103-106

# Abkürzungsverzeichnis

| | |
|---|---|
| ABDA | Bundesvereinigung der Deutschen Apothekerverbände |
| AKV | Allgemeine Krankenversicherung |
| AMA | American Medical Association |
| BAK | Bundesausschuß für Ärzte und Krankenkassen |
| BDA | Berufsverband der Allgemeinärzte / Hausärzte |
| BDA | Bundesvereinigung Deutscher Arbeitgeberverbände |
| BfA | Bundesversicherungsanstalt für Angestellte |
| BMA | Bundesministerium für Arbeit und Sozialordnung |
| BMG | Bundesministerium für Gesundheit |
| BPI | Bundesverband der Pharmazeutischen Industrie |
| DGB | Deutscher Gewerkschaftsbund |
| DGK | Deutsche Krankenhausgesellschaft |
| DRG | Diagnosis Related Groups |
| EBM | Einheitlicher Bewertungsmaßstab |
| GKV | Gesetzliche Krankenversicherung |
| GKV-SolG | GKV-Solidaritätsstärkungsgesetz |
| GOÄ | Amtliche Gebühremordneung für Ärzte |
| GRG | Gesundheits-Reformgesetz |
| IGEL | Individuelle Gesundheitsleistungen |
| KAiG | Konzertierte Aktion im Gesundheitswesen |
| KBV | Kassenärztliche Bundesvereinigung |
| KHG | Krankenhausfinanzierungsgesetz |
| KV | Kassenärztliche Vereinigung |
| KVKG | Krankenversicherungs-Kostendämpfungsgesetz |
| MDK | Medizinischer Dienst der Krankenversicherung |
| NAV | Verband der niedergelassenen Ärzte Deutschlands |
| NHS | National Health Service |
| NOG | Neuordnungsgesetz |
| OECD | Organisation for Economic Co-operation and Development |
| ÖGD | Öffentlicher Gesundheitsdienst |
| ÖTV | Gewerkschaft Öffentliche Dienste, Transport und Verkehr |
| PKV | Private Krankenversicherung |
| RSA | Risikostrukturausgleich |
| RVO | Reichsversicherungsordnung |
| SGB V | Fünftes Buch Sozialgesetzbuch |
| SGB | Sozialgesetzbuch |

| SVKAiG | Sachverständigenrat für die konzertierte Aktion im Gesundheitswesen |
| VDÄÄ | Verein Demokratischer Ärztinnen und Ärzte |
| VdK | Verband der Kriegs- und Wehrdienstopfer, Behinderten und Sozialrentner Deutschlands |

# Stichwortverzeichnis

# Psychosomatik / Sozialmedizin / Psychologie

## Kongreß- und Jubiläumsbände

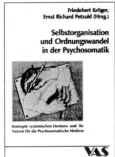

Friedebert Kröger, Ernst Richard Petzold (Hrsg.)
Selbstorganisation und Ordnungswandel
in der Psychosomatik
Konzepte systemischen Denkens und ihr Nutzen
für die Psychosomatische Medizin
ISBN 3-88864-286-8 • 1999 • 660 Seiten • DM 78,80

**49. Jahrestagung des DKPM – Deutsches Kollegium für Psychosomatische Medizin**

Die Dynamik der Ordnungsbildung und des Ordnungswandels ist eines der großen Themen, die heute im Zentrum interdisziplinärer Forschung stehen. Die innerlich verwandten Konzepte der Selbstorganisation und der nichtlinearen Dynamik komplexer Systeme tragen zu einem vertieften Verständnis psychischer und sozialer Prozesse bei. Dieses Wissenschaftsprogramm reicht von der Quantenphysik über die Forschung zur Gestaltbildung im menschlichen Denken hin zum individuellen und kollektiven Handeln in Zeitrhythmen.

Das vorliegende Buch enthält ausgewählte Vorträge der 49. Arbeitstagung des Deutschen Kollegiums für Psychosomatische Medizin. Die Beiträge von H.P. Dürr, L. Nefiodow, F. Mentzos und G. Schiepek spannen den Boden der Thematik auf, deren Differenzierung und Vertiefung in den Kapiteln zur Synergetik und zur kognitiven Selbstregulation geleistet wird. Darüber hinaus geben die Beiträge einen Einblick in die aktuelle wissenschaftliche Diskussion der psychosomatischen Medizin, so reflektieren sie u.a. den Stand der Forschung in der Psychotraumatologie, die Entwicklung kooperativer Versorgungsstrukturen und nehmen Stellung zu Fragen der Ethik in der Medizin.

F. Lamprecht, R. Johnen (Hrsg.)
**Salutogenese**
**Ein neues Konzept in der Psychosomatik?**
3., überarbeitete Auflage
ISBN 3-88864-064-4 • 1997 • 266 S. • 40 DM

W. Senf, G. Heuft (Hrsg.)
**Gesellschaftliche Umbrüche**
**– individuelle Antworten**
ISBN 3-88864-074-1 • 1995 • 355 S. • 40 DM

Hans Willenberg (Hrsg.)
**Handeln – Ausdrucksform psychosomatischer Krankheit und Faktor der Therapie**
ISBN 3-88864-200-0 • 1997 • 215 S. • 39 DM

M. Franz, W. Tress (Hrsg.)
**Psychosomatische Medizin –**
**Ankunft in der Praxis**
ISBN 3-88864-230-2 • 1997 • 240 Seiten
35 DM

H.-Ch. Deter, H.H. Studt (Hrsg.)
**Psychotherapeutische Medizin und ihr**
**Kontext**
**Gesundheitspolitische, historische und**
**fachübergreifende Aspekte eines neuen**
**ärztlichen Gebietes**
ISBN 3-88864-244-2 • 1997 • 140 Seiten
35 DM

**Verlag für Akademische Schriften**
Kurfürstenstraße 18 • 60486 Frankfurt a.M.
Telefon (069) 77 93 66 • Fax (069) 70 73 967
e-mail: Info@vas-verlag.de • Internet: www.vas-verlag.de

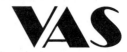

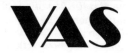

## – Gesundheitspolitik

**Thomas Gerlinger, Hans-Ulrich Deppe**
Zur Einkommensentwicklung bei
niedergelassenen Ärzten
ISBN 3-88864-070-9 · 110 Seiten · 28 DM

**Klaus Stegmüller**
Wettbewerb im Gesundheitswesen – Konzeptionen zur
„dritten Reformstufe" der Gesetzlichen Krankenversicherung
ISBN 3-88864-207-8 · 330 Seiten · 45 DM

**Matthias Wismar**
Gesundheitswesen im Übergang zum Postfordismus
Die gesundheitspolitische Regulierung der Fordismuskrise
in Großbritannien und der Bundesrepublik Deutschland
ISBN 3-88864-209-4 · 330 Seiten · 45 DM

**Thomas Isenberg, Jürgen Malzahn (Hrsg.)**
Wieviel Krankheit können Sie sich noch leisten?
Kritische Bewertung aktueller Reformvorstellungen
zur Gesetzlichen Krankenversicherung
ISBN 3-88864-091-1 · 320 Seiten · 45 DM

**Hans-Ulrich Deppe**
Soziale Verantwortung und Transformation von
Gesundheitssystemen – Beiträge zur Gesundheitspolitik
ISBN 3-88864-229-9 · 150 Seiten · 28 DM

**Annette Leppert**
Arbeitsschicksale bei psychischer Erkrankung –
Eine medizinsoziologische Untersuchung an einer
psychiatrischen Ambulanz
ISBN 3-88864-246-9 · 102 Seiten · 26 DM

**Norbert Schmacke (Hrsg.)**
Gesundheit und Demokratie
Von der Utopie der sozialen Medizin
ISBN 3-88864-273-6 • 1999 • 360 Seiten • 45 DM

**Alf Trojan und Heiner Legewie**
Nachhaltige Gesundheit und Entwicklung
Leitbilder, Politik und Praxis der Gestaltung gesundheitsförderlicher
Umwelt und Lebensbedingungen
mit einem Geleitwort von Ilona Kickbusch
ISBN 3-88864-299-X • ca. 400 Seiten • 2000 • 49 DM

**Verlag für Akademische Schriften**
Kurfürstenstraße 18 • 60486 Frankfurt a.M.
Telefon (069) 77 93 66 • Fax (069) 7 07 39 67
e-mail: Info@vas-verlag.de • Internet: www.vas-verlag.de

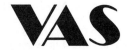